全国老年大学规划教材
浙江省普通本科高校"十四五"重点立项建设教材
浙江老年大学教材
国医进万家健康教育科普系列

健康营养与中医食疗

主编　蒋立勤　陈愉炯

全国百佳图书出版单位
中国中医药出版社
·北京·

U0736483

图书在版编目（CIP）数据

健康营养与中医食疗 / 蒋立勤，陈愉炯主编.

北京：中国中医药出版社，2025.6. --（全国老年大学

规划教材）（浙江省普通本科高校"十四五"重点立项建

设教材）（国医进万家健康教育科普系列）.

ISBN 978-7-5132-9476-8

Ⅰ. R247.1

中国国家版本馆 CIP 数据核字第 2025DX0997 号

融合教材服务说明

全国中医药行业职业教育"十四五"规划教材为新形态融合教材，各教材配套数字教材和相关数字化教学资源（PPT 课件、视频、复习思考题答案等）仅在全国中医药行业教育云平台"医开讲"发布。

资源访问说明

到"医开讲"网站（jh.e-lesson.cn）或扫描教材内任意二维码注册登录后，输入封底"激活码"进行账号绑定后即可访问相关数字化资源（注意：激活码只可绑定一个账号，为避免不必要的损失，请您刮开序列号立即进行账号绑定激活）。

联系我们

如您在使用数字资源的过程中遇到问题，请扫描右侧二维码联系我们。

中国中医药出版社出版

北京经济技术开发区科创十三街 31 号院二区 8 号楼

邮政编码　100176

传真　010-64405721

保定市中画美凯印刷有限公司印刷

各地新华书店经销

开本 889×1194　1/16　印张 18.25　字数 357 千字

2025 年 6 月第 1 版　2025 年 6 月第 1 次印刷

书号　ISBN 978-7-5132-9476-8

定价　75.00 元

网址　www.cptcm.com

服 务 热 线　010-64405510

购 书 热 线　010-89535836

维 权 打 假　010-64405753

微信服务号　zgzyycbs

微商城网址　https://kdt.im/LIdUGr

官 方 微 博　http://e.weibo.com/cptcm

天猫旗舰店网址　https://zgzyycbs.tmall.com

如有印装质量问题请与本社出版部联系（010-64405510）

全国老年大学规划教材
浙江省普通本科高校"十四五"重点立项建设教材
浙江老年大学教材
国医进万家健康教育科普系列

《健康营养与中医食疗》编委会

主　编　蒋立勤　陈愉炯

副主编　夏　明　华　颖　李芬芬　傅　斌

编　委　（按姓氏笔画排序）

　　　　华　颖　李芬芬　陈愉炯　夏　明

　　　　蒋立勤　傅　斌

随着生活节奏的加快和工作压力的增大，人们对健康与营养的关注度日益提升。健康，作为生命之基、幸福之源，其重要性不言而喻。而营养，作为维持生命活动、促进健康的关键因素，更是需要我们深入了解和科学把握。中医食疗，作为中华民族的传统瑰宝，历经千年的传承与发展，以其独特的理论和丰富的实践经验，在维护人类健康方面发挥着不可替代的作用。

作为《健康营养与中医食疗》教材的编者，我们深知自己肩负的责任与使命。我们希望这本教材能够为读者提供一些有益的知识和指导，帮助他们更好地了解健康、营养与中医食疗的关系，从而在日常生活中做出更加明智的选择。我们精心编写了这本《健康营养与中医食疗》新形态教材，旨在为读者提供一本集科学性、实用性、权威性于一体的健康营养与中医食疗指南。本教材旨在融合现代营养学与中医食疗的精髓，为读者呈现一个全面、系统的健康营养知识体系。我们既注重理论的阐述，又关注实践的应用，力求使读者在理解健康营养基本原理的同时，能够掌握一些实用的中医食疗方法。

通过对本教材的学习，读者可以了解营养和食疗与健康的历史渊源、人体必需的营养素及平衡膳食与健康的关系、中医食疗基本理论及应用，以及针对不同生理阶段和疾病状态的食疗原则与方法。此外，我们还特别介绍了常见食材和药食两用材料的营养与食疗价值，以及代谢性疾病患者和亚健康状态人群的营养支持与中医食疗调理。

当然，健康营养与中医食疗均博大精深，需要我们不断地学习和探索。我们希望这本教材能够成为一个起点，激发读者对健康营养与中医食疗的兴趣和热情，推动他们在这个领域进行更深入的研究和实践。

通过对本教材的学习，我们希望能够帮助读者树立正确的健康观念，了解和掌握科学的营养知识，提高生活质量，实现健康长寿的目标。同时，我们也期待本教材能够为营养学和中医食疗的学术研究和实践应用提供参考和启发。

在本教材的编写过程中，我们得到了许多同行和专家的大力支持和帮助，感谢所有参与本教材编写和审校工作的同事和朋友们，他们的辛勤付出和宝贵意见使这本教材更加完善。同时，由于时间仓促和水平有限，本书也存在不足之处，我们期待广大读者的宝贵意见和建议，以便我们不断改进和完善。

《健康营养与中医食疗》编委会

2025 年 5 月

目 录

C O N T E N T S

第一章 绪 论

一、营养与食疗发展简史

食物作为提供人体生长发育和维持健康生存所必需的各种营养素的可食性物质，其核心的作用在于营养供给。人类已经从史前狩猎采集者演变为现代的烹饪艺术大师，食物在人类历史中一直占据着至关重要的地位。作为生物族群的人类依赖食物以维持生命，并在捕食与进食的过程中经历了深刻的演变，这一演变与人类对动植物及环境的改造同样深远。

（一）人类营养与食疗

1. 早期人类 早期人类学会了发掘野生食物的能量，并开始制造狩猎、屠宰、养殖和驯化它们的工具，如此一来，人们不仅可以维持生活所需，而且还能不断兴旺繁荣地发展下去。

研究指出，在200万～390万年前，非洲早期人类的饮食习惯经历了剧烈变化。这推动了他们探索新的食物来源，也迫使他们进入陌生的环境。在埃塞俄比亚发现了几种早期人类的牙釉质，经古生物学家研究，结果表明其中一些人开始食用新的植物品种，如块茎、多肉植物、卷心菜等。这些"新发掘"的食物营养丰富、能量充沛，还为大脑的发育提供了更多的热量。在这一演化过程中，人类的味觉神经逐步进化，能够辨识植物中的潜在毒素，可以分辨出食物是苦而致命还是微苦且营养，还能知道带甜味的食物能迅速为身体提供能量。

食肉量的增加是人类又一个重要的饮食变化，肉类为人类大脑的进化提供了更充足的养分。因此，原始人的创造力不断被提升，他们创造出边缘锋利的工具，方便协作捕猎，而捕获了大型猎物后，再也不用捡其他捕食者吃剩的猎物。经过很长时间的发展，大约在260万年前人们开始使用基本的刮刀工具屠宰肉类，而刺矛则在距今约50万年前才开始出现。

自人类掌握用火技能之日起，烹饪技艺便应运而生。烹饪使得食物中的蛋白质、碳水化合物和脂肪能够分解成更易消化的形式，有些食物烹饪后还会产生新的营养价值。此外，烹饪还能杀死一些细菌和毒素，从而使人类避免食物中毒。例如，煮熟的马铃薯中的淀粉更容易被人体肠道充分吸收。

研究认为，以上因素共同推动了人类的进化。熟食的摄入促进了人类下颌骨的缩小和肠道的变窄，而热量的摄入增加则推动了人类大脑的扩大。人类与食物供应的关系不断变化，推动了社会和技术进步。

研究人员在非洲大陆南端的一处古人类遗址发现了炭化的淀粉食物，可追溯到12万年前。研究发现，这些古人类的日常饮食均衡，既有富含淀粉的植物根茎和块茎，也有来自贝壳、鱼类和各种陆地动物的蛋白质和脂肪，可见他们非常善于利用环境中的各种资源。

2. 古埃及文化与食疗　古埃及人在推拿和按摩疗法的基础上，对食疗的应用也非常充分。古埃及医学理论建立在四体液理论的基础上，其认为人体内的四种液体（血液、黄胆、黑胆和黏液）失衡时会导致疾病，医生通过药物和饮食调理来使其恢复平衡。古埃及医生相信饮食对健康的重要性，并在治疗中使用特定的饮食建议，他们根据患者的病情和体质，制定特定的饮食计划，以促进康复和预防疾病。在古埃及，无论富人还是穷人，主食都是面包和啤酒，佐以绿芽洋葱和其他蔬菜，并搭配少量的畜养肉类、野味和鱼类。这反映了古埃及人对食物的重视，以及食疗在他们日常生活中的潜在作用。当时的古埃及人开发了许多药物：植物类药材，如茴香、葛缕子、芦荟、石榴、蓖麻；矿物类药材，如铜、盐、铅；亦使用多种辅料调剂药材，如鸡蛋、毛发、牛奶、动物角、脂肪、蜂蜜、蜡等。

在图坦卡蒙法老的古墓中，考古学家还发现了蒜瓣。古埃及人认为大蒜和洋葱不仅能延长物品的存放期，还能广泛应用于医疗，如哮喘和支气管肺炎患者常服用生蒜以缓解症状，而洋葱可用于缓解消化系统不适症状。大蒜不仅在古埃及，在现代埃及及地中海的大部分地区仍被广泛使用。人们将生蒜剥皮后，打成蒜泥与醋和水混匀，用于漱口或者含服以治疗牙痛和喉咙痛。用橄榄油将生蒜瓣泡软，可以外敷，也可内服，用于治疗呼吸系统不适。将生蒜包裹在棉麻布中，然后挂在内衣上可用于预防感冒和肺炎。

古埃及人认为芫荽（香菜）具有降温、驱虫、促消化等功效，芫荽的叶和籽均可用作烹饪调料，用以防治胃胀气。用芫荽籽泡水被用来治疗多种尿路感染，包括膀胱炎。芫荽叶常被添加到辛辣的食物中，用以减少刺激。

在古埃及，医学实践中广泛运用草药来治疗各种疾病。许多植物和矿物质被用于制作药物，如蜂蜜、芦荟、薄荷和柳树皮等。这些草药被认为具有治疗作用，并在古埃及医学实践中得到广泛应用。

3. 古希腊文化与食疗　古希腊文明不仅是西方文明的摇篮，同样也是西方饮食文明的发祥地。古希腊位于地中海东部，气候温和，盛产橄榄和葡萄，这些食物不仅在日常饮食中占有重要地位，也可能与食疗实践息息相关。古希腊人高度重视食物在维持健康和治疗疾病中的作用，并利用合理的饮食搭配和烹饪技术来实现食疗的目的。在古希腊，医生备受尊敬，他们不仅通过观察症状和体征来诊断疾病，还运用草药、手术及各种治疗手段进行治疗。草药在古希腊医学中扮演着重要角色，医生使用各种植物的部位（如叶、根、花和果实等）来制备药物，以治疗各种疾病。在古希腊医学中，食物被视为一种天然的药物，人们相信通过合理饮食可以预防疾病并促进康复。

希波克拉底（Hippocrates）被誉为古希腊医学的奠基人，他不仅提出了著名的希波克拉底誓言，还开创了以自然法则和理性为基础的医学观念。他提倡包括食疗在内的多种医学治疗方法，为古希腊医学的发展打下了坚实的基础。希波克拉底学派将四元素论发展成为"四体液病理学说"，认为人体的健康取决于四种体液（血、黏液、黄胆汁和黑胆汁），四种体液平衡，则身体健康；而当这些体液失衡时，便可能导致疾病。古希腊食疗的起源和早期实践与他们的医学理论紧密相连，强调食物的天然治疗作用和对人体平衡的重要性。食物在调节体液平衡方面起着重要作用，通过合理的饮食来维持体液平衡，从而促进健康。

古代西方食疗学特别强调食物的烹调和处理方式对健康的重要影响。不同的烹调方法可以改变食物的性质和营养价值。温和的烹饪方法，如煮、炖、蒸等有助于保留食物的营养成分。相比之下，油炸和长时间的高温加热则可能导致营养流失。此外，食疗学还强调食物的新鲜度和卫生条件，确保食物既安全又高质量。

4. 古印度文化与食疗　古代印度，作为文明古国，其医学起源非常早，古印度食疗的起源和早期实践与古印度医学紧密相连，其历史可以追溯至公元前2000年的吠陀时代。梵语"吠陀"（Veda）意为知识，它是印度重要的宗教文献和文化经典，其中就有关于药用植物的记载。

在古印度医学理论中，人体健康与疾病的三体液学说占据核心地位，其认为气、胆及痰这三体液必须保持均衡，以维持人体的健康，一旦失衡，便可能导致各种疾病。后来，人们又将血、肉、骨、精、脂、骨髓和乳糜（消化的食物）等7种成分纳入，认为这些成分均源自食物。此外，人们还将排泄物，如尿、粪、汗、黏液、发爪和皮屑等纳入上述理论体系。这样就形成了一个较为完整的理论体系：一切疾病皆来源于体液、身体成分和排泄物的紊乱。

阿育吠陀是古印度的一种传统医学体系，其字面意思是"生命的科学"或"长生不老的知识"。在阿育吠陀医学中，食物不仅提供营养，也起到治疗作用。草药在阿育吠陀中使用非常普遍，其基本作用在于激发特定器官的功能，并通过调节饮食来解决健康问题，而不会带来不良反应。阿育吠陀医学强调根据季节变化调整饮食，以适应自然界的变化，保持身体的健康状态。在阿育吠陀医学中，食疗占据重要地位。阿育吠陀医学的实践内容包括草药使用、合理饮食、运动等，其目的旨在通过自然疗法恢复和增强身体功能。在阿育吠陀中，食疗方法通常采取预防性疗法，如调节饮食、纠正不良生活习惯及行为、药物治疗。

我们可以看出，古印度食疗的起源和早期实践与古印度的医学体系紧密相连，这强调了食物的治疗作用和维持身体平衡的重要性。阿育吠陀的食疗理念和实践对后世的医学和食疗文化产生了深远的影响。

5. 印第安人文化与食疗　印第安人对农业发展作出了重大贡献，成功培育出了玉米、马铃薯、辣椒、西红柿、烟草和可可等作物。这些作物不仅是食物的来源，而且有药用价值，其中一些作物在早期印第安人的食疗实践中可能已被使用。

印第安人对自然环境中的植物有着深刻的理解，他们不仅发现了一些植物的食用价值，还发现了这些植物对身体健康的调节作用。例如，可可树起源于南美洲的亚马逊盆地，对古代玛雅和阿兹特克文明具有重要的文化和宗教意义。印第安人将可可豆制作巧克力饮料，这种饮料在日常和宗教活动中占有重要地位，并具有提神和抗氧化的功效。藜麦是印第安人的主食，原产于南美洲安第斯山脉高海拔地区。它是一种营养丰富的谷物，含有高蛋白、必需氨基酸、维生素和矿物质，在现代被视为"超级食品"，广泛应用于健康和特殊饮食中。

（二）中国食疗的起源和发展

中国食疗的起源及早期实践与古代的农业发展和医药知识的积累紧密相关。从夏代的酿酒到周代食医的兴起，再到汉唐时期食疗专著的编撰，中国食疗文化经历了长期的发展和完善。近代，食疗知识也经历了与西方营养学的融合与转型，形成了更为丰富和科学的食疗体系。

中医很早就认识到食物不仅可以提供营养，而且还能疗疾祛病。《黄帝内经》早已指出："大毒治病，十去其六；常毒治病，十去其七；小毒治病，十去其八；无毒治病，十去其九。谷肉果菜，食养尽之，无使过之，伤其正也。"这说明古人对药物与食物已经有了初步的认识：食物养人，药物治病，而药物据"毒"之大小区别应用。孙思邈在《备急千金要方》中强调"夫为医者，当须先洞晓病源，知其所犯，以食治之，食疗不愈，然后命药"，说明对食物、药物的不同作用要充分认识并分别应用。近代医家张锡纯在《医学衷中参西录》中指出食物"病人服之，不但疗病，并可充饥；不但充饥，更可适口，用之对症，病自渐愈，即不对症，亦无他患"。可见，食物本身就具有"养"和"疗"两方面的作用，而中医则更重视食物在"养"和"治"方面的特性。

在日常生活和临床实践中，很少单独使用一种食物来保持营养或治疗疾病。人们为了增强食物的效用和可食性，常常把不同的食物搭配起来应用。另外，也存在着食物与天然营养品、食物与药物等配伍的情况。这种搭配方式称为食物配伍，或食药配伍。

食物疗法，又称食治或食疗，是在中医理论指导下利用食物的特性来调节机体功能，用以实现预防疾病、治疗疾病、强身健体和延年益寿目的的一种治疗方法。

中医食疗学是在食疗本草学基础上发展起来的一门独立的学科，具有丰富的内容和理论体系。中医食疗学，与药物疗法、针灸、推拿、气功等学科一样，都是中医学的组成部分，尤其在预防医学、康复医学和老年医学领域发挥着重要作用。

1. 早期食疗起源　中国食疗的起源深深植根于远古的医药知识和农业发展的沃土之中。在原始社会时期，人类为了生存，不断在自然界中探索食物来源。在这个过程中，他们逐渐发现某些食物不仅能充饥，还具有治疗疾病或调理身体的功效，这便是食疗思想的最初萌芽。

传说中的神农氏，被尊为中药和食疗的始祖。他遍尝百草，识别其药用价值，并将这些知识传递给民众，使人们知晓哪些可食、哪些需避。这一过程奠定了"药食同源"理念的基础。

随着农业的发展，新石器时代的人们开始种植黍、稷、稻等多种粮食作物，并掌握了酿酒技术。在商汤之前新石器时代龙山文化遗址中，已发现有陶制的酒器，见证了这一时期酿酒技术的成熟。酒作为一种特殊的饮料，不仅具有社交和庆祝的意义，还被发现具有医疗作用，后人认为它能起到"邪气时至，服之万全"的作用。由于它是有机溶剂，能溶解出更多药物的有效成分，因此在药酒制作中被广泛应用。

在商代，食疗思想得到了进一步发展。商代的伊尹被尊为"中华厨祖"。他不仅精通烹饪技艺，还深谙药理。他提出的"药食同源"理念，强调了食物与药物之间的密切联系。相传他以生姜、桂枝皮、白芍、甘草、大枣调入酸味和辣味，煮出来的"桂枝汤"可以预防和治疗感冒，因此，桂枝汤本质上是一种食疗方法。

在商代，人们也将酒用于医疗。甲骨文的记载表明，在商代，人们对食物和药物已有了较为清晰的认识和分类。他们能够分辨出不同动植物的药用价值，并将其应用于日常生活中。这种对食物和药物的精细区分，为后世本草学的发展奠定了基础。在殷商甲骨文中有"鬯其酒"的记载，即用百草之香，酿而为酒，用作处理尸体以防腐败。

2. 周代的食疗萌芽　周代是中国食疗发展的一个重要阶段，标志着食疗思想的初步形成和药膳知识的积累。在这个时期，人们不仅分辨出了动植物的药用价值，还明确地将食物与药物区分开来，从而确立了"药食同源"的理念。这样一来，药物离开了食物大家族，成为单独的一支。"药食同源"即因此而得。

（1）食医制度的建立　周代宫廷中设立了专门的食医制度，这是食疗萌芽的重要标志。《周礼·天官冢宰》详细记载了食医、疾医、疡医、兽医等四科的职责和业务范围。其中，食医主要负责周天子的饮食调配，包括"六食""六饮""六膳""百馐""百酱"的滋味、温凉及分量，其工作性质与现代营养医师颇为相似。这一制度的建立，不仅体现了周代对饮食养生的重视，也促进了食疗知识的系统化和专业化。

（2）食疗原则的成熟　《周礼·天官》中的记载还显示了当时食疗原则的成熟。疾医主张用"五味、五谷、五药养其病"，而疡医则提出了更为具体的食疗方案，如"以酸养骨，以辛养筋，以咸养脉，以苦养气，以甘养肉，以滑养窍"。这些原则不仅体现了古人对食物性味与人体健康之间关系的深刻理解，也为后世的药膳制作和食疗应用提供了宝贵的理论依据。

（3）药膳知识的丰富　周代药膳知识已经相当丰富。《诗经》是我国第一部诗歌总集，收录自西周初年至春秋中叶五百多年的诗歌，记录了大量可预防疾病、治疗疾病的植物药、动物药、矿物药。《诗经》记载有药用植物五十余种。这些记载不仅反映了当时人们对自然资源的广泛利用，也说明了药膳在民间已经有一定的普及和应用。

3. 春秋战国时期的食疗系统形成　春秋战国时期是中国历史上一个思想活跃、文化繁荣的时期，也是食疗理论与实践迅速发展的阶段。这一时期，食疗逐渐从药物疗法中分离出来，形成了独立的体系，为后世中医食疗学的发展奠定了坚实的基础。

（1）食疗与药物疗法的分离　随着医学的进步，春秋时期的医学家们开始研究食物的性味、功效和禁忌，使得食疗逐渐与药物疗法明确区分开，形成了独立的体系。这一转变不仅体现了当时医学界对食物与药物特性的深刻认识，也标志着食疗在中医理论体系中地位的提升。

（2）著名医学家的贡献　春秋战国时期涌现出众多杰出的医学家，如扁鹊等，他们对医学的发展作出了卓越贡献，其中就包括对食疗的实践和理论探索。这些医学家的研究成果和临床实践，对后世的中医食疗学体系的形成提供了宝贵的经验和理论支持。

（3）食疗专著与方剂的涌现　在此时期，食疗专著开始问世。如《汉书·艺文志》收有《神农食经》，虽然已佚失，但既名"食经"，显然是药膳食疗的专书。

（4）《黄帝内经》与食疗理论 《黄帝内经》作为中医理论的奠基之作，在战国时期成书，对药膳理论体系的形成具有划时代的意义。该书详细论述了五脏与五味的关系，提出了"毒药攻邪、五谷为养、五果为助、五畜为益、五蔬为充"的膳食原则，为食疗提供了坚实的理论基础。同时，《黄帝内经》还强调了药食结合的重要性，指出在治疗疾病时，应充分考虑食物的营养价值和药用价值，以达到最佳的治疗效果。

（5）食疗原则与食物性味 《黄帝内经》等经典著作还详细阐述了食物的性味理论，指出食物具有寒、热、温、凉四性和酸、苦、甘、辛、咸五味。根据不同性质的疾病，选用不同性味的食物进行调养治疗，成为这一时期食疗的基本原则。此外，书中还根据五行学说，分析了食物与五脏之间的对应关系，提出了五脏患病时的饮食宜忌，为临床食疗提供了具体的指导。《山海经》作为一部包含丰富神话传说的古籍，也记载了诸多食物的药用价值。这些记载虽带有一定的神秘色彩，但无疑丰富了我们对古代食疗知识的了解。例如，"枥木之实，食之不老"的记述，反映了古人对于抗衰老食物的追求与探索；"梨叶治疸""猩猩肉善走"等虽显荒诞，却也折射出古人对自然界万物药用特性的广泛尝试与总结。

此外，春秋时期的儒学思想家孔子所提出的饮食理念——"食不厌精，脍不厌细，食鱼馁而肉败不食，色恶不食"，强调饮食的精细与讲究，认为食物应精制、脍切要细致，体现了对食物的尊重和对礼仪的重视。同时，也提倡节俭，反对浪费，并注重饮食卫生，明确指出如果鱼腐烂（馁）或肉变质（败），则不可食用；如果食物变色或有异味（臭），也不应食用。不仅体现了当时社会对饮食卫生的高度重视，也反映了古人对于饮食品质的追求与讲究。这一理念强调了食物的新鲜、洁净与精细加工，对于保障人体健康具有重要意义。

春秋战国时期是食疗理论系统形成的关键时期。随着社会的发展与文明的进步，人们对于饮食卫生的重视程度不断提高，饮食文化也呈现出更加多元化、精细化的趋势。这些成就与经验为后世中医食疗学的发展奠定了坚实的基础，也为人类健康事业提供了宝贵的借鉴与启示。

4. 秦汉时期的食疗体系确立 秦汉至五代时期，标志着中国食疗体系的正式确立与初步形成，这一时期不仅药膳理论与实践得到了深入发展，而且为后世食疗学的繁荣与进步构筑了稳固的基石。

（1）《神农本草经》的贡献 《神农本草经》是中国现存最早的药学专著之一，由秦汉以来许多医学家不断搜集、整理而成，最终在东汉末年加工整理成书。作为中医四大经典著作之一，首次系统地总结了秦汉以前的药物学知识，载录药物365种，其中不乏具有显著食疗价值的食材，如大枣、人参、枸杞、五味子、地黄、薏苡仁、茯苓等。这些药物的记载，不仅凸显了当时人们对食材药用价值的深刻认识，也为后世药膳的配伍提供了丰富的素材与理论依据。

（2）马王堆汉墓文献的启示 马王堆汉墓中的《五十二病方》和《养生方》（前168年），进一步发展了"食药相辅"的治疗理念，标志着食疗理论在实践中的初步应用。如《五十二病方》中记载的利用蝙蝠、雄鸡、蛇等食材辅助治疗疾病的方法，虽显古朴，却蕴含了食疗思想的萌芽。

（3）食疗专著与方剂的涌现 医圣张仲景不仅发展了《黄帝内经》的理论，突出了饮食的调养及预防作用，开创了药物与食物相结合治疗重症、急症的先例，而且记载了食疗的禁忌及应注意的饮食卫生。医圣张仲景在《伤寒杂病论》及其杂病部分（《金匮要略》）中，深化了《黄帝内经》的饮食调养与预防理念，并提出了多种饮食调养方法，创造性地将药物与食物结合，用于重症、急症的治疗，如白虎汤、桃花汤、竹叶石膏汤、十枣汤、百合鸡子黄汤、当归生姜羊肉汤、甘麦大枣汤等。他同时强调食疗的禁忌与饮食卫生，为后世食疗学的发展奠定了理论基础。

（4）食疗与农业的紧密联系 东汉后期崔寔著《四民月令》，作为一部反映当时社会生产生活的农书，其中记载了丰富的食疗养生内容，显示了食疗与农业的密切关系。书中记载的食疗方法，往往与季节时令、农作物种植相结合，体现了"天人合一"的中医养生智慧。

秦汉时期，是中国食疗体系确立与形成的关键时期。这一时期的《神农本草经》《五十二病方》等著作，以及张仲景等医家的理论与实践贡献，共同构建了食疗学的基本框架。同时，食疗与农业的紧密结合，也为食疗的普及与应用提供了坚实的基础。这一时期的发展，不仅为后世食疗学的繁荣奠定了坚实的基础，也为中华民族的饮食文化与健康养生理念增添了浓墨重彩的一笔。

5. 魏晋南北朝的药膳食疗学形成 魏晋南北朝时期，标志着中国药膳食疗学正式迈入成形与深化的关键阶段。这一时期，药膳理论实现了飞跃式的发展，一系列专业著述的涌现，为后世药膳研究奠定了坚实的学术基础。晋代葛洪的《肘后备急方》、北魏崔浩的《食经》，以及南朝齐代刘休的《食方》等，不仅是对前代药膳理论的继承，更是对后世药膳发展的启迪与引领。

（1）食疗预防先驱 葛洪的《肘后备急方》更是这一时期食疗文献的瑰宝，书中记载的海藻酒治瘿病、猪胰疗消渴、豆类治脚气等食疗方剂，不仅疗效显著，而且操作简便，深受民众欢迎。葛洪还创造性地提出"食疗预防"的理念，如"酒煮豉服"以预防疾病，这一思想对后世养生保健产生了深远的影响。

（2）食物药用价值广泛收录 南北朝时期，陶弘景的《本草经集注》则标志着中国药物学发展的新高度。书中不仅广泛收录了蟹、鱼、猪、麦、枣、豆等日常食物的药用价值，还深入探讨了食物的禁忌与卫生问题，为药膳的安全有效应用提供了重要保障。这些成就不仅丰富了药膳食疗学的内涵，也为中医药学的整体发展注入了新的活力。

6. 唐代的食疗学发展 唐代是中国食疗学发展的重要时期，这一时期的食疗理论和实践得到了系统化的整理和发展，为后世食疗药膳的应用奠定了坚实基础。众多医学家在这一时期贡献了丰富的食疗著作，使得食疗学逐渐成为一门独立的学科。

（1）食疗理论与实践系统化整理 唐代食疗药膳在理论与实践上均实现了质的飞跃，形成了较为完善的体系。孙思邈所著的《备急千金要方》中设有"食治"专篇，标志着食疗学逐渐成为一门独立的学科。孙思邈提出"凡欲治疗，先以食疗；既食疗不愈，后乃用药耳"，强调了食疗在治疗中的重要地位。该书详细列举了162种食治原料，并对这些原料从性味、毒性、治疗作用到归经、宜忌、服法等方面进行阐述，为后世提供了宝贵的食疗参考。

（2）食疗专著涌现 《食疗本草》是中国首部中医食疗学专著，由孙思邈的弟子孟诜编写，后经张鼎增补改编而成。该书收集了241种食物，详细阐述其性味、保健功效，对食疗学的发展产生了深远影响。该书还提到了食疗药膳在不同地区的差异性，体现了食疗学的地域适应性。该书虽早佚，但其内容被后代有关著作所引用。此外，同时期还有昝殷编著的《食医心鉴》，书中附有食医诸方和五时调养脏腑之术，进一步丰富了唐代食疗学的理论体系与实践经验。

（3）食物禁忌与食疗药膳的全面性 唐代王焘所著《外台秘要》不仅包含大量食疗药膳方剂，还对食物禁忌进行了详细叙述，为治疗过程中的饮食管理提供了科学依据。书中关于病证治疗下的明确禁忌，如忌食生冷、油腻等，均是基于长期实践总结得出的，充分体现了唐代食疗学的严谨性和实用性。

唐代食疗学的演进历程，堪称食疗理论与实际应用相辅相成、携手并进的典范。在这一辉煌时期，食疗学不仅成功确立了其作为独立学科的重要地位，还凭借众多专著的问世以及广泛的实践应用，为后世食疗药膳的蓬勃发展铺设了坚实的基石。

7. 宋元时期的食疗兴盛 宋代由于社会稳定和经济繁荣，养生之道深入人心，食疗药膳学迎来了全面发展的黄金时代。这一时期，药膳不仅在日常养生保健中占据重要地位，更在疾病治疗中发挥着不可替代的作用。政府的高度重视与民间文化的繁荣共同促进了食疗学的深入研究与广泛应用，形成了独具时代特色的食疗文化。元代，统治者对医药理论的重视达到了新的高度，不仅促进了蒙、汉医学的融合，还积极吸收外域医学的精华。在这一背景下，食疗药膳学得到了进一步的丰富与发展，其中，

《饮膳正要》的问世更是标志着中医食疗药膳学进入了一个新的阶段。

（1）官方推动与典籍记载 通过成立"校正医书局"与"太平惠民和剂局"等机构，推动了医学典籍的整理与药膳方剂的规范。官方修订的《太平圣惠方》与《圣济总录》等巨著中，均专设"食治门"，系统记载了药膳方剂及其治疗功效。其中，《太平圣惠方》收录药膳方剂160首，针对28种病证，展示了药膳在疾病治疗中的广泛应用。《圣济总录》则进一步丰富了药膳的剂型与制作方法，而且药膳以粥、羹、饼、茶等剂型出现，体现了药膳制作技术的多样化与精细化。

（2）药膳方剂的创新与发展 在宋元时期，药膳方剂不仅在数量上大幅增加，更在制作方法、剂型及功效上实现了诸多创新。药粥作为食疗的主流形式，涌现出豉粥、杏仁粥、黑豆粥等多种配方，满足了不同人群的养生需求。此外，药羹、药饼等新的药膳剂型也相继出现，丰富了药膳的品类与口味。同时，药膳的制作工艺也日益精湛，如《圣济总录》中详细记载了各类药膳的制作方法，为后世提供了宝贵的参考。而宋代人还研制出了美容的药粥，《圣济总录》中就有这样一道美容养颜的药膳——枇杷叶菊花粥。在宋代的历史记载里面还列举了很多汤，如乌梅汤、荔枝汤等。

（3）文化名人积极参与 苏东坡等文化名人为食疗药膳的推广与发展注入了新的活力。他们不仅收集了大量的药膳配方，还亲自尝试并推广药膳的养生保健作用。如苏东坡对蜜酒的酿造进行了深入研究，并倡导蜂蜜的广泛应用；他还利用茶叶的解腻功效，提倡餐后漱口以清洁牙齿，体现了宋代人对健康生活的追求与关注。

（4）食材选择与饮食禁忌 宋元时期的人们在食材选择与饮食搭配上也有着严格的标准与禁忌。他们注重食材的新鲜与质量，强调食物之间的相生相克关系。如柿子与螃蟹不能同食以免中毒、杏仁需煮熟后方可食用以防中毒等观念深入人心。这些饮食禁忌的提出，不仅体现了当时人们对食物性质与健康的深刻理解，也为后世的饮食文化提供了有益的借鉴。

（5）《饮膳正要》的贡献 由饮膳太医忽思慧编著的《饮膳正要》是中国历史上最早的营养学专著，其贡献不仅在于收载了203种食物，更在于首次从营养学的角度强调了正常饮食、营养摄取的重要性。书中详细阐述了饮食卫生、药食禁忌及食物中毒的表现，体现了作者深厚的医学造诣与独到的见解。书中收录多类疾病治疗方剂，如桃仁粥治咳喘、黑牛髓煎补肾强身等，方简效显，广受欢迎。同时，书分七类（米谷、兽、禽、鱼、果、菜、料物）详述203种食材性味与疗效，为后世食物性味研究奠定了坚实基础。

宋元时期还涌现了多部重要的食疗药膳著作。如南宋娄居中的《食治通说》、南宋郑樵的《食鉴》，以及元代吴瑞的《日用本草》等，这些著作从不同侧面论述了食疗与药膳的理论与实践，进一步推动了中医食疗药膳学的发展。

8. 明清时期的食疗完善　明清时期中医食疗药膳学进入一个高度完善的阶段。这一时期，本草学与食疗学的结合得到了广泛的关注，药膳的烹调和制作技术达到了新的高度，并且与营养学的要求相契合。食疗药膳的应用变得更加广泛，成为人们生活中不可或缺的一部分，并与当时的文化发展紧密融合。

（1）食疗药膳的应用更加广泛　明代的许多本草著作都提到中药与食疗学的密切关系，食疗药膳已成为人们生活中的一部分。明代的食疗药膳与当时的文化发展相结合，许多文人墨客在其著作中谈食论养，多有札记，体现了食疗文化与文学艺术的交融。李时珍的《本草纲目》在药学成就之外，也集成了历代药膳的各种成就，成为药膳食品的权威著作。例如，《本草纲目》中记载了用酒煮食乌鸡治风虚，用茴香、赤小豆、豆制品等十多种食物和猪脂为丸治疗劳倦，还有各种米粥治脾胃病等都是典型的药膳。

（2）宫廷验方与民间食疗药膳相结合　清代，太医院与御膳房的一系列宫廷验方流入民间，带动了民间餐饮业的发展，指导了民间药膳的发展。《遵生八笺》中汤品类列药膳汤方 32 首，开汤方专辑之首。此外，刘伯温的《多能鄙事》、钟星的《饮馔服食谱》、韩懋的《韩氏医通》和徐春甫的《古今医统》等著作中也记录了许多药膳汤方。

（3）药膳专著　清代医家和文人学士在食疗方面的著述促进了药膳汤疗的发展。如朱彝尊的《食宪鸿秘》、袁枚的《随园食单》、曹庭栋的《老老恒言》、王孟英的《随息居饮食谱》等著作，不仅记录了丰富的药膳汤方，还体现了文人对于食疗养生的深刻理解与独到见解，进一步推动了药膳汤疗的发展。清代许多医著如《临证指南医案》等，也常有应用药膳汤方治疗的成功病案。

明代宋公玉所著《饮食书》，是一部集前代食疗智慧之大成的古籍，其对于古代本草药典的广泛征引与保存，为后世研究提供了宝贵的史料。宋公玉在书中强调的饮食调养理念，至今仍具指导意义。

明清时期，中医食疗药膳学在理论与实践上均达到了新的高度，不仅药膳制作技艺精湛，更融入了丰富的营养学思想。从李时珍的《本草纲目》到清代众多文人学士的著述，再到《饮食书》等珍贵古籍的保存与传承，这一时期的食疗发展不仅丰富了中医理论体系，更为后世留下了宝贵的文化遗产，对现代健康养生理念与实践产生了深远的影响。

9. 近现代食疗的特点和作用　中国近现代食疗的发展与成就，是中医传统食疗理论与现代医学、营养学相互融合、共同进步的结果。

（1）食疗理念的转型与深化　在近代，随着中西医交流的加深，食疗的概念逐渐从传统的中医食疗向中西医结合的食疗理念转变。西医的"食养疗法"与中医的"食疗"相互融合，形成了更加科学、系统的食疗体系。近代食疗不仅关注食物对疾病的预防和治疗作用，还开始注重食物的营养成分和人体需求之间的平衡，强调通过合理膳食来维护人体健康。孙中山先生作为近代中国的重要领袖，他不仅关注国家大事，也深谙养生之道。他提出的"四物汤"是一种以黄花菜、木耳、豆腐、豆芽为主的素食汤品，体现了其对食疗的重视，也促进了食疗理念在近代社会的传播。

（2）食疗思想的广泛传播　受到《黄帝内经》等古典医籍的影响，素食养生思想在近代得到进一步推广。人们开始认识到素食在预防疾病、延缓衰老等方面的积极作用，并将其融入日常饮食中，许多家庭开始注重在日常饮食中增加素食的比例，以达到养生保健的目的。

（3）食疗方法的创新　在近代，食疗汤剂成为食疗实践中的重要手段。许多医学家根据临床经验总结出了一系列疗效显著的食疗汤方，如张锡纯的《医学衷中参西录》中记录的食疗汤方"一味薯饮""参麦汤"等。这些汤方不仅疗效显著，而且以食物命名，易于理解和接受。近代医学家还注重发掘和应用具有食疗价值的草药。他们通过科学研究和实践验证，发现了许多具有独特疗效的食疗草药，并将其应用于临床治疗中。

（4）食疗与营养学的结合　近代以来，随着营养学的发展，其理论逐渐被引入食疗领域。医学家们开始运用营养学的理论和方法来分析和研究食物的营养成分和人体需求之间的关系，为制定科学合理的食疗方案提供了依据。随着精准医疗的发展，个性化食疗方案逐渐成为食疗实践的新趋势。医学家们根据患者的具体情况制定个性化的食疗方案，以提高治疗效果和患者的生活质量。

近现代食疗在继承传统中医食疗理论的基础上，积极吸纳西医学和营养学的成果，形成了更加科学、系统的食疗理论体系。这一体系不仅涵盖了食物的营养成分和药理作用等方面的知识，还涉及了人体生理、病理等方面的内容。近现代食疗实践在民间和医学界都得到了广泛推广和应用。许多医学家通过撰写书籍、发表文章等方式向公众普及食疗知识。同时，食疗方法也被广泛应用于临床治疗中，取得了显著的疗效。

随着食疗理念的深入人心和食疗实践的广泛推广，食疗产业也逐渐发展壮大。许多企业开始涉足食疗领域，研发和生产各种食疗产品如养生茶、药膳包、食疗零食等。同时，食疗旅游、食疗养生等新型业态也相继出现。这些产业的发展不仅丰富了人们的健康选择也推动了食疗文化的传承和发展。

综上所述，中国近现代食疗在理念转型、实践创新和发展成就等方面都取得了显著进展。这些进展不仅推动了中医食疗学的现代化进程，也为人类健康事业的发展作出了重要贡献。

二、食疗与健康

在探讨健康维护与促进的诸多途径中，食疗与健康之间的紧密联系尤为凸显。食物作为营养素的载体，是维持人体正常生理功能不可或缺的基石。科学的食疗不仅关注营养素的均衡摄入，更依据中医理论中的性味归经原则，通过调整食物属性，精准地改善或纠正人体阴阳失衡状态，从而促进整体健康。

现代营养学为食疗提供了坚实的科学基础，揭示了营养素在疾病预防、治疗及康复中的重要作用。同时，中医食疗理论强调个性化与辨证施治，即根据个体的体质特征、健康状况及疾病类型，量身定制饮食方案，以实现最佳的健康效益。这种综合性的食疗方法，不仅能够有效预防疾病，还能在疾病治疗过程中发挥辅助作用，增强机体免疫力，降低疾病风险。

科学的食疗具有预防和辅助治疗疾病的作用，它通过增强机体免疫力，降低疾病风险。食疗通过平衡膳食、辨证施食等原则，与健康形成紧密的联系。以下先介绍食疗相关的主要概念。

1. 食物　食物是指能够满足机体正常生理和生化能量需求，并能延续正常寿命的物质。食物中有碳水化合物、脂肪、蛋白质和水，是为人类或其他生物提供营养或愉悦的物质。食物主要包括植物、动物，以及其他界的生物，如真菌等。

2. 食品　食品是将食物原料经过不同的配制和加工处理，形成形态、风味、营养价值不同及花色品种各异的加工产品，这些经过加工制作的食物称为食品。根据我国食品安全法的定义，食品是指各种供人食用或饮用的成品和原料，以及按照传统既是食品又是药品的物品（但不包括以治疗为目的的物品）。

3. 饮食　饮食泛指固态、流态、半流态的食物或食品。它也是一种文化，是物质文化和社会风俗中最能反映民族和地区特色的一个组成部分。它涉及饮食行为，以及与之相关的食物选择、烹饪方式、餐饮礼仪等。

4. 营养　营养是生物体生存和发展的基础，通过摄取和消化食物中的营养素来获得。营养素包括蛋白质、脂肪、碳水化合物、维生素和矿物质等。

5. 食养　食养，即饮食调养，是通过调节正常的膳食营养，即饮食调养来达到养生保健的目的。其主要意义在于均衡饮食，保持健康。食养的目的包括：①保健强身，食养强调通过合理的饮食搭配，为身体提供充足的营养，从而增强体质，提高免疫力，预防疾病的发生。②延缓衰老，合理的饮食调养有助于保持身体的代谢平衡，减少自由基的产生，从而延缓衰老过程。③促进康复，对于病后康复的人群，食养可以通过提供易于消化吸收、营养丰富的食物，促进身体的恢复和功能的提升。

6. 药膳 药膳是食疗的一种特殊形式，它将药物与食物相结合，制成具有特定保健或治疗作用的食品。药膳在中医理论中占有重要地位，是中医养生和治疗的重要手段之一。食疗和药膳都强调食物的药用价值，但药膳更注重药物与食物的配伍和疗效的针对性。可以说，药膳是食疗的一种高级形式或特殊应用。

7. 性味归经 性味归经是中医理论中对食物和药物性质的一种分类方法。其中，"性"指寒、热、温、凉四种性质，"味"指酸、苦、甘、辛、咸五种味道，"归经"则指食物或药物主要作用的经络。性味归经理论是中医指导食疗和药膳的重要依据。食物、食品、饮食、营养、食养、药膳，以及性味归经之间相互关联、相互影响，共同构成了人类饮食文化的重要组成部分。合理的饮食结构、良好的饮食习惯，以及科学的食疗和药膳应用对于维护人体健康具有重要意义。

三、食物疗法与药物疗法

1. 食物疗法 食物疗法简称食疗，亦称食治，是指利用食物本身所含的营养成分及药理作用，通过合理的膳食搭配与烹饪方式，达到预防疾病、增强体质、促进健康或辅助治疗疾病的目的。在中医学理论中，食物被赋予了"四气五味"的属性，即寒、热、温、凉四气（性）和酸、苦、甘、辛、咸五味，这些属性与人体脏腑经络的阴阳五行相应，在传统中医学的理论指导下，利用食物的特性调节人体的脏腑功能，达到防病治病的目的。食疗强调"药食同源"，即许多食物本身具有药用价值，可以通过日常饮食来调理身体。食物疗法作为中医养生与治疗的重要组成部分，其核心理念与药物疗法相通，均旨在扶正祛邪，调和人体阴阳平衡。食疗食品又称为功能膳食，是具有治疗作用的食品，它与普通膳食一样，必须利用一定的烹调方法进行加工处理，具有普通膳食的特性，符合食品的要求，具有色、香、味、形。

《备急千金要方·食治》中云"食能祛邪而安脏腑，悦神爽志以资血气"，意思是食物能够祛除病邪并使脏腑安定，使人心情愉悦、精神爽快，从而滋养血气。食疗最显著的特点在于其"有病治病，无病强身"的双重特性。通过巧妙利用谷物、肉类、果蔬等食物在性味方面的特性，有针对性地用于某些特定病证的治疗或辅助治疗，促进身体的自我恢复平衡。

名医张锡纯在《医学衷中参西录》中强调"病人服之,不但疗病,并可充饥;不但充饥,更可适口,用之对症,病自渐愈,即不对症,亦无他患"。这段话体现了张锡纯对食疗的高度重视和深刻见解。他认为,食疗在患者康复过程中具有多重作用:不仅能够治疗疾病,还能满足患者的基本饮食需求,同时因其适口性而易于被患者接受。更重要的是,即使食疗方案不完全对症,也不会给患者带来额外的危害,这体现了食疗的稳妥性和安全性。这凸显了食物疗法在适用范围上的广泛性,其不仅适用于亚健康人群的日常调养,也常作为患者药物或其他治疗措施的辅助手段。通过日常饮食的精心搭配与烹调,食物疗法能够在提供营养的同时,实现治疗与美味的和谐统一。《医学衷中参西录》是张锡纯多年临床实践经验和学术思想的总结,其中关于食疗的论述丰富而深刻。张锡纯不仅倡导食疗,还亲自实践并创造了许多著名的食疗方剂,如珠玉二宝粥、资生汤等,为后世留下了宝贵的医学遗产。

2. 药物疗法　药物疗法是指利用药物的药理作用,针对疾病的病因、病理过程或症状进行直接治疗的方法。作为治疗疾病和预防疾病的重要手段,其使用的药物往往具有较为强烈的药性和针对性。自古便有"是药三分毒"之说,强调药物使用需谨慎。药物疗法主要针对患者,通过药物的特定作用机制来消除病因、缓解症状。然而,若用药不当,如虚证误用泻药、实证误用补药,或寒热辨证不清而错用药物,非但不能治病,反而可能加重病情。

3. 食物疗法与药物疗法的协同作用　食物疗法与药物疗法各有千秋,二者在防病治病的过程中相辅相成,不可或缺。食物疗法以其温和、持久的特性,适合长期调养与慢性疾病的管理;而药物疗法则以其强效、快速的特点,在急性病症的治疗中占据优势。在实际应用中,应根据病情轻重缓急、患者体质差异等因素,灵活选择并综合运用食物疗法与药物疗法,以达到最佳的治疗效果。此外,食物疗法在提供治疗作用的同时,还能给予患者感官上和精神上的愉悦享受,这种自然疗法易于被患者接受并长期坚持,对于提升治疗依从性和促进疾病康复具有重要意义。当然,由于食物疗法和药物疗法各有所长,故在防病治病的过程中二者都是不可缺少的,应利用其所长,运用于不同的疾病或疾病的不同阶段,食物疗法与药物疗法相互配合,相互协同,相得益彰。

四、食疗的特点

1. 防治并重,预防为主　预防为主的思想,不仅是中医学的重要特点,也是中医食疗学的核心理念之一。《素问·四气调神大论》中有"圣人不治已病，治未病，不治已乱，治未乱"的记载，这种防患于未然的预防思想不仅贯彻运用于一般医疗方法，也体现在食疗方面。高濂在《遵生八笺·饮服食笺》中提出"饮食，活人之本也"，强调了饮食在疾病预防中的重要作用。中医的"预防"理念，涵盖了无病防病、有病防变和已病防复三层含义，尤其在疾病康复期，饮食调养显得尤为重要。

2. 注重整体，立足五脏　中医食疗学深受整体观念影响，认为人体是以五脏为中心的有机整体，与自然环境紧密相连。在食疗实践中，我们不仅要关注五脏本身的健康，还要兼顾五脏与人体其他组织器官及外界环境的相互关联，以实现整体调理。例如，在治疗夜盲症时，中医依据"肝开窍于目"的理论，通过养血补肝的方法来改善视力，这正是整体观念在食疗中的具体体现。

3. 审因用膳，辨证施食　审证求因、辨证论治是中医食疗学的精髓。在食疗过程中，我们根据疾病的病因、体质及外界环境等因素，采用"审因用膳，辨证施食"的原则。这意味着针对不同的病证，我们会选择具有相应治疗作用的食物。例如，感冒虽为同一疾病，但根据病因、体质和季节的不同，可表现为不同的证型，因此需要选用不同的食疗方案。此外，中医食疗还倡导"同病异食"和"异病同食"的理念，即相同的疾病可能因证型不同而采用不同食疗方案，而不同的疾病若证型相同则可选用相同的食疗方法。"同病异食"是辨证施食的一种体现，指的是同一种疾病，由于患者的体质、病因、病机、病理阶段及表现出的证候不同，因而在食疗时采取不同的饮食调养方法。"异病同食"指不同的疾病，如果出现相同的证，可选相同的饮食，如久泻、脱肛、便血、崩漏、子宫下垂等疾病，在各自病程中，均可表现出相同的中气下陷证，故可同选参苓粥、归芪鸡等提升中气的膳食。

4. 综合实质，辨病施食　在食疗实践中，除了注重辨证施食外，还应重视辨病施食的原则。疾病的特殊性要求我们在食疗时必须考虑到病的本质和内在规律。某些食物因其独特的成分而对特定疾病具有特异性作用，如遗精患者宜食用莲子；水肿患者则宜选用玉米须、冬瓜等利水食物；夜盲症患者，宜食用羊肝、猪肝等。辨病施食与辨证施食相辅相成，共同构成了中医食疗学的完整体系。在食物选配时，既要考虑疾病的本质特征，又要结合患者的具体证型，以确保食疗方案的针对性和有效性。

在食疗实践中，辨证施食与辨病施食是提高食疗效果的两个重要原则。在食物选配时，既要注意证的特殊性，又要重视病的内在实质，在病的诊断确立后，辨明其证是正确选用食物的前提，掌握每一食物的性能特点，有针对性地施用，是保证效果的重要基础。辨证与辨病，两者相辅相成，不可顾此失彼。

5. 宏观摄食，三因制宜　"三因制宜"是指在食养食疗中，强调结合人的体质、时令节气、地域环境等因素，有针对性地安排膳食，以达到最佳的健康效果。

（1）因人制宜 人体的生理病理状况随年龄、体质的不同而有显著差异。食养食疗应根据这些特征来配置膳食，以防病治病，保持健康。例如，儿童生机旺盛但脏腑娇嫩，宜选用性质平和、易于消化且能健脾开胃的食物（如山药粥、山楂蜜饯等），慎食滋腻峻补之品。老年人则因气血不足，阴阳渐衰，宜选用有补益作用的食物（如黑芝麻糊、核桃仁饼等），并避免过于寒凉、温热，以及难以消化的食物。

不同体质的人对食物的选择亦有不同。阳虚者宜温热补阳（如羊头羹、狗肉汤），阴虚者宜养阴清热（如银耳羹、西芹百合），气虚者宜补气（如人参粥、黄芪粥），血虚者宜补血（如当归黄芪鸡），湿热者宜食清热利湿之品（如绿豆汤、鲜藕白蜜汁、薏苡仁粥等）。

此外，男女性别不同，生理各有特点，也需针对性选择食物。男性因体力消耗大，需重视阳气维护，宜多摄取补气壮阳的食物，如韭菜炒虾仁、杜仲腰花等，以助阳气充沛。女性则经历经、孕、产、乳等阶段，易耗血伤气，故应偏重补血，如在经期与孕期推荐鸡子羹、阿胶红枣粥等滋肾补血之佳品；产后针对气血两虚及哺乳需求，宜食用当归黄芪鸡、猪蹄汤、鲫鱼汤等，以促进气血恢复、通乳增液；若遇脾虚导致白带异常，则应选择山药粥、薏苡仁粥等健脾化湿食物进行调理。

总之，充分利用食物的各种性能，结合不同的体质特点，调节和稳定人体的内环境，使之与自然环境相适应，方能保持健康，祛病延年。

（2）因时制宜 四时气候的变化对人体有重要影响。食养食疗应顺应季节变化，调整饮食结构。如春季"减酸增甘"，夏季"减苦增辛"，秋季"减辛增酸"，冬季"省咸增苦"。同时，还需根据季节特点选择适宜的温补或清热食物，以调节人体内部环境，适应外界变化。

（3）因地制宜 我国地域辽阔，不同地区的生态环境、人文环境及饮食习惯差异显著。因此，在食疗中需考虑地域因素，采取相应的食疗手段。如东南沿海地区宜食清淡除湿食物，西北高原地区则宜食温热散寒生津润燥食物。

6. 全面搭配，平衡膳食 中医养生强调膳食的全面搭配和平衡，这一理念在《黄帝内经》中得到了精辟阐述，如"五谷为养，五果为助，五畜为益，五菜为充"，至今仍具有重要的指导意义。此论强调，膳食应如同调配药方般精细，各类食物各司其职，共同维护人体健康。早在春秋战国时期，中医养生学者便十分重视膳食的搭配和平衡，认为食物不仅滋养身体，更蕴含四气五味，归经各异，功效有别。

科学的膳食搭配，需精心考量各类食物的比例，确保营养全面且均衡，以符合人体生理需求，避免任何营养素的缺失或过剩。历史长河中，不乏因偏食而致的健康警示。例如，过嗜辛辣，易致口渴咽干、便秘之苦；贪食肥甘，则可能引发痰湿内生，表现为神疲、痰多、胸闷。古人早有预见，《黄帝内经》便警示："多食咸，则脉凝泣而变色；多食苦，则皮槁而毛拔；多食辛，则筋急而爪枯；多食酸，则肉胝而唇揭；多食甘，则骨痛而发落。"这些生动的案例，无不说明五味过偏，终将伤及五脏，影响健康。

因此，我们今日在追求健康饮食的道路上，更应铭记古人的智慧，坚持均衡营养，全面搭配。通过合理摄取五谷杂粮、时令果蔬、适量肉禽蛋类及丰富多样的蔬菜，确保身体获得全面的营养支持，远离因偏食而生的疾病，享受由内而外的健康与活力。

7. 后天食疗，脾胃为本 中医学认为脾胃为"后天之本"，其消化吸收功能对人体健康至关重要。脾胃是人体气血生化之源，五脏六腑的营养物质需要通过脾胃的运化才能输送到全身，从而维持生命活动。因此，在食疗过程中，必须重视脾胃的调养，确保食物中的营养和有效成分能被有效吸收利用。常用于健脾益胃的食物有糯米、粟米、谷芽、黑枣、红枣、山楂，以及茯苓饼、山药粥等。此外，避免食用生冷、辛辣、油腻等刺激性食物，以免损伤脾胃。

8. 食物自适，味美效佳 食物的选择应适合个人口味，食之舒适。食疗膳食除具有防病治病功效外，还应注重美味可口，便于服用。根据不同民族和地区的烹饪习惯，可制作出丰富多彩的食疗食品，以满足人们的健康需求。例如，山药薏米芡实粥既能健脾养胃，又具有清补作用；黑糯米粥搭配桂圆大枣和红糖，则能滋阴补血。此外，食疗原料可根据各个民族和地区独特的烹饪、饮食习惯，制作成丰富多彩的色、香、味、形、效皆美的食品，供人们享用，以达到治病、保健和强身的目的。

五、食疗药膳配方来源

食疗和药膳是中医养生文化的重要组成部分，其配方源自多个方面，显示了其深厚的文化底蕴与现代科学的融合。

1. 古籍文献 古代医家对药食同源的探索从未间断，留下了丰富的医学典籍与食疗专著。从《黄帝内经》奠定理论基础，到首部总结食疗价值的专著《食疗本草》，《备急千金要方》设"食治篇"，再到宋代的《圣济总录》《养老奉亲书》，元代的《饮膳正要》，明代的《本草纲目》，直至清代的《食物本草》《随息居饮食谱》等，这些典籍不仅详细阐述了药食同源的理论，还提供了丰富的实践案例，为现代食疗药膳的发展奠定了坚实基础。

2. 民间传统 民间食疗药膳的配方源自长期的生活实践和经验积累，具有浓厚的地方特色和地域文化。例如，腊八节的八宝粥，食材中有多种豆类和谷物，具有健脾益胃的功效；广东地区流行的煲汤文化，汤料通常包括各种草药和食材，如花旗参、枸杞等，具有滋补养生的效果。这些传统食疗方法不仅美味可口，还蕴含着丰富的养生智慧。

3. 现代研究成果 现代营养学、药理学，以及中医药膳领域的研究成果，为食疗药膳的创新与发展注入了新的活力。中国药膳研究会等专业机构积极推广药膳文化，通过科学研究和临床实践，不断验证和完善传统食疗药膳的配方与功效。例如，《美食研究》等专业期刊发表了大量关于食疗药膳的科学研究和临床应用。

4. 教育与传播媒介 随着互联网的发展，专业网站、论坛、学术论文、期刊、专业课程、培训也成为食疗药膳知识普及与传承的重要媒介。这些媒介不仅促进了食疗药膳知识的传播，还提高了公众对食疗药膳的认知度和接受度。

这四类来源涵盖了从古至今食疗与药膳配方的传承与发展，它们不仅来源于古代智慧，也融合了现代科学，为人们提供了丰富的健康饮食选择，也为现代人提供了全面而深入的食疗知识。

六、中医食疗的现代研究与创新应用

中医食疗在继承古老智慧的基础上，积极与现代科技相融合，焕发出新的活力。随着现代科学技术的进步，中医食疗中的诸多理论和方法已获得了科学的验证。例如，研究表明，特定食物中的活性成分具有降血糖、调血脂、抗氧化及抗炎等多重健康效益。借助现代食品加工技术，中医食疗不断推陈出新。例如，将中药材融入日常食品中，研发出一系列药膳产品，包括药膳汤包、健康小食、功能性饮品等，既方便了消费者，又拓宽了食疗的应用领域。基于中医食疗的理念，开发了一系列契合现代人健康需求的食疗产品，满足了不同人群的健康追求。医疗机构和健康管理机构也开始提供个性化的食疗服务，涵盖食疗咨询、配餐指导等，助力人们更有效地运用中医食疗知识，实现健康管理目标。通过社区讲座、网络平台、出版物等多种途径，广泛传播中医食疗知识，提升公众的健康意识和自我保健能力。

中医食疗作为融合传统智慧与现代科学的养生学科，在疾病预防和健康促进方面展现出广阔的应用前景。通过持续深入的研究和合理应用，中医食疗将为人类的健康事业作出更大的贡献。

第二章 合理营养与健康

第一节 人体必需营养素与健康

一、概述

合理营养是维持身体健康的基石。它深刻影响着个体的生长发育、免疫功能的提升，以及对慢性疾病的预防与管理。随着社会的发展和生活条件的改善，人们越来越重视营养与健康，希望通过科学的饮食来提高生活质量和延长寿命。

人体必需营养素是指那些人体自身不能合成或合成不足，必须通过食物摄取的营养物质。这些营养素包括蛋白质、脂肪、碳水化合物、维生素、矿物质和膳食纤维等，它们在人体的生理功能中发挥着不可替代的作用。此外，食物中的生物活性物质，如抗氧化剂和植物化学物质，也在预防慢性疾病中发挥着重要作用。

1. 营养（nutrition） 营养是人体摄入、消化、吸收、利用食物中各种营养成分，满足机体生理需要的生物学过程。

2. 营养素（nutrients） 营养素是食物中能被人体消化、吸收、利用的各种营养成分。人体必需的营养素约 50 种，根据化学结构和作用分为六大类：蛋白质、脂类、碳水化合物、维生素、矿物质和水。

3. 能量（energy） 能量是人体赖以生存的基础，人体为了维持生命、生长发育、繁衍后代、从事各种活动，必须从外界获取充足能量，能量不是营养素。它主要来源于食物中的蛋白质、脂类和碳水化合物。

人体需要能量来维持生命活动。机体的生长发育和一切活动都需要能量。适当的能量摄入可以使机体保持良好的健康状况。

二、人体必需营养素

每种营养素都有其特定的功能，如蛋白质是身体组织的构建块，脂肪提供能量和必需脂肪酸，碳水化合物是主要的能量来源，维生素和矿物质参与人体的代谢过程和生理调节。

1. 宏量营养素　宏量营养素（macronutrients）包括碳水化合物类、蛋白质和脂肪，它们是能为人体提供生存所需能量的物质，所以又称产能营养素。

（1）蛋白质　蛋白质（protein）是生命的基石，由氨基酸构成，是构成人体组织、支持生长发育和新陈代谢的关键营养素。蛋白质在体内不断分解与合成，维持组织更新和修复。每克蛋白质可提供约 4kcal 热量，但过量摄入可能增加肾脏负担。因此，蛋白质的摄入量应根据个人营养状况和生长发育需求进行合理调整，以达到平衡，一般占总热量的 10% ～ 15%。

蛋白质含有碳、氢、氧、氮等元素，部分蛋白质还含有硫、磷等。通过测定食物中氮含量，可推算蛋白质含量。氨基酸是蛋白质的基本单位，自然界中的氨基酸有 300 余种，但构成人体蛋白质的仅有 20 种。其中 8 种必需氨基酸需要通过食物摄入，如赖氨酸、色氨酸等。动物蛋白如肉类、蛋类等含有全部必需氨基酸，是优质蛋白来源。植物蛋白虽含必需氨基酸较少，但合理搭配可提高营养价值，如大豆和大米搭配食用，蛋白质的利用率会大大提高。

按照食物来源蛋白质主要分为动物蛋白和植物蛋白。动物蛋白是重要的蛋白质来源，但过量摄入动物性食物可能导致饱和脂肪酸和胆固醇摄入过多。植物蛋白饱和脂肪酸和胆固醇含量低，植物富含膳食纤维，适合特定疾病患者。

蛋白质营养对生命活动至关重要，不仅构成机体组织，还参与合成与分解过程，推动生命活动，调节生理功能。食物蛋白质营养评价有助于指导利用和发现新的蛋白质资源。评价方法包括蛋白质含量测定、消化率、生物价、功效比值和氨基酸评分等，这些指标能反映蛋白质的质量和可利用性。

蛋白质在胃中被胃蛋白酶分解为多肽和少量氨基酸，在小肠中被进一步水解为氨基酸，主要在小肠吸收。了解蛋白质的营养价值和消化吸收过程，有助于合理规划膳食组成，科学摄入营养，促进健康。

蛋白质营养在中医食疗中同样占有重要地位。中医理论强调"药食同源"，认为食物不仅能提供营养，还能调节身体功能和预防疾病。中医食疗推荐使用天然食物作为蛋白质来源。中医学认为，瘦肉能补中益气、滋阴润燥，适宜于体质虚弱者；鱼类能健脾养胃、补肾益精，适宜于肾虚和脾胃虚弱者；蛋类能滋阴润燥、养血安神，适宜于血虚失眠者；豆制品如豆腐、豆浆等，能清热解毒、润燥生津，适宜于热病后期或燥咳者。许多具有滋补肝肾、补益心脾功效的药膳中往往含有富含优质蛋白质的材料，如生黄鸡（《饮膳正要》）。

（2）碳水化合物　碳水化合物（carbohydrate）又称糖类，是人体主要的能量来源，由碳（C）、氢（H）、氧（O）元素构成，分为单糖、寡糖和多糖。它们在食物中广泛存在，如淀粉、糖原和膳食纤维等，对维持生理功能至关重要。

碳水化合物的组成包括以下种类。

单糖：不可再降解的糖，如葡萄糖和果糖，是构成其他糖类的基本单位。

寡糖：由几个单糖分子组成的糖类，如蔗糖和乳糖。

多糖：由多个单糖分子组成的长链，包括淀粉、糖原和膳食纤维。

结合糖：糖与其他物质结合形成的复合糖类，如糖蛋白。

碳水化合物是人体主要的能量来源，提供人体能量需求的60%左右。它构成人体组织，参与细胞结构和功能蛋白的形成。糖蛋白和糖脂在细胞识别和信号传递中发挥作用。

碳水化合物在口腔中开始消化，唾液中的 α-淀粉酶将其分解为麦芽糖等。在小肠中，多种酶进一步将其分解为单糖，以便被机体吸收。膳食纤维虽不能被人体消化，但有助于肠道健康。

膳食纤维是指植物中天然存在的碳水化合物的聚合物，聚合度 DP（degree of polymerization）≥ 3，不能被人体小肠消化吸收，但对人体有重要的健康意义。膳食纤维在消化道中吸水膨胀，会增加粪便体积，刺激肠道蠕动，有助于预防便秘；可降低血糖和胆固醇水平，对预防心血管疾病、2 型糖尿病和某些类型的癌症具有积极作用；增加饱腹感，有助于体重管理；作为益生菌的食物来源，有助于维持肠道微生物平衡。

碳水化合物主要来源于植物性食物，包括粮谷类、根茎类、蔬菜、水果和粗杂粮。这些食物也是膳食纤维的主要来源，对预防便秘、降低血糖和胆固醇水平有积极作用。根据营养指南，成年人每天应摄入 25 ～ 30g 膳食纤维，以支持健康的饮食模式。

适量的碳水化合物摄入对健康至关重要。它们不仅提供能量，还参与细胞结构和生理调节。过量摄入精制糖可能导致能量过剩和慢性疾病风险增加。因此，推荐选择全谷物和富含纤维的食物，以维持血糖稳定和整体健康。

碳水化合物在中医食疗中占有重要地位，中医学认为食物有不同的性味和归经，可以调和人体的阴阳平衡，促进健康。中医食疗推荐使用天然、未加工或少加工的食物作为碳水化合物来源，如谷物、薯类、豆类。中医学认为谷物如粳米、小米等能补中益气、健脾养胃；红薯、山药等能补脾益肺、益肾滋阴；红豆、黑豆等能健脾利湿、清热解毒。脾胃气虚，食少纳呆者可用人参粥，将大米、人参加清水共煮为稠粥，每日 1 ～ 2 次温服（《食鉴本草》）。

（3）脂类　脂类（lipid）由 C、H、O 三种元素组成，是人体重要的能源物质和生物膜构成成分，包括脂肪和类脂。脂肪是脂类的一种，主要由甘油和脂肪酸组成，称为甘油三酯。脂肪酸的种类和长度不同，决定了脂肪的性质和特点。脂肪酸分为饱和脂肪酸、单不饱和脂肪酸和多不饱和脂肪酸。脂肪在常温下可以是液态（如油）或固态（如脂肪），并且不溶于水。类脂则是指胆固醇、磷脂、糖脂等，它们与脂肪的化学结构不同，但具有类似的物理和化学性质。在营养学上，由于脂类中大部分是脂肪，类脂只占一小部分，因此脂类通常被统称为脂肪。脂类的分类与组成包括以下几类。

单纯脂：由脂肪酸和甘油形成的酯，如三酰甘油酯。

复合脂：含有磷酸等非脂成分的脂类，如磷脂和糖脂。

衍生脂：由单纯脂和复合脂衍生而来，包括类固醇、萜类等。

脂类在人体中具有多种重要功能。它们是主要的能量来源之一，每克脂肪提供约9kcal能量，比蛋白质或碳水化合物高一倍多；必需脂肪酸，提供人体不能合成的脂肪酸，如亚油酸和亚麻酸；帮助脂溶性维生素吸收，如促进维生素 A、维生素 D、维生素 E、维生素 K 的吸收；脂类还能保护身体，脂肪组织具有缓冲和保温的作用。

脂肪的消化与代谢是人体能量平衡的关键环节。在消化过程中，脂肪首先在口腔和胃中经历初步的物理搅动，而主要的消化作用发生在小肠。胆汁的乳化作用和胰腺分泌的脂肪酶共同作用，将脂肪分解成脂肪酸和甘油，这些小分子随后被小肠吸收进入血液循环。在代谢过程中，脂肪酸和甘油在肝脏重新合成甘油三酯，储存于脂肪细胞中，供日后需要能量时使用。当身体需要能量时，储存的脂肪被分解，脂肪酸通过 β – 氧化过程在线粒体中产生 ATP，满足细胞的能量需求。按照食物来源脂类可分为植物性脂类和动物性脂类。植物性脂类来自植物油和坚果，富含不饱和脂肪酸和必需脂肪酸。动物性脂类来自动物性食物的脂肪和乳制品，主要由饱和脂肪酸和胆固醇组成。就健康摄入而言，建议脂肪提供的能量应占总能量的 20% ～ 30%。建议优先选择植物油和鱼类，因其富含有益心脏健康的不饱和脂肪酸。同时要控制饱和脂肪酸和反式脂肪酸的摄入，以降低心血管疾病的患病风险。过量摄入脂肪可能导致肥胖及相关慢性疾病。为了调控脂肪代谢，饮食中应适量摄入不饱和脂肪酸，如单不饱和脂肪酸和多不饱和脂肪酸，同时减少饱和脂肪酸和反式脂肪酸的摄入。增加膳食纤维的摄入有助于控制脂肪的吸收和储存，而适量的蛋白质和碳水化合物也是维持正常脂肪代谢的重要因素。通过合理饮食，可以有效调控脂肪的消化、吸收和代谢，从而维护身体健康和能量平衡。

中医药膳中会选择含脂类较多的食材，这些食材有助于濡养脏腑、润泽肌肤，并且与气血的生成和运行密切相关，适量摄入可以补精益髓、润燥通便。花生油、芝麻油、菜籽油等，有润燥、滋养作用。坚果和种子，如核桃、芝麻、杏仁等，中医学认为它们有补肾益精、润肠通便作用。《本草纲目》中记载，麻油（芝麻油）有润肠通便、解毒生肌功效，可用于高血压、冠心病、糖尿病，以及大便干燥等患者。

2. 微量营养素　微量营养素，包括维生素和矿物质，是人体必需的营养物质，虽然需求量较少，但在维持生理功能和健康方面发挥着至关重要的作用。

（1）维生素　维生素是一类低分子有机化合物，对于人体的正常生理功能和细胞代谢至关重要。它们不提供能量，也不是机体的组成成分，但在促进生长、代谢和细胞完整性方面不可或缺。维生素具有预防多种慢性疾病的作用，在营养学中占有重要地位。维生素通常在体内不能合成或合成不足，必须通过食物摄入。

1）脂溶性维生素　包括维生素 A、维生素 D、维生素 E、维生素 K，这类维生素在体内主要与脂类共存，并在脂肪的协助下通过淋巴系统吸收，大部分储存于脂肪组织中。由于它们在体内的储存特性，缺乏时症状出现缓慢，但过量摄入也可能导致中毒，因此需要谨慎平衡摄入量。

维生素 A（视黄醇）对视觉、生长、免疫功能和细胞完整性至关重要。它在动物肝脏、鸡蛋和乳制品中含量丰富。植物中的类胡萝卜素（如 β-胡萝卜素）在体内可转化为维生素 A，存在于有色蔬菜和某些水果中。维生素 A 对高温和光照敏感，易分解，需适量摄入以避免缺乏或中毒。

维生素 D，包括维生素 D_2 和维生素 D_3，能促进钙和磷吸收，对骨骼健康至关重要，它维持血清钙磷浓度稳定，并参与免疫调节。维生素 D 主要通过皮肤在阳光下自然合成，也可从动物肝脏、鱼类和蛋类中获得。缺乏维生素 D 可导致佝偻病和骨质疏松。

维生素 E（生育酚）是一种强效抗氧化剂，保护细胞膜不受氧化损伤，可有助于预防动脉粥样硬化和某些癌症。它普遍存在于植物油、坚果、种子和绿叶蔬菜中且含量较高，但易受氧化破坏，需注意食物的加工和储存方式以保留其营养。

维生素 K 是血液凝固和骨骼健康不可缺少的，在绿叶蔬菜中含量丰富。维生素 K 参与多种蛋白质的合成，对维持骨骼健康至关重要。

为了维护良好的身体健康，请确保饮食中包含足够的脂溶性维生素，如维生素 A、维生素 D、维生素 E、维生素 K，选择多样化的食物来源，如鱼类、坚果、种子、绿叶蔬菜和某些植物油，以丰富这些维生素的摄入。同时，注意食物的加工和烹饪方法，尽量采用低温烹饪，减少油炸和长时间高温处理，以降低脂溶性维生素的损失。此外，避免过量摄入这些维生素，因为虽然它们对健康至关重要，但过量摄入可能会增加中毒的风险。对于可能存在吸收问题的人群，如脂肪吸收不良者或有特定消化系统疾病的人，需特别注意维生素的充足摄入，并在必要时咨询医师或营养师，以制订合适的饮食计划。通过科学的饮食管理，可以有效保障脂溶性维生素的摄入，促进身体健康。

中医提倡"药食同源"，选择鱼类、坚果、种子、绿叶蔬菜等食物以滋养内脏、强健筋骨。烹饪时，应遵循"低温烹饪，保气存性"的原则，减少油炸和高温处理，以保留食物的天然养分。同时，中医强调"适量为度"，避免过量摄入脂溶性维生素，以免造成中毒。对于吸收不良的人群，中医会根据体质和病情推荐适合的食疗方案，如瘦肉、鱼类和炖汤，并可能搭配健脾益胃的中药，如山药、茯苓等，以促进营养吸收。整体上，结合季节变化和个人体质，运用中医理论制定饮食计划，能够调和阴阳、疏通经络，以达到预防疾病、延年益寿的目的。如中医推荐多食用核桃、黑芝麻等，它们适宜于肾虚腰痛、头发早白的人群，有补肾强腰、乌发养颜的效果。

2）水溶性维生素　水溶性维生素是人体必需的营养物质，包括维生素 B 族（B_1、B_2、B_6、B_{12}）和维生素 C。它们在体内的主要作用是作为辅酶参与代谢过程，水溶性维生素均可溶于水，过量摄入通常通过尿液排出，因此需要在日常饮食中持续补充。由于排出较快且体内储备量较少，当供给量不足时，易出现缺乏症。

维生素 B_1（硫胺素）是细胞代谢和能量产生的关键，对维持神经系统健康至关重要。如果摄入不足，可能会出现疲乏、食欲不振、神经炎等症状，严重缺乏时甚至可能发展为脚气病。为了确保维生素 B_1 的充足摄入，日常饮食中应该包含全谷物、豆类和动物内脏等食物。

维生素 B_2（核黄素）在细胞的氧化还原反应中起着重要作用，对保持皮肤、黏膜和视觉健康尤为关键。缺乏维生素 B_2 可能会引起口角炎、舌炎等问题。为了满足身体对核黄素的需求，可以食用动物内脏、蛋类、乳类，以及绿叶蔬菜等富含维生素 B_2 的食物。

维生素 B_6 参与多种代谢途径，包括氨基酸、葡萄糖和脂肪酸的代谢，对神经系统功能和红细胞的形成至关重要。维生素 B_6 不足可能导致皮肤问题和贫血。因此，通过食用肉类、鱼类、全谷物和蔬菜来摄入足够的维生素 B_6 是必要的。

维生素 B_{12} 对于红细胞的生成和神经系统的维护至关重要。缺乏维生素 B_{12} 可能导致贫血和神经系统损害。由于维生素 B_{12} 主要存在于动物性食品中，如肉类、奶制品和蛋类，素食者可能需要通过补充剂来确保自身对维生素 B_{12} 的足够摄入。

维生素 C（抗坏血酸）是一种强效抗氧化剂，对于维持皮肤、骨骼、牙龈健康和免疫功能至关重要，同时还能促进铁的吸收。维生素 C 广泛存在于新鲜水果和蔬菜中，尤其是柑橘类水果、红辣椒和绿叶蔬菜中含量丰富，因此应确保日常饮食中包含这些食物。

确保水溶性维生素的足量摄入应注重食物的多样性，包括新鲜水果、蔬菜、全谷物和动物性食品。由于这些维生素在体内储存量有限，定期摄入是保证健康所必需的。此外，不合理的烹饪方法和食物的保存方式也会导致这些维生素损失，避免高温油炸、阳光直射、高温长时间保存等方法避免维生素的过量损失。

中医食疗强调根据个人体质和季节变化来调整饮食，以实现阴阳平衡和脏腑功能协调。在中医的理论中，食物的五味与五脏相对应。例如，中医学认为酸味食物入肝，可促进食欲和消化，而富含维生素 C 的食物往往带有酸味，如柑橘类水果。有皮肤干燥和口角炎症状者，中医食疗会建议多摄入绿叶蔬菜、全谷物、豆类和坚果，同时辅以具有养血润燥作用的食材，如黑芝麻、核桃，这些食材中富含维生素 B_2 和维生素 B_6。长时间使用电脑，感到眼睛疲劳者，食疗建议富含维生素 A 的动物肝脏，以及富含 β–胡萝卜素的胡萝卜、南瓜等，这些食材有助于养护眼睛。此外，还可以结合具有养肝明目作用的药食两用材料，如菊花和枸杞，来进一步强化食疗效果。

（2）矿物质　矿物质是人体必需的无机营养素，对维持电解质平衡、肌肉收缩和神经系统功能至关重要。由于机体不能自主生产矿物质，必须从膳食或水中摄入。矿物质的吸收受到多种因素影响，包括矿物质的存在形式、人种、遗传、年龄、性别、生理状态、肠道菌群组成和健康状态等。生物可利用度是评估矿物质摄入的关键指标，饮食组合也会影响矿物质的生物利用度。

1）宏量元素　包括钙、磷、钠、钾、镁和氯，它们在体内含量较高，每日需求量通常在 100mg 以上。

钙是构成骨骼和牙齿的主要成分，参与神经传导、肌肉收缩、血液凝固等生理过程。维生素 D 有助于钙的吸收，而食物中的草酸、植酸可能影响钙的生物利用度。钙的成人推荐摄入量（RNI）为 800mg/d，主要食物来源包括乳制品、豆制品、绿色蔬菜和坚果。

磷和钙共同构成骨骼和牙齿，参与细胞能量代谢，是 ATP 和核酸的重要组成部分。磷的吸收同样需要维生素 D 的协助，磷广泛存在于食物中，尤其是动物蛋白和谷物。成人每日平均需要量约为 700mg/d。

钠和氯主要功能是维持体液的渗透压平衡和酸碱平衡，调节神经和肌肉兴奋性。钠主要通过食盐摄入，而氯则大量存在于许多食物中，一般不需要特别摄入。

钾对维持细胞内外的渗透压平衡、神经冲动的传递和肌肉收缩至关重要。钾的食物来源包括香蕉、土豆、菠菜和肉类等。成人钾推荐摄入量为 2000mg/d。

镁参与机体 300 多种酶的活性调节，对骨骼健康、神经传导和肌肉功能有重要作用。镁广泛存在于全谷物、绿叶蔬菜、坚果和种子中。成人镁推荐摄入量为330mg/d。

2）微量元素　微量元素包括铁、锌、碘、硒、铬、钴等，在人体内发挥着不可或缺的作用，尽管需求量微小，但它们对健康至关重要。

铁是血红蛋白的必需成分，参与氧气的运输。铁存在于血红蛋白、肌红蛋白及多种酶中。铁的吸收受维生素 C 和某些氨基酸的影响，而植酸和草酸盐则可抑制其吸收。铁缺乏会导致贫血。成年男性铁推荐摄入量为 12mg/d，女性为 18mg/d。食物来源包括动物肝脏、血、红肉和豆类等。

锌对生长发育、免疫功能和细胞分裂至关重要。锌缺乏可能导致免疫力下降、生长迟缓和皮肤问题。成人锌推荐摄入量为男性 12mg/d，女性 8.5mg/d。锌主要存在于动物性食品中，如肉类、海鲜和乳制品，同时也存在于坚果、种子和全谷物中。

甲状腺激素影响代谢和神经系统发育，碘在其合成过程中不可或缺。碘缺乏可导致甲状腺肿大（地方性甲状腺肿）和智力发育障碍。成人碘推荐摄入量为 120μg/d。碘主要来源于海产品如海鱼、海藻，以及加碘食盐。

硒是谷胱甘肽过氧化物酶的组成部分，具有显著的抗氧化功能，能够保护细胞免受氧化应激损伤。成年人的推荐摄入量为 60μg/d。硒在坚果、海产品和肉类中的含量较多。

铬有助于增强胰岛素的活性，它参与糖代谢过程。铬缺乏与胰岛素抵抗有关。成人铬推荐摄入量为 25 ～ 35μg/d。

钴是维生素 B_{12} 的组成部分，对红细胞形成发挥重要作用。成年人钴推荐摄入量为 25 ～ 35μg/d。

铜参与多种酶的活性，影响铁代谢和神经系统功能。成年人铜推荐摄入量为 0.8mg/d。

锰参与骨骼发育和多种抗氧化过程。成年人锰推荐摄入量男性为 4.5mg/d，女性为 4mg/d。

氟有助于维持牙齿健康，缺乏容易导致龋齿，而摄入过量则可能引起氟斑牙和骨骼问题。成年人氟推荐摄入量为 1.5mg/d。

矿物质的健康摄入讲究适量，过多或过少都可能引发健康问题。例如，过量摄入钙可能会使患肾结石的风险升高，而钠的过量摄入则可能导致高血压。因此，建议通过均衡饮食来满足身体对矿物质的需求，必要时可在医师指导下补充矿物质。中医食疗注重食物的性味归经和作用，以及个人体质对食物的适应性，以达到养生保健的效果。食疗所选用的食材，往往富含微量元素。例如，中医学认为红枣具有补中益气、养血安神的功效，枣中含有铁等微量元素。黑芝麻则能滋补肝肾、润肠通便，含有丰富的铁、锌等微量元素。核桃在中医理论中被认为能补肾益精，含有锌等有益微量元素。海带和紫菜富含碘等微量元素，中医学认为它们能软坚散结，这与西医学使用海产品如海带治疗因缺碘引起的甲状腺肿大（俗称"大脖子病"）的做法不谋而合。在饮食搭配上，中医强调五味平衡，合理搭配酸、苦、甘、辛、咸味的食物，这样不仅能够增进食欲，还能促进微量元素的吸收和利用，从而更好地维护身体健康。

3. 水 水是生命之源，在人体中扮演着至关重要的角色。人体的含水量占总体重的 60% ～ 70%，这个比例因个体差异、年龄、体重、体质等因素而异。人体中的水分是维持细胞结构、促进新陈代谢、维持体温和润滑关节的关键物质。随着年龄的增长，体内的含水量会逐渐减少，因此适当补充水分尤为重要。

水的摄入量和流失量需要保持平衡，水摄入不足或丢失会影响电解质平衡和血液黏稠度，出现口渴、食欲减退、消化功能下降等症状，缺水严重时血压下降，甚至可能导致死亡。水摄入量过多则可能引起水平衡紊乱导致水中毒，表现为头痛、恶心、呕吐等症状。成年人推荐饮水量为男性 1700mL/d、女性 1500mL/d。

水分可以用饮用水和饮料直接补充，也可以从含有大量水分的水果和蔬菜中补充，人体内的代谢过程也会产生一定量水。一般成人每日最低需水量约为 1500mL，随着年龄的增长，水的相对需求量会有所下降。建议根据年龄、体力活动、环境温度和健康状况调整水摄入量，保持适当的水平衡，以维护身体健康。

中医学认为水有清润、下行的特性，对调节体内水液平衡、滋养脏腑、清除热邪具有重要作用。中医食疗中，水的应用包括药膳汤水和茶疗。药膳汤水是通过将药物和食物一起烹饪，制成具有治病作用的汤水；茶疗则是通过饮用不同草药煎煮的茶水，达到清热解毒、养阴等效果。此外，水疗也是一种常用的治疗方法，如使用热水泡脚、冷水浴或药浴等，通过温度的变化和水的作用来治疗某些疾病。《金匮要略》中记载甘麦大枣汤可用于治疗脏躁。

三、植物性食物中的生物活性物质

在我国丰富的食物体系中，植物性食物占据了重要地位。除提供必需的传统营养素外，植物性食物中的化学物质还构成了一个多样化的健康资源库。这些天然存在于植物中的化合物，凭借其独特的化学结构和多样的生物活性，对增进人类健康起着至关重要的作用。尽管这些非营养素的生物活性成分并非人体生长和发育所必需，但它们在保持人体健康、调节生理功能及预防疾病方面的贡献不容小觑。

植物化学物质种类繁多，涵盖了多酚、类胡萝卜素、萜类化合物、有机硫化物、皂苷、植物雌激素和植酸等。这些物质广泛存在于蔬菜、水果、谷物、豆类和坚果等多种植物性食物中。每种植物化学物质都有其独特的化学结构和生物活性，如抗氧化、抗炎、免疫调节、抑制肿瘤生长等。

这些植物化学物质的重要性体现在它们对健康的多方面益处。研究表明，富含植物化学物质的饮食与降低某些类型癌症风险、改善心血管健康、促进消化功能和增强免疫力等有关。此外，它们在食品加工和烹饪过程中还能提升食物感官品质，如增强食物的颜色、香气和风味。

1. 多酚　多酚具有抗氧化、抗炎、抑制肿瘤和调节血管功能，常见于深色水果、蔬菜和谷物中。多酚类物质，如大豆异黄酮，已被开发为保健食品，具有抗肿瘤作用，可能与其抑制相关酶活性、抗氧化、抑制自由基及新生血管生成有关。

2. 类胡萝卜素　类胡萝卜素具有抗氧化、增强免疫功能和预防眼病的作用，在玉米、绿叶菜和黄色蔬果中含量丰富。类胡萝卜素对人体有多种益处，如保护视觉功能，类胡萝卜素中的叶黄素能吸收大量接近于紫外线的蓝光，保护视网膜免于光损伤。

3. 萜类化合物　萜类化合物包括单萜和倍半萜，具有杀菌、防腐、镇静和抑制肿瘤等作用，柑橘类水果中存在较多。萜类化合物，如柠檬烯，具有化学预防和化疗活性，在肿瘤发展的初期具有防治作用。

4. 有机硫化物　有机硫化物具有杀菌、抗炎和抑制肿瘤细胞生长的功能，广泛存在于十字花科和葱蒜类蔬菜中。有机硫化物，如二烯丙基二硫化物（DADS）和二烯丙基三硫化物（DATS），能抑制肿瘤细胞的增殖，对体外建立的肿瘤细胞株的生长有直接的抑制作用。

5. 皂苷　皂苷具有抗菌、抗病毒和增强免疫力的作用，在酸枣、枇杷和豆类中存在。皂苷作为免疫佐剂具有激活哺乳动物免疫系统的潜能，如 Quil A 和 QS-21，能特定地激活 Th1 免疫应答，并促进细胞毒性 T 淋巴细胞的产生。

6. 植物雌激素　植物雌激素具有雌激素样作用，在大豆、葛根和亚麻籽中存在的异黄酮和木酚素是植物雌激素的代表。植物雌激素在日常饮食中就可以得到补充，与传统的雌激素替代疗法相比，更安全、可靠。

7. 植酸　植酸具有抗氧化作用，并能抑制淀粉和脂肪的消化吸收，主要存在于植物种子中。植酸会降低某些矿物质（如铁和锌）的吸收，但通过适当烹饪可以减少这种影响。

8. 植物固醇　植物固醇具有抗炎、退热和抑制胆固醇吸收的作用，常见于豆类、坚果和植物油中。植物固醇，如 β－谷固醇，已被证明能降低血脂和预防心血管疾病，并且可能通过调节线粒体功能来发挥其生理作用。

植物化学物质对食物的感官特性也有显著的影响。例如，辣椒素能使食物具有辣味，蒜素可使食物具有辛辣风味，类胡萝卜素等则为食物增添色彩。这些物质不仅是中药的药效成分，而且在现代食品工业中也得到了广泛研究，被用于开发功能性食品和营养补充剂。随着人们对植物化学物质健康益处认识的不断深入，它们在健康管理和疾病预防方面的应用前景也变得日益广阔。

植物活性物质在中医食疗中占有重要地位，它们与中医的"药食同源"理念相契合。中医学认为食物具有寒、热、温、凉等不同性质，通过合理搭配，可以达到调和身体、预防和治疗疾病的目的。例如，多酚类物质具有清热作用，绿茶中含有丰富的多酚类物质，中医学认为绿茶具有清热解毒、提神醒脑的作用，适用于热性体质。此外，中医食疗强调阴阳平衡，不同植物活性物质对应不同脏腑，如皂苷类对肺和大肠有滋养作用。中医学认为大豆具有益气补血、健脾宽中的功效，大豆中富含植物雌激素，有助于调节内分泌，增强免疫力，强化正气。大蒜，含有有机硫化物，中医用其温中消食、解毒杀虫。

第二节　平衡膳食与健康

平衡膳食是营养学中的基本原则，它指导我们通过合理搭配食物来满足身体对各种营养素的需求。这种膳食模式要求膳食中营养素种类齐全、数量充足且比例适当，以满足个体生理需求，并适应不同的生活方式和健康状况。

一、膳食结构

膳食结构是指个体日常饮食中各类食物的种类、数量及比例关系，它体现了一个人的饮食模式和营养摄入的全面性。合理的膳食结构强调食物的多样性和均衡摄入，确保营养素的全面性和适量性。

1. 合理的膳食结构　一个良好的膳食结构应包含几个关键部分。

谷薯类：作为膳食中的主要能量来源，谷薯类食物提供丰富的碳水化合物、膳食纤维及维生素 B 族。它们是保持长期健康饮食模式的基石。

蔬菜水果：富含维生素、矿物质和膳食纤维，同时具有低能量密度的特点，有助于维持体重和促进肠道健康。

畜禽鱼蛋：提供优质蛋白质、必需氨基酸、维生素和矿物质，对维持肌肉健康和免疫功能至关重要。

奶类及其制品：提供钙质、优质蛋白质和维生素 D，对骨骼健康具有显著影响。

大豆及坚果类：含有植物蛋白、不饱和脂肪酸和抗氧化物质，对心血管健康有益。

适量的油脂：提供必需脂肪酸和促进脂溶性维生素的吸收。

2. 选择和搭配食物的建议　根据自身的健康状况和营养需求选择合适的食物，合理控制食物的摄入量，避免过量摄入导致健康问题。尽量选择新鲜、天然的食物，避免被过度加工和含有较多食品添加剂的食物。注意食物的烹饪和加工方法，尽量采用健康的烹饪方式，如蒸、煮、炖、凉拌等。

3. 膳食结构的实践　在实际生活中，平衡膳食的实践可以通过以下方式进行。

餐盘法则：将餐盘分为四部分，一半为蔬菜和水果，四分之一为全谷物，四分之一为蛋白质来源（如瘦肉、鱼、蛋、豆制品等），再加上适量的乳制品。

色彩法则：选择各种颜色的蔬菜和水果，以确保摄入不同类型的抗氧化剂和植物化学物质。例如，番茄等红色食物富含番茄红素，有助于提高免疫力。

适量法则：控制餐盘上高能量食物的比例，确保每餐都有适量的蛋白质（成年人每餐摄入量约为自己手掌大小的量）和复合碳水化合物。

平衡膳食与中医食疗都强调食物与个体健康之间的和谐关系。

合理的膳食结构不仅能够提供身体所需的营养素，还能够通过减少患慢性疾病（如心血管疾病、糖尿病、肥胖症等）的风险来提高生活质量。长期坚持平衡膳食，可以帮助我们维持适宜的体重，保持心血管健康，增强免疫力，并预防多种慢性疾病。

中医也非常强调平衡膳食和个体体质差异（如寒热、阴阳）的调和。中医学认为，食物有寒热温凉属性，有酸、苦、甘、辛、咸五味，日常饮食应五味均衡，避免过偏，这与平衡膳食中的食物多样性相辅相成。寒性体质的人应适量食用温性食物，如生姜、羊肉等。

二、膳食模式对健康的影响

多项研究显示，不均衡的膳食模式与罹患多种慢性疾病的风险增加有着密切的联系。例如，长期高脂肪、高糖、高盐的饮食习惯与心血管疾病、2 型糖尿病、肥胖和某些类型的癌症发生率显著相关。相反，均衡的膳食模式——富含蔬菜、水果、全谷物和优质蛋白质，已被证实有助于降低罹患这些慢性疾病的风险。因此，推广平衡膳食模式对于改善公共健康具有极其重要的意义。

1. 平衡膳食模式的组成 平衡膳食模式强调食物的多样性和均衡摄入。它包括以下几个关键要素。

丰富的蔬菜和水果：提供必需的维生素、矿物质和膳食纤维，有助于维持身体健康和提高免疫力。

全谷物：相比精制谷物，全谷物含有更多的营养成分和膳食纤维，对预防慢性疾病具有积极作用。

优质蛋白质：包括鱼、禽、豆类、低脂奶制品和坚果，这些食物含有所有必需氨基酸，对肌肉建设和免疫系统的维护至关重要。

健康脂肪：如橄榄油、鱼油和其他植物油中的不饱和脂肪酸，对心脏健康有益。

限制加工食品：减少高糖、高盐和高脂肪加工食品的摄入，以降低患慢性疾病的风险。

2. 膳食模式的地域和文化差异 不同地域和文化背景下的膳食模式各有特点。例如，地中海饮食模式以橄榄油、鱼、蔬菜、水果和全谷物为主，已被证明有助于降低心脏病发病率；而亚洲饮食模式则强调摄入米饭、蔬菜、豆腐、适量的鱼类和肉类，同样展现出较低的慢性疾病风险。

3. 膳食模式的个体化 尽管膳食模式有普遍的指导意义，但个体化是不可忽视的方面。个人的遗传背景、生活方式、年龄和健康状况等都应纳入个体膳食模式的考虑因素中。例如，某些人可能对特定食物过敏或不耐受，需要调整膳食模式以适应自己的特殊需求。根据中医理论，不同体质的人需要不同的饮食调养，如阳虚体质的人应避免寒凉食物。

4. 膳食模式对健康的长远影响 推广平衡膳食模式对于改善公共健康具有重要意义。它不仅有助于预防慢性疾病，还能提高生活质量、增强机体抵抗力和促进心理健康。长期坚持平衡膳食模式，可以使人们在各个生命阶段都保持良好的营养状态。自古以来，人类对膳食与健康关系的认识逐渐深化，从最初的饱腹到现在的营养均衡，体现了"治未病"的先进理念。

膳食模式对健康的影响是深远的。通过选择健康的食物和饮食习惯，我们可以为自己打造一个更加健康的未来。

三、中国居民膳食模式

中国居民的膳食模式受地域、文化和生活习惯的影响，具有多样性。了解和分析这些模式有助于指导居民改善饮食习惯。

1.《中国居民膳食指南（2022）》内容　中国人常见的与饮食相关的疾病包括心血管疾病、高血压、血脂异常、2 型糖尿病、超重、肥胖、骨质疏松症、缺铁性贫血、口腔疾病、营养失调等，结合上述情况和"健康中国"实施以来的实际，《中国居民膳食指南（2022）》（以下简称《膳食指南》）提炼出了平衡膳食八准则。

（1）食物多样，合理搭配。

（2）吃动平衡，健康体重。

（3）多吃蔬果、奶类、全谷、大豆。

（4）适量吃鱼、禽、蛋、瘦肉。

（5）少盐少油，控糖限酒。

（6）规律进餐，足量饮水。

（7）会烹会选，会看标签。

（8）公筷分餐，杜绝浪费。

2.《膳食指南》的内涵　《膳食指南》的提出，是为了帮助居民有意识地选择食品、了解食物的使用方式和营养物质的代谢。其指导意见中并没有涉及具体营养物质和营养物质代谢的内容，但是建议本身，却是基于营养学原理提出的针对普通居民的食用建议。通过对《膳食指南》的解读，可以看出其中的营养原理。营养物质可以分为产能的宏量营养素和非产能的微量营养素。宏量营养素中，应主要由碳水化合物提供能量，而后是蛋白质和脂肪。250 ~ 400g/d 的谷物摄入，不超过 25 ~ 30g/d 的食用油，以及适量的肉蛋奶和豆制品，就可以保障 3 种主要产能营养素的比例合理并保障氨基酸的组成适合人体需求。碳水化合物中，膳食纤维起到了重要作用，普通居民即使不了解膳食纤维的具体存在形式，但只要保障果蔬和增加粗粮摄入，膳食纤维也随之摄入。在考虑膳食中微量营养物质的吸收时，生物可利用度是必须考虑的因素。例如，对于铁的吸收，植酸形式的铁和血红蛋白结合的铁吸收率存在较大差异，因此可通过食物的多样性来保障营养物质生物可利用度在合理区间，如有些人可能缺铁但不习惯食用动物肝脏或血液制品，增加果蔬中的维生素 C 摄入就可以促进人体对铁的吸收。

第三章 中医食疗理论及应用

一、中医食疗的基本原则与理念

中医食疗，作为中医学的重要组成部分，承载着深厚的文化底蕴与智慧。它以独特的视角审视食物与健康的关系，形成了一套系统而完整的理论和应用体系。

1. 整体观念 中医食疗强调人体与自然环境是紧密相连、相互影响的有机整体。食疗不仅可滋养身体，更是调整人的精神状态、预防疾病的重要途径。例如，春季应多食用清淡食物，以助于阳气的升发。此外，中医食疗还强调天人合一，根据季节、气候的变化来调整饮食，以适应自然界的变化。

2. 辨证论治 中医食疗注重个性化治疗，即"辨证施治"。根据个体的年龄、性别、体质及具体病情，量身定制食疗方案，确保食疗的针对性和有效性。

3. 平衡膳食 食疗的核心在于调和人体的阴阳，使之达到平衡状态。根据体质的阴阳属性，选择相应的食物，如阴虚者宜食用滋阴润燥的食物，如梨、芝麻等。中医食疗中的阴阳平衡不仅体现在食物的选择上，还体现在食物的烹饪方法上，如温性食物宜清蒸，寒性食物宜炖煮。

4. 三因制宜 中医食疗强调因地制宜、因时制宜、因人制宜。根据不同的地域、气候、个人体质等因素，灵活调整食疗方案，选择合适的食疗方案以达到最佳效果。例如，南方气候潮湿，应多食用一些具有燥湿功效的食物，如薏苡仁、扁豆等；北方气候干燥，应多食用一些具有滋阴润燥功效的食物，如百合、银耳等。

5. 五行学说 中医将食物与五行（木、火、土、金、水）相联系，通过食物的五行属性来调节脏腑功能。如肝属木，应多食绿色蔬菜以滋养肝脏。五行学说在中医食疗中的应用，使食疗更具针对性，能够更好地调整人体的生理功能。

6. 药食同源 中医食疗倡导"药食同源"，认为许多食物具有药用价值，如大枣、枸杞等，既能作为日常食物，又能用于治疗疾病。这一理念拓宽了食疗的应用范围，增强了实用性。

二、食物的四气五味与归经

中医食疗中的"四气五味"理论，是对食物性质和作用的高度概括，为食疗实践提供了重要指导。

1. 四气 食物根据其对人体产生的影响，被分为寒、热、温、凉四种性质。寒性食物清热解毒，适用于热性病证，如夏季炎热潮湿时，可以适当食用寒凉食物以清热解暑；温热食物温中散寒，适用于寒性体质或病证，如冬季寒冷时，可以食用温热食物以驱寒保暖；平性食物则性质平和，适用于各种体质人群。

2. 五味 食物的五种基本味道——酸、苦、甘、辛、咸，不仅赋予了食物独特的口感，还对人体的生理功能产生深远影响。辛味发散行气，适用于气滞血瘀，如生姜、薄荷等；甘味补益和中，适用于虚证，如红枣、蜂蜜等；酸味收敛固涩，适用于滑脱不禁，如乌梅、五味子等；苦味泻火燥湿，适用于实热证，如苦瓜、苦菜等；咸味软坚散结，适用于痰核、瘰疬等病证，如海带、海藻等。五味理论在中医食疗中的应用，使得食疗更加细致和个性化。

3. 归经 食物归经理论揭示了食物与人体经络之间的特定联系。不同食物对特定经络有显著作用，如核桃归肾经，有助于改善肾虚引起的症状。这一理论使得中医食疗能够更加精准地针对脏腑疾病进行调理。

三、食疗方案的制定

制定食疗方案需充分考虑患者的具体情况，包括生活习惯、工作环境和心理状况。例如，为失眠患者推荐酸枣仁、龙眼肉等安神食物；为工作压力大的白领推荐莲子、龙眼肉养心安神，以及菊花、枸杞等清肝解郁。

食疗效果的实现离不开健康的生活方式，包括规律的作息、适量的运动和良好的心态。例如，改善睡眠不仅需要食用安神食物，还需调整作息习惯，减少晚间使用电子设备的时间，营造安静舒适的睡眠环境。

四、药膳分类

药膳的分类方式多样，以下为部分常见的分类方法。

1. 按药膳性状分类

粥食类：如八宝粥、山药粥等。

糕点类：如八珍糕、茯苓饼等。

汤羹类：如花旗参炖鸡汤、银耳羹等。

菜肴类：药膳菜肴，如枸杞炒肉丝、当归羊肉汤等。

饮品类：如菊花枸杞茶、绿茶等。

其他类：如糖果、蜜饯等。

2. 按药膳材料性味分类

寒性：如菊花、金银花，具有清热、解毒、凉血等作用。

凉性：如西洋参、玉竹，具有养阴、清热、生津等作用。

温性：如黄芪、当归，具有补气、养血、温中等作用。

热性：如肉桂、干姜，具有温经、散寒、助阳等作用。

甘味：如大枣、甘草，具有补益、和中、缓急等作用。

酸味：如乌梅、五味子，具有收敛、固涩、生津等作用。

苦味：如黄连、黄芩，具有清热、燥湿、泻火等作用。

辛味：如生姜、薄荷，具有发散、行气、活血等作用。

咸味：如昆布、海藻，具有软坚、散结、润下等作用。

3. 按药膳制作方法分类

药膳的制作方法包括蒸、煮、熬、卤、煨、炖、烧、焖、炒、熘、炸等不同的烹饪技术，每种方法都能赋予药膳不同的风味和功效。

4. 按中医功用分类

解表药膳：用于发汗解表，适用于感冒初期，如姜糖饮。

清热药膳：具有清热解毒、生津止渴的作用，如银花露。

止咳化痰药膳：用于润肺止咳、化痰，如雪梨川贝母汤。

温阳散寒类药膳：用于温补肾阳、散寒止痛，如当归附子羊肉汤。

祛湿类药膳：具有健脾祛湿的功效，如茯苓包子。

补益气血药膳：用于增强体力和改善气血不足，如黄芪炖鸡。

调补阴阳药膳：用于调和身体的阴阳平衡，如枸杞炖鸽。

调理五脏药膳：针对不同脏腑的调理，如养心的酸枣仁粥。

益智药膳：用于增强记忆力和智力，如核桃仁粥。

明目药膳：用于改善视力和眼部健康，如菊花枸杞茶。

聪耳药膳：用于增强听力和改善耳部疾病，如磁石猪肾汤。

延年益寿药膳：用于抗衰老和提高生活质量，如灵芝鸡汤。

一种药材可能同时具有多种特性和作用，和其他材料搭配使用可发挥不同的作用。

5. 按保健功效特点分类 在中医食疗和药膳中，食材和药材的保健功效多种多样，包括但不限于增强免疫力、改善睡眠、抗氧化、抗衰老等，为现代人提供了多元化的健康选择。

（1）有助于增强免疫力 免疫功能的不足或低下会对人体健康产生极为不利的影响，使多种传染病与非传染病的发病率与死亡率升高。从现代医学角度来看，充足的蛋白质摄入，如瘦肉、鱼类、蛋类、豆类等食物，能为机体的免疫功能提供物质基础；多吃富含维生素C、维生素D、维生素E，以及锌、铁等矿物质的食物，如柑橘类水果、坚果、绿叶蔬菜、奶制品等，还有富含益生菌的食物如酸奶等，都有助于增强免疫功能。从中医角度来讲，免疫力低下可对应为气虚、气血两虚、卫外不固等情况。中医秉持"正气存内，邪不可干"的理念，认为增强免疫力相当于增强正气，可通过补气养血、调和阴阳等方法来增强机体的防御能力。在日常饮食中，有许多普通食品可用于增强免疫力，如牛奶、鸡蛋、牛肉、鸡肉、鱼肉、苹果、香蕉、橙子、西蓝花、胡萝卜等；还有不少药食两用材料，如人参、西洋参、茯苓、枸杞、大枣、阿胶、桑椹、山茱萸、黄芪、灵芝、当归、党参等，也可用于制作增强免疫力的药膳。

（2）有助于抗氧化 抗氧化是指通过各种方式减少或清除体内过量自由基，防止氧化反应对机体造成损害，进而维持细胞和组织的正常功能。在正常生理状态下，机体能够产生自由基清除剂来维持体内自由基的平衡。然而，随着年龄的增长，机体产生自由基清除剂的能力会逐渐下降，导致机体清除自由基的能力也随之降低。这种情况会使机体对自由基损害的防御能力减弱，机体组织器官更容易受到损伤，进而加速机体衰老，并可能引发一系列疾病，如心血管疾病、癌症、神经退行性疾病等。从现代医学的营养治疗角度来看，抗氧化主要是通过提供富含抗氧化成分的食物来实现。这些食物中含有如维生素C、维生素E，以及多酚类物质等抗氧化成分，它们能够中和自由基，减少氧化损伤，同时还可以增强机体自身产生抗氧化剂的能力。在日常饮食中，为了增强机体的抗氧化能力，建议多摄入富含维生素C的水果，如橙子、柠檬、草莓等；富含维生素E的食物，如坚果、植物油等；富含多酚类物质的食物，如绿茶、红酒、蓝莓等；以及西蓝花、菠菜等蔬菜。从中医角度来看，抗氧化相当于清热解毒的作用机制，中医学认为通过清除体内的热毒和瘀血，可以维持机体的平衡状态。比如蓝莓、草莓、坚果类食品，葡萄籽、绿茶等药食两用材料能够发挥清热解毒的功效，从而维持体内阴阳平衡。

（3）辅助改善记忆 认知和记忆是大脑最重要和基本的神经生理过程。中医学认为"脑为元神之府"，记忆障碍在中医领域属于"善忘""健忘"范畴，其病机为心虚、心脾两虚、心肾不交、脑髓空虚、痰饮瘀血、先天不足。改善记忆需补养心脾肾，增强脑髓的滋养。常见的用于改善记忆的药食两用材料有酸枣仁、人参、灵芝、茯苓、黄精等，食疗材料有深海鱼、核桃、花生等普通食品。其机制是它们能促进神经递质如乙酰胆碱的合成，改善大脑血流量，促进脑细胞代谢。

（4）**缓解视觉疲劳** 指采取各种方法减轻由于长时间用眼或其他因素导致的眼部不适感，恢复眼睛的正常功能状态。视觉疲劳是目前眼科常见疾病，与用眼距离和时间、环境照明、佩戴眼镜、户外活动等因素有关，又常称为眼疲劳综合征。具体表现为眼部干涩、酸胀，视觉重影，间歇性视觉模糊，严重时会产生恶心、呕吐、眩晕、头痛、颈部肌肉紧张、肩部酸痛等全身症状，直接影响人们的工作与生活。其营养治疗原则为一方面补充重要营养素，如维生素 A、叶黄素、锌等，为眼部提供所需营养，缓解眼部肌肉紧张，保护视网膜；另一方面基于中医理论组方，从补气养血、养心安神、养血柔肝等方面进行调理。医学营养学建议多吃富含维生素 A 的食物，如胡萝卜、动物肝脏等；富含叶黄素的食物，如菠菜、甘蓝等；富含锌的食物，如瘦肉、海鲜等。中医学认为视觉疲劳属于"肝劳"范畴，肝劳的病机大多为久视劳心伤神，耗气损血。若肝肾精血亏耗，筋失所养，调节失司，也可导致此证。中医对此症常从补气养血、养心安神、养血柔肝等方面组方。胡萝卜、菠菜、枸杞等普通食品，以及枸杞子、越橘、菊花、决明子、白芷、党参、葛根、黑芝麻、桑叶、桑椹等药食两用材料，常用于制作清肝明目药膳。

（5）**清咽润喉** 指通过各种方式减轻咽喉部位的不适，保持咽喉的正常生理功能，缓解因各种因素引起的咽喉干涩、疼痛、红肿等症状。咽喉使用频繁，易受外界环境和内部因素影响，潜伏在咽喉部的机会致病菌大量繁殖可导致咽喉炎，出现红肿、充血、发干、疼痛等症状，影响吞咽、呼吸和发音功能，给日常生活带来不便，严重时还可能引发其他呼吸道疾病。上述症状的营养治疗一方面要保持咽喉黏膜湿润，减少刺激，缓解咽喉不适；另一方面通过提供营养物质，增强咽喉部位的抵抗力。医学营养学建议多喝水，保持咽喉湿润；多吃富含维生素 C 的水果，如橙子、柠檬等，增强免疫力；避免食用辛辣、刺激性食物。中医学认为咽喉为肺之门户，清咽润喉需润肺清热，利咽解毒。梨、蜂蜜、柠檬等普通食品，以及胖大海、青果、金银花、菊花、薄荷、罗汉果、乌梅、蒲公英、甘草、桔梗等药食两用材料，常用于制作润喉药膳。中医调理原理是润肺止咳，润肺生津。

（6）**有助于改善睡眠** 指通过各种方法调整睡眠状态，使人体在睡眠过程中能够更好地进行能量贮存和身体恢复，提高睡眠质量。失眠会使患者产生焦虑、抑郁或恐惧心理，令精神活动效率下降，并引发神经、心血管、代谢等系统的各类疾病，严重影响生活质量，对健康构成严重威胁。其营养治疗原则是调节褪黑激素分泌，促进神经放松，为身体提供必要的营养物质，支持睡眠过程中的生理活动。从营养学角度建议适量摄入富含色氨酸的食物，如香蕉、牛奶等；食用富含复合碳水化合物的食物，如全麦面包等；避免在睡前摄入咖啡因和大量液体。中医学认为睡眠的产生遵循阴阳交替的规律，如《黄帝内经》指出"阳气尽阴气盛则目瞑，气尽而阳气盛则寤矣"，并通过安神定志，平衡心脾来改善睡眠。香蕉、全麦面包、牛奶等普通食品，以及酸枣仁、天麻、百合、阿胶、白芷、大枣、当归、佛手、茯苓、甘草、枸杞子、黄精、黄芪、姜黄、菊花、决明子、灵芝、龙眼肉、人参、桑椹、山药、山茱萸、山楂、乌梅、薏苡仁、荜茇、丁香、肉豆蔻、紫苏、莲子心、杜仲等药食两用材料，常用于制作安神助眠药膳。

（7）缓解体力疲劳 指采取各种措施来减轻由于连续学习或工作等原因导致的身体疲劳状态，恢复身体的活力和正常功能。疲劳会使人们连续学习或工作以后效率下降，体力疲劳可能导致身体虚弱、免疫力降低、容易生病，影响日常生活和工作质量，长期体力疲劳还可能引发慢性疾病。其营养治疗原则是提供能量，促进能量代谢，减少乳酸积累，为身体补充必要的营养物质，支持身体的正常生理活动。建议保证充足的蛋白质摄入，如瘦肉、鱼类、蛋类等；多吃富含碳水化合物的食物，如全麦面包、米饭等；摄入足够的维生素和矿物质，如新鲜水果和蔬菜。中医学认为脾主肌肉，肾藏精，缓解体力疲劳需健脾益气、补肾强精。红枣、豆类、瘦肉等普通食品，以及人参、黄精、灵芝、西洋参、黄芪、枸杞子、当归、山药、百合等药食两用材料，常用于制作抗疲劳药膳。中医认为它们能补气养阴，补充正气，滋养阴液。

（8）耐缺氧 指机体在低氧环境下能够保持正常生理功能的能力。缺氧对人体是一种紧张性刺激，影响各种代谢，特别是影响氧化功能。心脏缺氧、脑缺氧、躯体肌肉缺氧，表现为心悸、胸闷、气促、口干、嘴唇发绀，甚至出现恶心、呕吐、机体反应迟钝、酸痛、乏力、手脚麻木等。其营养治疗原则是提高血红蛋白携氧能力，增强组织对缺氧的耐受性，为机体提供必要的营养支持以应对低氧环境。建议增加富含铁、维生素 B_{12} 和叶酸的食物摄入，以促进血红蛋白的合成；多吃富含抗氧化剂的食物，如水果和蔬菜。中医调理原理是益气固表，增强正气。菠菜、动物肝脏、坚果、苹果、橙子等普通食品，以及人参、西洋参、黄芪、甘草、当归、龙眼肉、枸杞子、葛根、菊花等药食两用材料，常用于制作耐缺氧药膳。

（9）有助于控制体内脂肪 肥胖，即体内脂肪过度积累，不仅影响美观，更是心血管疾病、糖尿病等健康隐患的温床。建议通过调整饮食、增加运动达到减脂目的，同时减少高脂、高糖食物，增加膳食纤维、维生素摄入，辅以适量有氧运动，有效燃烧脂肪。中医理论认为，肥胖源于脾胃功能失调，痰湿内生。调理肥胖，需健脾利湿、祛痰化浊、活血化瘀。燕麦、豆类、苹果等普通食品，以及山楂、决明子、黄芪、白芷、荷叶、甘草等药食两用材料，常用于制作减脂药膳。上述原料能促进脂肪代谢，减少脂肪合成与储存，调节血脂水平。

（10）有助于改善骨密度　骨密度是衡量骨骼强度的重要指标，对维持身体平衡、保护内脏器官至关重要。骨密度低下会显著增加骨折风险，特别是在腰部、髋部和手腕等部位。随着时间推移，脊椎可能因骨质疏松发生压缩性骨折，导致身高降低。此外，骨质疏松还可能导致慢性背部疼痛，并可能导致活动受限，影响社交和生活质量。一般建议通过食物或补充剂增加钙和维生素 D 的摄入以改善骨密度，并进行适当的运动，如走路、慢跑、瑜伽等，以增强骨骼肌力，同时避免不良生活习惯，戒烟、限制饮酒。中医学认为，肾主骨生髓，改善骨密度需从补肾强骨入手，增强骨髓的滋养与活力。牛奶、奶酪、黑芝麻等普通食品，以及杜仲、人参、黄芪、茯苓、山药等药食两用材料，促进钙吸收与利用，增强骨骼强度与密度，常用于制作增强骨密度的药膳。

（11）改善缺铁性贫血　贫血是指人体外周血红细胞容量低于正常下限的一种常见综合征。贫血会导致身体乏力、头晕、心悸、气短等症状，严重者影响生活质量。长期贫血还可能对心脏、肝脏等重要器官造成损害。医学营养学对贫血的食疗营养建议是增加富含铁、维生素 B_{12}、叶酸等营养素的食物摄入，如红肉、动物肝脏、绿叶蔬菜等。中医学认为贫血多与气血不足、脾肾亏虚等有关，治疗上以健脾补肾、益气养血为主。红肉、菠菜、豆类等普通食品，以及当归、红枣、阿胶、黄芪等药食两用材料，增加铁的摄入和利用，提高血红蛋白水平，改善血液质量，常用于制作补血药膳。

（12）有助于改善痤疮　痤疮是一种常见的皮肤病，主要表现为粉刺、丘疹、脓疱、结节等多形性皮损，会影响外貌致自卑，严重者会留疤。治疗痤疮主要通过调节皮脂分泌，减少毛孔堵塞，抑制炎症反应。食疗营养建议是减少高糖、高脂肪、辛辣食物的摄入，增加富含维生素 A、维生素 E、维生素 C 及锌等营养素的食物的摄入，如胡萝卜、坚果、水果等。中医学认为痤疮多与体内湿热、肺热、血热等有关，治疗上以清热解毒、凉血化瘀、祛湿化痰等为主。普通食品有绿豆、苦瓜、胡萝卜、苹果等，药食两用材料有金银花等，常用于制作改善痤疮药膳。

（13）有助于改善黄褐斑　黄褐斑是一种常见的获得性色素沉着性皮肤病，主要表现为面部对称性的黄褐色或深褐色斑片。其危害在于影响面部美观，给患者带来心理压力。营养治疗原则为减少色素沉着，促进皮肤细胞新陈代谢，改善皮肤微循环。建议多摄入富含维生素 C、维生素 E 及抗氧化剂的食物，如西红柿、黄瓜、橙子等。中医学认为黄褐斑多与肝郁气滞、血瘀等有关，治疗以活血化瘀、疏肝理气为主。西红柿、黄瓜等普通食品，以及白芷、玫瑰花等药食两用材料，常用于制作美白祛斑药膳。

（14）有助于改善皮肤水分状况　改善皮肤水分状况即通过各种方式让皮肤保持适当的水分含量，使其处于健康状态。如果皮肤处于干燥状态过久，会起皮、长皱纹、皮肤色素沉积加快。全身皮肤干燥时间过长，会生成各种顽固性色斑、皱纹，皮肤老化速度加快，需为皮肤补充水分和营养物质，增强皮肤的保水能力。中医学认为肺主皮毛，改善皮肤水分需滋阴润燥，润肺养阴。西瓜、猕猴桃、杏仁等普通食品，以及玉竹等药食两用材料，可增强皮肤细胞保水能力，提升皮肤屏障功能，常用于制作滋阴润燥药膳。

（15）有助于调节肠道菌群　指通过各种方式使肠道内有益菌、有害菌及中性菌保持相对平衡的状态，以维持肠道正常功能。如果肠道菌群失衡，可能导致消化不良、腹泻、便秘等肠道问题，还可能影响免疫系统，增加患病风险。摄入特定的食物或成分，能促进有益菌生长，抑制有害菌繁殖，从而恢复肠道菌群平衡。建议多吃富含膳食纤维的食物，如蔬菜、水果、全谷物等，适量食用酸奶等发酵食品。酸奶、发酵食品等普通食品，以及山药、茯苓等药食两用材料，常用于制作调节肠道菌群药膳。其可促进益生菌生长，抑制有害细菌繁殖，维护肠道健康。中医认为它们能健脾和胃。

（16）有助于促进消化　指通过各种方式促进食物在胃肠道中的分解、吸收和排泄，使身体能够充分利用食物中的营养物质。如果消化不良，可能导致腹胀、腹痛、恶心、呕吐等不适症状，长期消化不良还可能影响营养吸收，导致营养不良等问题。通过摄入特定的食物或成分，刺激胃肠蠕动，可增加消化酶分泌，提高食物的消化和吸收效率。建议饮食均衡，多吃富含膳食纤维的食物，如蔬菜、水果、全谷物等，适量摄入蛋白质和脂肪，避免暴饮暴食。中医理论认为消化不良是由于脾胃功能失调所致，需消食导滞，调和脾胃。苹果、木瓜、生姜等普通食品，以及山楂等药食两用材料，常用于制作促消化药膳。

（17）有助于润肠通便　指通过各种方式促进肠道蠕动，使粪便顺利排出体外，维持肠道正常的排泄功能。便秘会导致腹胀、腹痛、食欲不振等，长期便秘还可能引发痔疮、肛裂等肛肠疾病，甚至影响心血管健康。摄入富含特定营养成分的食物，可增加膳食纤维含量，吸收水分软化粪便，同时刺激肠道蠕动，促进排便。建议多吃富含膳食纤维的食物，如全麦食品、蔬菜、水果、豆类、坚果等，保证充足的水分摄入，适当增加运动量。中医理论认为润肠通便需改善肠燥，可通过调理脏腑功能来实现。全麦食品、蔬菜、水果等普通食品，以及郁李仁、火麻仁等药食两用材料常用于制作润肠药膳。

（18）辅助保护胃黏膜　指通过各种方式在胃内形成一种保护性屏障，减少胃酸、胃蛋白酶等对胃黏膜的损伤，维持胃的正常生理功能。胃黏膜受损可能导致胃痛、胃胀、反酸、胃灼热等不适症状，长期受损还可能引发胃溃疡、胃出血等严重疾病。其营养治疗原则是摄入特定的食物或成分，促进胃黏膜细胞的修复和再生，同时在胃内形成物理或化学性的保护层，抵御胃酸等的侵蚀。建议选择易消化、富含营养的食物，如小米、南瓜、甘蓝、山药、猴头菇等，避免食用辛辣、油腻、刺激性食物，规律饮食。中医理论认为辅助保护胃黏膜需温中和胃，保护胃气，通过调理脾胃功能来实现。小米、南瓜、甘蓝等普通食品，以及葛根、鸡内金、姜、橘皮、白芷、甘草等药食两用材料，常用于制作保护胃黏膜药膳。

（19）有助于维持血脂健康水平　指通过各种方式调节血液中脂质的含量和比例，使其保持在正常范围内，以降低心血管疾病等风险。血脂异常可能导致动脉粥样硬化、冠心病、脑卒中等心血管疾病，还可能引起脂肪肝、胰腺炎等。其营养治疗原则是摄入特定的食物或成分，调节脂质代谢，降低血液中胆固醇、甘油三酯等脂质的含量，同时提高有益脂质的水平。建议增加富含不饱和脂肪酸的食物摄入，如深海鱼、坚果（核桃、杏仁等）、橄榄油等，控制饱和脂肪酸和反式脂肪酸的摄入，多吃富含膳食纤维的食物，控制总热量摄入，保持健康体重。中医理论认为血脂异常是由于瘀血阻滞、气血不畅所致，需要活血化瘀，调和血脉。深海鱼（富含 ω-3 脂肪酸）、坚果（如核桃、杏仁，富含不饱和脂肪酸和膳食纤维）和橄榄油（单不饱和脂肪酸含量高）等普通食品，以及荷叶、金银花、茯苓、陈皮、昆布、甘草等药食两用材料常用于制作有助于维持血脂健康水平的药膳。

（20）有助于维持血糖健康水平　指通过各种方式调节血糖浓度，使其保持在相对稳定的正常范围内，减少高血糖或低血糖对身体的不良影响。血糖异常升高可能导致糖尿病及其并发症，如糖尿病肾病、糖尿病视网膜病变、糖尿病足等。长期高血糖还会损害心血管系统，增加心脑血管疾病的风险。低血糖则可能引起头晕、乏力、心悸、出汗等症状，严重时可导致昏迷。其营养治疗原则是合理摄入各类食物，控制碳水化合物的摄入量和消化吸收速度，调节胰岛素分泌和作用，维持血糖的动态平衡。建议均衡饮食，控制摄入的总热量，增加全谷物、蔬菜、水果等富含膳食纤维食物的摄入，选择低升糖指数（GI）的食物，定时定量进餐，避免暴饮暴食。中医理论认为血糖异常与阴虚火旺、阴阳失衡有关，需要滋阴降火，平衡阴阳。苦瓜（含苦瓜皂苷，有助于降低血糖）、山药（富含膳食纤维，有助于延缓血糖上升）和糙米（富含膳食纤维和矿物质，有助于稳定血糖）等食品，以及葛根、黄芪、黄精、人参、乌梅等药食两用材料，常用于制作辅助降血糖的药膳。

（21）有助于维持血压健康水平　指通过各种方法调节人体血压，使其保持在正常范围内，预防高血压或低血压带来的不良影响。高血压可能引发心脑血管疾病，如冠心病、脑卒中等，还会对肾脏、眼睛等器官造成损害。低血压则可能导致头晕、乏力、晕厥等症状，影响日常生活和工作。通过摄入特定的食物或成分，调节体内的钠钾平衡、血管张力等，从而达到辅助稳定血压的目的。建议减少钠盐摄入，增加钾的摄入，可多吃香蕉、土豆、深绿色蔬菜等；控制脂肪摄入，尤其是饱和脂肪和反式脂肪；适量摄入优质蛋白质；保持均衡饮食，多吃全谷物、蔬菜、水果等。中医理论认为血压异常与肝阳上亢等有关，需要平肝潜阳，稳定血压。香蕉、土豆、深绿色蔬菜等普通食品，以及药食两用材料菊花、桑叶等常用于制作辅助降血压的药膳。

（22）对化学性肝损伤有辅助保护作用　指通过各种方式减轻化学物质对肝脏造成的损害，促进肝脏的修复和功能恢复。化学性肝损伤可能导致肝功能异常，出现黄疸、乏力、食欲不振等症状。长期或严重的化学性肝损伤可能发展为肝硬化、肝癌等严重疾病。提供肝脏所需的营养物质，可增强肝脏的解毒能力和抗氧化能力，减轻化学物质对肝细胞的损害。建议多吃富含维生素 C、维生素 E 和维生素 B 族的食物，如柑橘类水果、坚果、绿叶蔬菜等；增加优质蛋白质的摄入，如瘦肉、鱼类、豆类等；避免食用高脂肪、高糖和加工食品。中医理论认为化学性肝损伤与肝郁气滞等有关，需要疏肝解郁，促进肝脏功能恢复。食疗材料有十字花科蔬菜、柠檬等普通食品，以及药食两用材料葛根、灵芝、枸杞子、姜黄、甘草、枳椇子等。

（23）对电离辐射危害有辅助保护作用　指通过各种方法减轻电离辐射对人体造成的不良影响，保护身体组织和器官的正常功能。电离辐射可能导致细胞损伤、基因突变，增加患癌症的风险，还可能引起免疫系统功能下降、造血功能障碍、皮肤损伤等。其营养治疗原则是提供抗氧化物质，减少自由基的产生，保护细胞免受辐射损伤，增强免疫系统功能，提高身体的抗辐射能力。医学营养学建议增加富含维生素 C、维生素 E 及 β－胡萝卜素等抗氧化剂的食物摄入，如柑橘类水果、坚果、绿叶蔬菜等；摄入富含优质蛋白质的食物，如瘦肉、鱼类、豆类等；保证足够的水分摄入，促进新陈代谢。中医理论认为电离辐射损伤人体正气，耗伤阴液，需要益气养阴，增强抗辐射能力。紫菜、螺旋藻等普通食品，以及灵芝、黄精、枸杞子、黄芪、人参等药食两用材料常用于制作辅助减轻电离辐射危害的药膳。

（24）有助于排铅　指通过各种方式促进体内铅的排出，减少铅在体内的蓄积，从而降低铅对人体的危害。铅是一种严重危害人体健康的重金属元素。铅普遍存在于日常环境中，一些特殊职业和地区的人群可以接触到过量的铅。铅进入人体后，大部分会在体内沉积，引起人体生理、生化和行为紊乱，可对神经系统、血液系统、消化系统、肾脏等各个器官产生不同程度的影响，如导致智力发育迟缓、贫血、腹痛、肾功能损害等。其营养治疗机制是通过摄入特定的营养物质，增强机体的代谢功能，促进铅的排出。同时，一些物质可以与铅结合，形成不易被人体吸收的复合物，从而减少铅的吸收。建议增加富含蛋白质的食物摄入，如瘦肉、鱼类、豆类等，蛋白质可与铅结合，促进其排出。富含维生素 C 的食物，如柑橘类水果、草莓、猕猴桃等，可促进铅的代谢。药食两用材料有茯苓、菊花、海带等常用于制作辅助排铅的药膳。

中医食疗和药膳中还有许多其他食材和药材，可根据不同的健康需求进行选择和搭配。药膳的制作和食用应根据不同人群的个体差异而制定，食疗药膳具体应用时应根据个人体质和健康状况遵循辨证施膳的原则，在专业医师的指导下进行。将药物与食材及人群差异有机结合起来，达到调节机体功能的作用。

五、药膳制作方法

药膳的制作是一门结合了中医药学、营养学和烹饪艺术的技艺。它不仅是食物的简单组合，更是一种深具内涵的食疗文化。药膳的制作要求严格遵循中医药理论，根据不同体质和病证，精心选择和配伍原料，以达到预防和治疗疾病的目的。

1. 药膳的烹饪方法　药膳的烹饪方法多种多样，包括炖、煮、蒸、炒、焖、烧、炸等。在烹饪过程中，应根据食材的性质和药效成分的特点来选择合适的烹饪方法。例如，质地较硬、药性不易溶出的药物适合长时间炖煮。

2. 药膳的烹调原则　药膳的加工过程要尽量减少药效成分的损失。对于不同的原料，采用不同的加工方法，如切片、切段、研磨或打粉。烹饪方法则以炖、煮、熬为主，这些方法有助于药物有效成分的溶解和释放。药膳的烹调应遵循中医理论，特别是"三因制宜（因时、因地、因人）"的辨证施膳法则。同时，药膳配伍应符合中医方剂学的"君、臣、佐、使"等配伍组方原则。

3. 药膳原料的选择　药膳原料的选择既要符合中医、中药理论，又要符合烹饪法则。应选择新鲜、干净、易于消化吸收的原料，并根据病证有针对性地使用。优先选用"药性轻，偏性小"的原料，以适应更广泛的人群。常用的原料取自普通的食材，也有药食两用材料。药食两用材料的类型、性味、归经、功效，以及具体的使用目的，包括但不限于茯苓、枸杞、大枣、阿胶、桑椹、银耳等。这些材料不仅在日常饮食中发挥着重要作用，也在中医保健和治疗中占有一席之地，我们可以更好地利用它们来维护和促进健康。

4. 药膳调味的选择　药膳调味的目的是使药膳美味可口，同时保持原料的鲜美味道。在调味过程中，应减少调味品对食物鲜味的改变，使用如盐、胡椒粉、芝麻油等简单调味品。对于本身无明显滋味的药物与食物，应在高质量的鲜汤里滚煨或配以顶汤调味。

5. 药膳使用注意 药膳制作和食用应注意以下几个关键点，以确保安全和达到一定疗效。

（1）个体差异：依体质选料，如虚寒体质者避免选择金银花、薄荷，可选生姜、大枣。

（2）适量原则：避免过量，如人参过量可致失眠、焦虑等。

（3）专业指导：最好在中医师或营养师指导下使用。

此外，注意材料多样性、季节性，如夏选绿豆、西瓜解暑，冬选羊肉、生姜温补。还需留意材料与药物间的相互作用，确保来源可靠。

六、药膳常用剂型

食疗所需的食品，除可供直接食用的干鲜果品及一些菜蔬外，皆需要进行烹调。常见的食疗所用食品有粥、羹、饮、菜肴等类型。

1. 粥 粥以粳米、糯米等为主料，可加入其他食材或药材，如山药、大枣、龙眼肉等，煮成半流质，具有易于消化、补脾益肺等作用。

2. 汤 汤以肉、蛋、奶、鱼等为主料，可加入药材，通过煎煮或熬炖制成，主要用于补益滋养。

3. 羹 羹与汤类似，但通常更为浓稠，是以肉、禽、海味、蛋、奶等为主体原料，制成的稠浓的汤液。

4. 饮料（鲜汁） 饮料，是一种液体食疗剂型。其使用新鲜多汁的植物果实、茎叶或块根，切碎或捣烂后绞取汁液，可直接饮用或加入蜜、糖或酒调味，具有清热除烦、生津止渴等作用；也可以质地轻薄、具有芳香挥发性成分的食物或药物为原料，经沸水冲泡、温浸而成为专供饮用的液体。制作饮料常用的原料有植物的花、叶、果实、茎叶等，如金银花、白菊花、薄荷叶、生姜、乌梅、山楂、枸杞子、陈皮、苦瓜、决明子、甘草、大枣等。其中有治疗风寒感冒的姜糖茶，即由生姜、红糖组成；菊花茶，即以中药菊花沏后频服，具有清热、明目之效。

5. 酒剂（醴、醪） 酒剂，亦称"药酒"，是用中药与酒巧妙结合的液体剂型，制备方法多样，包括浸泡法和酿制法。通过将食物或药材用白酒或黄酒浸泡，或与糯米等同煮后加酒曲发酵制成，具有散寒、活血、温胃等功效。传统的药酒，有酒、醴、醪之分别。药酒是将药材加入酒中浸泡而成。醴是除含有药材、酒的成分之外，尚含有糖的成分。醪则是除含有药材、酒和糖的成分外，尚含有酒渣（醪糟）的成分。中医理论认为，酒能通血脉，祛寒气，助药势，使药物之力借酒之性遍达全身，尤适用于风湿痹痛及气滞血瘀之证。然需注意，酒剂虽好，却非人人皆宜，肝肾功能不佳及不能饮酒者应避免使用。传统药酒的制作方法，主要有冷浸法、热浸法、药米同酿法。

（1）冷浸法　将适量药物放在一定浓度的白酒中浸泡，经常摇动，经过 5～7 天时间即可饮用。

（2）热浸法　又称煮酒法，先将药物和酒共同煎煮一定的时间，然后再放冷储存。其特点是有效成分析出迅速、充分。

（3）药米同酿法　将药物（细粉或药汁）与米共同煎煮一定的时间，然后加入酒曲，经过发酵，制成含糖分较高的醪或醴。

6. 散剂　将谷物、干果等食物晒干或烘干、炒脆后研磨成细粉末，用沸水冲调成糊状食用，方便食用且易于吸收。

7. 蜜膏（蜜饯）　选用滋养性食物加水煎煮，取汁液浓缩后加入炼制过的蜂蜜或白糖、冰糖，制成半固体状，具有滋养润燥作用。

8. 糖果　以糖为原料，加入其他食物的汁液、浸膏或粗粉，熬炼制成块状，可嚼食或含化，具有润燥利咽、润肠通便等功效。

9. 菜肴　菜肴是食疗品种中的一个大类，使用广泛的食材，如蔬菜、肉类、禽蛋、鱼、虾等，搭配一定比例的药膳材料，通过多样烹调手法（凉拌、蒸、炒、卤、炖、烧等）制成，种类繁多，功效各异。

10. 糕点　药膳糕点融合传统工艺与现代食品技术，制成兼具美味与保健功效的点心，如芝麻山药饼、黄芪枣茸糕等，深受大众喜爱。

七、食疗宜忌

药膳作为传统中医养生的重要组成部分，以其独特的保健养生和辅助治病的功效受到推崇。然而，药膳的应用并非随意为之，它需要遵循一定的原则和宜忌，以确保安全和达到一定疗效。

1. 因人、因证用膳　药膳的应用首先要考虑个体差异。不同年龄、体质的人，适宜的药膳种类和性质也不尽相同。例如，小儿体质娇嫩，不宜使用大寒大热的食材；老人肝肾多不足，应避免温燥之物；孕妇则需避免活血化瘀之品，以防动胎气。中医的辨证施治原则同样适用于药膳，根据个人的体质和病情选择相应的食材和药材，如血虚者宜用大枣、花生，阴虚者宜用枸杞子、百合、麦冬等。

2. 因时、因地而异　药膳的选择和应用还应考虑时令和地域因素。中医学认为，人体的脏腑气血运行与自然界的气候变化密切相关。因此，寒冷季节应避免过多摄入寒凉食物，炎热季节则应减少温热食物的摄入。此外，不同地区的气候条件和生活习惯也影响着药膳的选择，如潮湿地区宜选择温燥辛辣食物，寒冷地区则宜选择热性滋腻食物。

3. 药膳的配伍禁忌　药膳制作中需严格遵守药物与食物配伍禁忌，中药与食物之间的相互作用可能会影响药效或产生不良反应。此外，还需注意"十八反""十九畏"等中药配伍原则，确保药膳安全有效。例如，猪肉不宜与乌梅、桔梗、黄连等同食；羊肉不宜与半夏、石菖蒲等同食。

食物与食物的配伍也有一些忌讳。其道理虽不充分，但是在药膳应用中仍宜慎重从事，将其作为参考。

现将中药与食物配伍禁忌、服药食忌、食物忌食、食物相反等部分内容介绍如下。

猪肉：反乌梅、桔梗、黄连；合苍术食，令人动风；合荞麦食，令人落毛发，患风病；合鸽肉、鲫鱼、黄豆食，令人气滞。

猪血：忌地黄、何首乌；合黄豆食，令人气滞。

猪心：忌吴茱萸。

猪肝：同荞麦、豆酱食，令人发痼疾；合鲤鱼肠子食，令人伤神；合鱼肉食，令人生痈疽。

羊肉：反半夏、石菖蒲；忌铜、丹砂和醋。

狗肉：反商陆；忌杏仁。

鲫鱼：反厚朴；忌麦门冬、芥菜、猪肝。

鲤鱼：忌朱砂、狗肉。

龟肉：忌酒、果、苋菜。

鳝鱼：忌狗肉、狗血。

雀肉：忌白术、李子、猪肝。

鸭蛋：忌李子、桑椹。

鳖肉：忌猪肉、兔肉、鸭肉、苋菜、鸡蛋。

蒜：忌地黄、何首乌。

萝卜：忌地黄、何首乌。

醋：忌茯苓。

药物与食物配伍禁忌是古人的经验，后人多遵从。其中有些虽无科学证明，但在没有得出可靠的结论之前还应参用传统说法，以慎重为宜。

药膳的药物配伍禁忌，遵循中药本草学理论，一般参考"十八反"和"十九畏"。"十八反"的具体内容为甘草反甘遂、大戟、海藻、芫花；乌头反贝母、瓜蒌、半夏、白蔹、白及；藜芦反人参、沙参、丹参、玄参、苦参、细辛、芍药。"十九畏"的具体内容为硫黄畏朴硝，水银畏砒霜，狼毒畏密陀僧，巴豆畏牵牛，丁香畏郁金，川乌、草乌畏犀角，牙硝畏三棱，官桂畏赤石脂，人参畏五灵脂。

药膳虽好，但不可滥用。它不能替代药物疗法，而是在保健、养生、康复中发挥辅助作用。在运用药膳时，应根据个人体质、病情、时令、地域等综合因素考虑，选择合适的食材和药材进行搭配。同时，还需避免配伍禁忌，以确保药膳的养生保健效果。

第四章 不同人群的营养

世界各国关于年龄段的划分没有统一的标准，在我国根据社会生活习惯，以及《中华人民共和国未成年人保护法》《中华人民共和国老年人权益保障法》等法律法规的要求，通常将人的一生分为4个年龄段：18岁以下为未成年，18～44岁为青年，45～59岁为中年，60岁以上为老年。结合儿科学的实践，在未成年人阶段，出生到出生后28天为新生儿期，出生1～12个月为婴儿期，1～3岁为幼儿期，4～6岁为学龄前期，7～12岁为学龄期，13～17岁为少年期。此外，在成年后还存在几个特殊的时期，如女性的孕期、哺乳期和更年期。

人的生理状态随着年龄、性别变化，对于膳食营养的需求也有所差异。中医学早已关注此问题，如宋代陈直的《养老奉亲书》强调"频食"以助消化，陈自明的《妇人良方大全》则提醒产妇忌食难消化食物、少饮酒、慎用药。

然而，在近代营养学诞生以前，各类人群的健康与营养，往往被割裂看待，无法洞悉各个生理阶段营养状况之间的关联性。从20世纪80年代开始，伴随着生命过程健康科学的发展，人们逐渐认识到早期生活对终身健康的重要性。孕前营养供给和围产期经历的风险不仅影响出生结果，还可能对儿童期直至成年后的健康产生持续性影响，与步入老年以后的糖尿病、高血压和心脏病等疾病，乃至最终寿命也有着密切的关系。越来越多的纵向研究证实，孕期营养、儿童时期饮食状况对成年后的健康状况、慢性疾病发病率和死亡率均有影响；母亲的产前健康状况以及孕前体重超标不仅与围产期的并发症密切相关，如直接影响妊娠结局，若孕期肥胖可能致使出生后的婴儿出现肥胖情况，甚至会导致后代的终生肥胖。由此可见，生命早期优化营养，可以帮助儿童获得一个健康的体魄，为其终身健康提供良好的基础；通过对孕妇及其产后生活方式的指导，可以预防成人慢性病的发生及降低成人认知功能衰退的发生风险。总之，将婴幼儿时期的健康情况与健康老龄化的潜力联系起来，在生命早期阶段就进行预防，这正是中医整体思维观在全生命周期中的体现。

第一节 孕妇营养

怀孕是妇女的一种特殊生理状态。妇女孕期出现的一些生理状态变化，是为胎儿提供生长环境和满足产后哺乳需要的系统性、适应性变化。孕妇的营养与健康，一直以来都受到特别的关注。一方面要保障怀孕期间生殖器官和胎儿生长发育所需的营养物质供给，另一方面也要预防妊娠期贫血、妊娠糖尿病等并发症产生。

一、孕妇生理特点

孕期是女性生命中的一个特殊阶段，伴随着生殖器官的发育和胎儿的成长，孕妇的生理状态发生了一系列适应性变化。

1. 内分泌系统调整　孕妇在生理上最先表现出来的是内分泌系统的变化。受精卵着床以后，人绒毛促性腺激素分泌逐渐增加，并在末次月经后的 8 ～ 10 周达到高峰，故而常依赖对这一激素的检测来判断怀孕。随后，雌激素和孕激素的增加带动了一系列激素水平的调整，导致从孕中期开始，基础代谢逐渐增高，孕妇的能量需求也随之增加。这些激素水平的变化带来的影响是多重的，如胰岛素分泌的增加有利于胎儿葡萄糖供给，但也容易诱发妊娠糖尿病；雌激素水平升高有利于钙的吸收，但也可能导致脂肪积累；绒毛膜促性腺激素分泌增加增强了孕妇甲状腺的活性，同时可能影响消化系统，引发孕吐。许多孕妇在孕早期会突然喜食酸味食物，因为酸味能刺激胃酸分泌，提高消化酶的活力，促进胃肠蠕动，帮助食物的消化吸收，缓解由于孕吐导致的营养物质摄入不足。

2. 血液系统变化　孕妇的血容量会逐渐增加，并在孕 32 ～ 34 周达到高峰，这是为了满足增大的子宫对血容量的需求，确保母体和胎儿在不同体位时均能得到充足血液供应，也为分娩时的失血做好储备。但是，红细胞数量的增速慢于血浆的增速，导致生理性的血液稀释，这种稀释作用在孕 32 ～ 34 周达到高峰，使孕妇出现生理性的贫血。血容量增加会伴随心排血量的增加，可能引起血压升高，但通常在孕中期后才显现出来。血容量和心排血量的增加还会导致肾脏血流量和肾小球滤过率的增加，但是肾小管的重吸收能力并未相应增加，导致葡萄糖、氨基酸和水溶性维生素随尿液的排出增加，就会出现生理性的尿糖。

3. 体重增加　中医称妊娠为"重身"，孕期的体重增加是必要的，因为胎儿、羊水、增加血容量等都会导致体重增加，然而，如果不干预孕妇的饮食，大多数中国孕妇孕期的体重增加会明显超出必要性体重增加，从而带来健康风险。孕妇在怀孕期间的平均体重增长约 12.5kg，这只是一个均值，而非指导性的增重建议，孕妇应依据个体情况来确认体重合理的增加值，较胖者可以少增加，偏瘦者需要多增加。

二、孕期营养的意义

中医很早就意识到了孕期的健康对妇女及其后代的长期影响。明代医家万全在《万氏女科》中提出："须预先调养，不可少犯，以致伤胎难产，且子多疾，悔之无及。"其中提到的"预先调养"的内容就包括饮食。

（一）孕妇营养均衡的重要性

已经有很多的研究证据表明，妇女在怀孕前和（或）怀孕期间有意识地进行饮食干预会减少妊娠并发症的产生和影响且有利于儿童健康。在经济欠发达地区，蛋白质和能量的均衡供给，以及多种微量营养素的补充是主要干预手段，能够达到降低低出生体重率的目标。在经济发达地区，低出生体重的发生率大幅下降，对孕期营养的关注变得更加精细化。例如，控制营养素的摄入量，避免缺乏碳水化合物的生酮饮食，避免缺乏乳制品的饮食，以及避免过量饱和脂肪和反式脂肪酸饮食。孕期饮食调理的目标已经超越了传统的"母子平安"，它不仅有助于孕妇产后快速恢复，还对孩子的成长和长期健康起到积极作用。

（二）孕妇营养失衡的后果

1. 对孕妇的影响

（1）孕中晚期由于血容量增加而膳食铁供应不足，可能导致缺铁性贫血。

（2）当钙和维生素 D 摄入不足时，母体可能会动用自身骨骼中的钙来满足胎儿需求，从而导致孕妇骨质疏松。

（3）优质蛋白质摄入不足可能导致营养不良性水肿。

（4）不合理的膳食结构可能导致维生素缺乏症。

（5）孕期增重过多可能增加妊娠高血压和妊娠糖尿病的风险。

均衡的饮食模式有助于降低孕妇患妊娠相关疾病的风险，如妊娠糖尿病、早产、肥胖相关并发症，对某些孕妇来说，还包括先兆子痫和妊娠高血压。

2. 对胎儿的影响

（1）蛋白质和能量摄入不足可能导致胎儿生长受限，影响其正常发育。

（2）长链多不饱和脂肪酸摄入不足，可能会影响胎儿神经系统和大脑的发育。

（3）某些微量营养素，如叶酸、铁、碘等摄入不足，可能会增加流产或胎儿畸形的风险。

因此，孕妇营养供给，应确保维持胎儿在子宫内正常的生长轨迹，而不是寄希望于出生以后依靠人工来调整。胎儿的异常生长情况，如低出生体重、早产、巨大儿和大于胎龄等，每一种都可能增加其儿童和成人时期罹患慢性疾病的风险。孕妇应重视均衡饮食，确保摄入足够的蛋白质、健康脂肪、维生素和矿物质，以支持胎儿的健康发育。孕期营养不仅影响胎儿的即时健康，还可能对其长期健康产生深远影响，包括心血管健康、代谢功能和认知发展。孕妇应定期进行营养评估和咨询，以确保营养摄入满足孕期变化的需求。

三、孕妇的营养需求

为了使孕妇和胎儿达到较为理想的状态，营养干预的工作应在怀孕之前启动，而不是等到受孕以后。同时，其营养需求应随妊娠进程不断变化。北齐名医徐之才将其称为"逐月养胎法"，即根据妊娠不同阶段调整营养摄入，孕早期养胎气，不宜服食药物；孕中期助胎气，滋养气血；孕后期利生产，补气健脾。这些饮食建议充分考虑了孕妇在不同阶段的营养需求，即使到了当代，依然有实践指导意义。

1. 能量与宏量营养素

（1）能量 妊娠期妇女的能量需求整体高于非妊娠期，一方面是为供应胎儿生长需要，另一方面也为哺乳做好物质储备，尤其在进入孕中期以后，能量摄入会明显增加，造成明显的体重增加。每位孕妇的体重、体脂率和身体活动水平都有差异，判断能量摄入水平的最直观指标是体重增加。一般来说，孕早期体重可以不增加，孕中晚期每周增加 0.35 ～ 0.5kg，整个孕期的体重增加在 12.5kg 左右，并且怀孕时身体质量指数（BMI）低的女性在怀孕期间应该比 BMI 高于 25 的女性增重更多。需要注意的是，对于 BMI 较低青年孕妇而言，短期内高能量的营养摄入可能会促进母体的快速生长，但也可能限制胎盘的发育和功能，从而对母婴健康产生不利影响。

（2）蛋白质 妊娠期蛋白质摄入不足会影响胎儿的体格和发育。孕妇在孕中晚期要特别注意蛋白质的摄入，尤其是动物来源的优质蛋白的补充。虽然素食中的大豆蛋白也属于优质蛋白，但是其中某些必需的氨基酸含量，大豆蛋白依然不如动物蛋白。因此，即使是超重或肥胖的孕妇，孕期也应避免完全素食。

（3）脂肪 怀孕期间，母体会蓄积脂肪以备哺乳所需，尤其是长链多不饱和脂肪酸（如 DHA 和 EPA）对于胎儿的视力和智力发展非常重要，这些脂肪酸可以通过经常食用海水鱼类来满足。

（4）碳水化合物 孕吐反应较重的孕妇，在孕早期容易出现碳水化合物摄入不足的情况。碳水化合物摄入不足就会导致体内储备的脂肪被消耗，脂肪供能产生的酮体可能会影响胎儿神经系统的发育。因此，即使是超重或肥胖的妇女，也不应把孕吐当作控制体重的良机，建议孕妇至少每天摄入 130g 的碳水化合物，以确保母体和胎儿的健康。

2. 微量营养素

（1）钙　人体不可或缺的必需元素，它在强化骨骼与牙齿、促进凝血功能、维持神经与肌肉活动、调节酶活性及调节体液酸碱平衡等方面发挥着关键作用。怀孕期间，钙的吸收率受雌激素影响会升高，但是仍不可避免地动用体内钙的存储（骨量）。因为人体会优先动用骨钙来维持血液中钙的稳定，故当血液中钙含量偏低时，骨骼钙的损失往往已经很严重。孕中期和孕晚期应每天补钙 1000mg，富含钙的食物包括牛奶、奶酪、酸奶、坚果、带骨鱼罐头和绿叶蔬菜等。孕妇在食用豆奶或坚果奶等作为乳制品替代品时，应选择强化钙的替代品。

（2）铁　不仅是血红蛋白活性中心所在，也是神经递质形成的辅助因子，并且在免疫系统和结缔组织的合成中起作用。孕妇是缺铁性贫血的高危人群。铁的摄入量应随妊娠进程逐步增加，孕早期每天摄入量为 18mg，孕中期增加到 25mg，孕晚期增加到 29mg。膳食铁的生物可利用度差别很大，畜禽水产中的铁吸收率为 20% ～ 30%，动物血液中的血红素铁，吸收率可以达到 35%，但是谷物和蔬菜中的铁，吸收率只有 5%。

（3）叶酸　对体内遗传物质 RNA 的表达和蛋白质调控很重要。胎儿在生长时，DNA 生成和细胞分裂的速度加快，因此对叶酸的需求量增加。叶酸缺乏与胎儿神经管缺陷的发生密切相关，故建议在备孕前的 3 个月，无论男女均需补充叶酸，并至少维持到怀孕后的第 4 个月。中医提倡以食补为主，但叶酸的情况较为特殊。天然形式的叶酸，在绿叶蔬菜、柑橘类食物、全麦面包、豆类和一些强化食品（如早餐谷物）中可以找到，但是天然食物中叶酸的生物可利用度不如人工合成的，因此叶酸是孕期营养素中唯一一个建议采用人工合成形式补充的微量营养素。

（4）维生素 B_{12}　参与红细胞的形成和神经系统的维护，对血液和神经的健康很重要。已知维生素 B_{12} 的饮食来源都是基于动物的，如肉、家禽、鱼、贝类、鸡蛋和乳制品，如果坚持在孕期茹素的话，至少应确保摄入足够的牛奶和奶制品，以达到每日维生素 B_{12} 的建议摄入量。值得注意的是，高水平的叶酸补充剂可以掩盖维生素 B_{12} 缺乏症，特别是在易患 B_{12} 缺乏症的人群中，如素食者，应额外关注其维生素 B_{12} 的供给状况。

（5）维生素 D　通过促进小肠对钙和磷的吸收，以及抑制骨质流失来维持血钙水平。人体可以通过皮肤中的 7-脱氢胆固醇和麦角固醇在紫外线照射（阳光）下合成维生素 D。然而，在中国一些年轻女性出于对保持皮肤白皙的偏好，可能会减少阳光照射，包括在孕期。因此，孕妇应考虑通过食用富含维生素 D 的食物，如富含脂肪的鱼类（如三文鱼、鲭鱼）和富含维生素 D 的鸡蛋，来确保足够维生素 D 的摄入，以支持钙的吸收和骨骼健康。如果阳光照射严重不足，可能需要考虑通过膳食补充剂来满足维生素 D 的需求。

（6）碘　甲状腺激素生成所必需的物质。缺碘会导致母体和胎儿的甲状腺激素分泌不足，进而影响胎儿的生长发育，也会影响婴儿的心理健康。孕期碘的推荐摄入量是每天 230μg。目前，加碘盐的含碘量为 20 ～ 30mg/kg，如果以每天摄入盐 5g 来计，每天通过碘盐摄入的碘大约能满足孕妇碘需求量的一半，因此孕妇还需要通过摄入水产品来补充碘。

（7）其他成分　维生素 C、维生素 B_2、叶酸等能促进铁的吸收，而茶多酚、膳食纤维则会干扰铁的吸收。中医补气养血治疗，对于预防缺铁性贫血有显著疗效，因为"补气"可以提高营养物质的吸收转化率，有利于铁的吸收和血红蛋白的合成。孕 32 周左右是孕妇贫血的高发期，因为此时孕妇血容量最大而血红蛋白合成稍稍滞后，这是正常的生理状态而非疾病，只要坚持适量补充，接近围产期时血红蛋白水平就能恢复到正常水平。故建议孕妇只有在临床确认铁摄入不足时，才需要在营养师及健康管理师的指导下以膳食补充剂或药品的形式补充铁。因为在非必要情况下摄入过量的铁会干扰锌、铜等矿物质的吸收，而且容易造成孕妇便秘。

3. 膳食纤维　膳食纤维作为孕期饮食中不可或缺的一部分，扮演着多重关键角色。首先，针对怀孕期间常见的便秘问题，膳食纤维通过占据肠道体积，促进肠道蠕动，有效缓解因孕激素水平上升和子宫增大压迫直肠导致的便秘状况。专家推荐孕妇每日摄入约 30g 膳食纤维以改善这一情况。

其次，膳食纤维在肠道内能助力有益细菌的生长，这些细菌能合成人体所需的多种维生素，进一步丰富孕期营养来源。同时，膳食纤维还能减缓糖类的吸收速度，对于患有妊娠糖尿病的孕妇来说，具有一定的辅助血糖调节作用。

最后，孕期人体免疫力可能下降，容易遭受李斯特菌、沙门氏菌、弓形虫和弯曲杆菌等食源性病原体的侵袭。膳食纤维通过促进肠道益生菌的增殖，有助于降低全身性炎症风险，维护免疫系统的正常运作，为孕妇的健康保驾护航。

4. 其他应注意控制的食物组分

（1）酒精　虽然过量饮酒对生育能力产生负面影响的机制尚未确定，但长期大量饮酒的妇女，容易出现月经紊乱和不孕不育。孕期饮酒可能会对胎儿发育产生不利影响，因为母体血液中的酒精容易通过胎盘，产生胎儿酒精谱系障碍等发育问题。

（2）咖啡因 大量研究表明，高咖啡因摄入可能会增加流产风险和孕妇患低血压的风险。此外，一些研究表明，在母亲怀孕期间摄入咖啡因与胎儿生长迟缓、低出生体重、儿童急性白血病、成年后的超重和肥胖之间存在量效关系。欧洲食品安全局（European Food Safety Authority）建议，孕妇和备孕期间的女性，每天摄入咖啡因的量不应超过200mg。即使没有喝咖啡习惯的孕妇，也要注意某些运动饮料、感冒药、镇痛药中也可能含有的咖啡因。

四、孕妇的饮食原则

众多女性在备孕及怀孕期间，常难以同时满足健康营养与体重管理的需求。孕妇健康饮食的核心原则在于"吃得更好，而不是更多"。这里的"好"，并非指食物更精细或价格更昂贵，而是强调食物的可获取性、可接受性、经济负担能力、安全性、文化适宜性及适量性。这些食物应以最佳的数量和比例，为孕妇提供全面且均衡的必需营养素。要实现"好而不多"，应注意以下几点。

1. 重视饮食的总能量控制 从营养与中医的角度来看，孕妇的总能量需求虽略有增加，但关键在于维持或调整至适宜的体重水平，使身体质量指数（BMI）维持在 $18.5 \sim 23.9 \text{kg/m}^2$ 的健康范围。传统观念认为孕妇是在"为两个人吃饭"，但实际上，孕期的平均能量需求增加并不显著。因此，一旦发现怀孕，立即过度"进补"的做法可能适得其反。

对于体重水平正常的孕妇而言，在备孕和孕早期无需额外增加能量摄入。进入孕中期以后，每餐的能量摄入量仅需适度增加，大约相当于半个包子的量。为预防妊娠糖尿病，孕妇应根据个人BMI制定个性化的饮食与运动计划，将碳水化合物的摄入控制在总能量摄入的1/3到2/5，并寻求碳水化合物来源的多样性。研究表明，任何能有效降低空腹和餐后血糖的营养改善措施及摄入量调整方法，对胎儿和孕妇均是有益的。

此外，营养专家强调饮食中产能营养素的平衡，特别指出应避免过量摄入动物蛋白，以免导致尿钙升高，加重钙流失和肾脏负担。因此，孕妇应注重饮食的均衡与适度，结合个人体质和孕期需求，科学调理，确保母婴健康。

2. 追求食物多样性 多吃蔬菜、水果、全谷物、坚果、豆类和鱼类，减少红肉和加工食品摄入，能够降低妊娠高血压和妊娠糖尿病的风险。虽然加工食品不一定是危险的，但是它们通常含有较高脂肪、糖和其他精制碳水化合物，有些加工食品还含有较多的钠和反式脂肪酸，不利于孕妇和胎儿健康。保持食物多样性，可以提高获取多种营养物质的机会，由于每种食物的摄入量都不高，即使其中存在某些健康风险成分，造成的伤害也较小。

3. 重视关键性营养成分的补充　实验研究和人口统计学证据表明某些营养素对孕妇和胎儿的健康是有利的，如前文提到的叶酸和碘，这两者都和神经系统的发育密切相关。食用全谷物可以获取叶酸、维生素 B_{12}、铁和胆碱等营养物质，不过出于安全考虑，建议孕妇补充叶酸或复合维生素以满足需求，补充量达到需要量的 1/3 到 1/2 即可。对于普遍食用加碘盐的地区而言，孕妇碘需要量高于普通人，需要通过每周吃水产来补碘。此外，二十二碳六烯酸、维生素 A、维生素 D、钙、铁等也是孕期容易缺乏的成分。很多时候，这些对于孕妇的关键性营养成分的补充，并不依赖于膳食补充剂，保持均衡饮食，略微加强某些食物的摄入量，就能满足需求。例如，每周吃两次海水鱼类，不仅能摄入蛋白质，还能满足人体对碘、二十二碳六烯酸、维生素 D 等的需求。

4. 辩证看待饮食宜忌　在多元的文化背景下，传统医学，尤其是中医学，积累了丰富而深入的孕妇饮食"智慧"与"警示"。这些饮食禁忌，多数源自古人生活实践中的细致观察与总结。中医妇科典籍《宜麟策》中记载了大量的孕妇饮食禁忌，如"兔肉食之，令子缺唇""无鳞鱼勿食""菌有大毒，食之令子风而夭""食雀脑，令子雀目"等。此类记载或源于对特定食物可能引发不良反应的初步认识。在《宜麟策》成书的历史语境中，这些禁忌提及的食物多非日常所食，孕妇尝试新食物可能伴随未知风险，尤其是过敏风险。孕期处于免疫力调整期，孕妇对食源性疾病的抵抗力减弱，尝试新食物后即便无明显症状，也可能对胎儿造成危害。

又如，《古今图书集成医部全录·妇人胎前门》强调"妇人受胎之后，最宜忌饮食，淡滋味"，提倡孕妇的饮食，以清淡为宜，有所节制，就与现代人群营养学的理念不谋而合。孕妇食盐过多，容易诱发妊娠高血压；摄入糖分过多，会导致胎儿晶状体发育环境异常，眼轴发育过快，影响胎儿视力；高饱和脂肪含量的食物构成了一种促炎饮食，会增加后代肥胖的概率。

此外，中医历来反对孕妇嗜食生冷。这一观点在西医学视角下亦有其合理性。在西方饮食习惯中，生冷蔬菜虽受欢迎，但易成为李斯特菌等病原体的载体，给孕妇带来流产风险。因此，"忌食生冷"这一传统经验，无形中为中国孕妇提供了有效的健康保护，体现了中医智慧与现代科学的某种共鸣。

5. 重视检查评估与饮食干预的结合　孕妇的营养评估包括体重增长情况的监测、人体测量数据的分析、饮食摄入情况的调查及血液指标的分析等。正常体重的孕妇若孕期增重过多，可能预示着有患糖尿病的风险，并且会增加围产期风险；增重不足则暗示营养不良或胎儿发育迟缓；通过血浆血红蛋白等生化指标，可评估母体营养及矿物质状况，判断是否存在贫血等。

定期检查能及时发现营养问题，但不建议全面检测维生素和矿物质，也不宜依赖全面膳食补充剂。应优先考虑饮食干预，正如孙思邈所言："食疗不愈，然后命药。"针对特殊孕妇群体，如少女、妊娠糖尿病、体重异常及先兆子痫患者，需制定个性化营养策略。

6. 坚持适度运动　除饮食外，运动干预同样重要，尤其是有氧运动，能有效管理孕期体重。在我国目前的文化背景下，要求肥胖或超重孕妇减少食量以实现理想体重较为困难，因此，通过有氧运动消耗多余热量成为可行之选。

第二节　乳母营养

乳母，通常是指用乳汁哺育婴儿的母亲，但它的内涵不止于此。乳母阶段是妊娠结束以后的一个重要的生理阶段，产妇即使并不泌乳，采用人工喂养，也必然经历这一阶段。在这个阶段，除了分泌乳汁、哺育婴儿以外，产妇还在进行各器官的调整与功能恢复，补偿由于妊娠和分娩消耗的一些营养物质，并且将妊娠期储备的一些营养物质释放到乳汁中供婴儿生长发育。一般情况下，只有经历了这一阶段，并且伴随断乳，产妇才可以逐步恢复到接近怀孕前的生理状态。

一、乳母生理特点

1. 内分泌系统调整　哺乳是哺乳动物生殖功能的重要组成部分，为新生儿提供最适合的营养。乳汁由乳腺分泌，受生殖激素调节。乳房在青春期发育成熟，分娩后部分乳腺细胞迅速转变为分泌细胞。在分娩后，雌激素水平急剧下降，而催乳素水平迅速上升，这两种激素水平的变化受内在生命程序和新生儿吮吸刺激共同调节。世界卫生组织（WHO）提倡让新生儿越早、越多吸吮乳头以促进泌乳。

2. 乳汁分泌　乳房由结缔组织和脂肪组织构成，包含 15 ~ 20 个（或 4 ~ 14 个）小叶，每个小叶通过乳管与乳头相连。泌乳细胞长期存在，其活性受激素调节。新生儿受母体激素影响，也会少量泌乳。怀孕后，腺泡逐渐扩张，形成分泌产物，但乳汁分泌被黄体酮抑制。分娩后，黄体酮水平下降，催乳素发挥作用，乳汁分泌明显。产后的前 4 天为分泌激活过程，产后 40 小时左右乳汁大量增加。产后 5 日内的乳汁称为初乳，与成熟乳成分不同。产后的前 6 个月每天泌乳量约 750mL（单胞胎），受多种因素调节。乳母营养不良时，短期内泌乳量不会下降，但长期低能量摄入会导致泌乳量下降。乳汁中营养物质含量受乳母饮食影响，特别是水溶性维生素、维生素 A、钙、铜、锌、碘等含量，影响乳汁营养品质。

3. 断乳 婴儿 6 个月后逐步添加母乳以外食物，以满足其营养需求。断乳 1 ~ 3 个月以后，母亲的激素水平就可以恢复正常。

二、母乳喂养的短期和长期影响

1. 母乳喂养益处 母乳喂养与人工喂养的选择及其持续时间，对于母亲和婴儿的健康都有显著的影响。近些年的研究成果显示，在母婴健康状况良好的前提下，母乳喂养对于婴儿的全面发育具有明显益处。母乳不仅营养价值高，易于婴儿消化吸收，过敏风险低，还含有免疫球蛋白等抗体，对新生儿消化系统具有保护作用，可促进新生儿肠道中正常菌群的形成，从而增强婴儿对环境的适应能力。因此国家卫生健康委的《母乳喂养促进行动计划（2021—2025 年）》提出目标，到 2025 年，将 6 个月以内婴儿的纯母乳喂养率提高到 50% 以上。

2. 对乳母骨密度的影响 有研究显示，非哺乳产妇的骨密度通常在产后 12 个月可以恢复到产前的正常水平，而哺乳产妇的骨密度值恢复至产前的正常水平，一般需要在断乳 12 个月后。尽管骨代谢水平会比骨密度更早恢复，但是从长期来看，特别是考虑到妇女更年期以后的骨质疏松问题，母乳喂养可能对女性的骨量维持是不利的。因此，从世界范围来看，第二次世界大战以后出生的一代人（西方称为婴儿潮一代），在 20 世纪 80 年代前后进入哺乳期以后，母乳喂养率大幅下降。在西方国家，通常具有较高经济收入水平和受过良好教育的女性更倾向于选择母乳喂养。而在发展中国家，母乳喂养在各经济阶层中普遍存在，尤其是在资源有限的群体中更为常见。

3. 泌乳量与哺乳成功 工业化国家的健康妇女，无论是瘦、体重正常还是肥胖，绝大部分都能成功哺乳。在婴儿出生的 4 ~ 6 个月内，如果采用纯母乳喂养，乳母的平均泌乳量为 750 ~ 800mL/d，潜在的产奶量可能远远高于实际产奶量，因为产奶量的主要决定因素是婴儿对母乳的需求，而非母亲乳房的容量，即使是双胞胎或三胞胎，经过一段时间的调整和适应，泌乳量和多个婴儿的需求之间也能形成平衡。来自美国的数据显示，坚持哺乳的妇女营养状况整体良好，提示哺乳不会对乳母的健康造成负面影响，不过这不能一概而论，也可能是因为整体营养状况良好的妇女才会选择母乳喂养。

4. 母乳喂养的短期益处 从短期看，哺乳首先会刺激宫缩，有利于产后子宫的恢复，也帮助母亲和婴儿之间建立起亲密的关系。人们很早就观察到，母乳喂养能够延长分娩到恢复月经的间隔时间，坚持纯母乳喂养的 6 个月内，98% 以上的乳母不会有月经。中国民间习俗认为乳母月经会造成乳汁质量的下降，现代的研究也表明月经到来后乳汁的体积、成分、流速等都会有变化，但是其变化程度缺乏足够的数据支撑，因为乳母与婴儿的相互作用特征（喂养次数、持续时间等），以及乳母的营养状况等变量太多。

5. 母乳喂养的长期益处　从长期看，母乳喂养有多种益处。妊娠期间，母体大约储备了 2.5kg 的脂肪用于产后恢复和哺乳的需要。以每天平均泌乳量 750mL 来计，每天泌乳消耗的能量约为 650kcal，而《中国居民膳食营养素参考摄入量》建议乳母每天摄入的能量为非孕育妇女的基础上增加 500kcal，中间的差值就来源于妊娠期的能量储备。这就造成了 6 个月内乳母的体重平均每月会下降约 0.8kg。研究显示，哺乳妇女的大腿部细胞腺苷水平低于腹部细胞腺苷水平，这导致哺乳期间身体趋向于优先动员大腿上的脂肪组织来满足能量需求，由于妇女的脂肪倾向于沉积在大腿而非腹部，故这种脂肪消耗模式对于体型恢复是有利的。

如果以每天平均泌乳量为 750mL，持续哺乳 6 个月计算，哺乳妇女 6 个月可能流失约 50g 总钙量，占人体总钙量的 5%。尽管母乳喂养期间乳母总钙的损失会明显大于采用人工喂养的情况，但是考虑到雌激素水平可以调控钙的吸收，哺乳期间及离乳以后钙的吸收率的提高，这种流失被认为是暂时性的，并不会对长期骨健康造成负面影响。人类健康调查显示，到更年期，母乳喂养或人工喂养妇女的骨钙量已无差异。近期有研究显示，母乳喂养超过两周的经产妇，比不用母乳喂养的妇女，腰椎的骨密度更高。可见哺乳造成的骨质流失是短期的，但可以帮助母亲更长时间保持较高的钙吸收率，故对于骨量的长期保持是有利的。

大量的研究表明，母乳喂养与降低女性乳腺癌和卵巢癌的风险相关。这可能与母乳喂养行为引起女性雌激素、孕激素及相关受体水平发生变化，进而影响乳腺组织形态和功能有关。这些变化可能影响乳腺组织的形态和功能，具体机制尚需进一步研究，但现有数据支持母乳喂养在女性健康中的积极作用。此外，母乳喂养可使子宫内膜异位症患者的痛经得到改善，并且母乳喂养持续时间越长，改善程度越大。对于部分女性而言，青少年时期常见的经前综合征，在生育和哺乳以后也可以得到一定程度改善。对于患有妊娠糖尿病的妇女，如果坚持 6 个月以上的纯母乳喂养，不仅能够降低母亲患 2 型糖尿病的风险，并且还能降低后代在儿童期肥胖的风险。

三、乳母的营养需求

中医经典文献中记载了许多关于产后恢复和乳母营养的验方和药膳。例如，《傅青主女科》中的"生化汤"，其主要成分由药食两用材料当归、桃仁、干姜、甘草组成，以水煎服，或酌加黄酒同煎而成。它被证实能增强子宫平滑肌收缩，抗血栓形成，抗炎及镇痛。但所有的验方和药膳，都需要与日常的饮食协同起来，才能发挥作用。乳母的营养，也需遵循基本膳食调配原则，以提供品种多样、数量充足的营养物质。

1. 能量 乳母的基础代谢率会增加约20%，加上泌乳所需的能量，其每日能量需求比怀孕前增加约750kcal，其中约1/3由妊娠期间积累的脂肪储备提供，剩余的2/3需通过膳食摄入，因此乳母的膳食能量摄入量比非妊娠妇女增加约500kcal。

2. 宏量营养素 母乳中宏量营养素含量是基本稳定的，即使乳母饮食中宏量营养素的摄入量低于推荐膳食摄入量，也不会立刻显著影响乳汁中的含量。但是，保持产能营养素的稳定供应还是必要的。母乳喂养时，每天乳汁中的蛋白质总量一般为9～10g，考虑到膳食蛋白质的氨基酸组成，以及转化过程中的损失，乳母每日蛋白质摄入量应在非妊娠期妇女的基础上增加25g。

母乳中脂肪酸的比例因母亲的饮食摄入而异，婴儿神经系统的发育需要必需脂肪酸，而脂溶性维生素的吸收也依赖脂肪。因此，乳母膳食中应保持足够脂肪供应，考虑到妊娠期间的脂肪储备，故乳母的脂肪摄入量只要与非妊娠期相当即可。哺乳期供能的增加主要来自碳水化合物，平均需要量为160g/d。

3. 微量营养素 母乳中主要矿物质（钙、磷、镁、钠和钾）的浓度不受乳母饮食的影响，但硒和碘的摄入量与其在母乳中的浓度呈正相关，故而在乳汁中存在过量与不足的风险。泌乳会流失大量的钙，应保证乳母的钙摄入量达到1000mg/d。虽然一般不考虑通过母乳为婴儿补铁，乳母也没有通过月经失铁，但是孕期有大量的铁丢失，故铁的摄入量应比非妊娠期提高20%，达到24mg/d，以预防缺铁性贫血。

母乳中的维生素含量取决于乳母的维生素摄入量和维生素储备，但这种影响因维生素种类而异，长期维生素摄入量不足可能导致母乳中维生素含量降低。母亲摄入的维生素A，可以进入乳汁，乳汁中的维生素A会直接影响婴儿的生长发育，但维生素D不能通过乳腺进入乳汁。故对于乳母补充维生素D主要是为了有利于钙的吸收，而非增加母乳中维生素D的供应。膳食补充剂以外的日常膳食中，维生素D的含量都不高，需要通过紫外线照射来促进其合成。维生素B_1能改善乳母食欲和促进乳汁分泌，预防婴儿脚气病，可以通过食用粗粮来实现。保持经常吃新鲜蔬菜、水果的习惯，维生素 C 的供应就能基本满足。

4. 水　分娩后的前半年时间内，乳母每日乳汁分泌量约 750mL，其中 87.6% 是水。因此，乳母的日常水摄入量应在一般推荐量的基础上额外增加 1000mL。饮水量不足时，可使乳汁分泌量减少。常规的膳食指南建议避免用饮料来替代白开水。但是对于乳母而言，摄入一些果汁、牛奶，对其自身和婴儿的健康都是有利的。

四、乳母的饮食原则

哺乳期乳母的饮食对于乳母和婴儿的健康都非常重要，其主要目标是保证母婴双方都能获得充足的营养。

1. 克服焦虑，增强自信　哺乳期初期的适当管理对确保乳汁供应充足至关重要，应支持乳母采取顺应婴儿自然食欲的喂养策略。分娩后乳汁产量的增加需要时间。在这个过程中，由于胎粪排出、排尿和水分蒸发，新生儿的体重不可避免地会出现下降，这就导致了所谓的"奶水不足"情况的出现，而这是造成乳母饮食焦虑的主要原因之一。在这种焦虑情绪主导下，有些人开始转向人工喂养。事实上，新生儿的胃容量与母亲产奶量的增加是相互适应的，出生第一天的胃容量只有 5～7mL，第三天达到 25mL 左右，满月时才接近 100mL。乳母需要了解新生儿胃容量的发展过程并建立自信，相信自己能够为婴儿提供足够的营养。当然，真正泌乳不足的情况也是存在的，通过定期检查婴儿体重，可以作出科学判断，而后在社区医师指导下选择混合喂养或人工喂养。

2. 注意膳食总量的控制，科学看待传统习俗　"坐月子"是中国及东亚文化中重要的传统产后恢复习俗。"坐月子"这一习俗有一定的中医理论基础，以迎合农耕民族的生活方式，也与古代中国人的饮食结构相适应。"坐月"一词首见于宋代陈自明的《妇人良方大全》，但在民间流传过程中，其内容逐步丰富，并形成了诸多的禁忌，实际操作中难免过犹不及。尤其是对产妇饮食营养的过度重视，一方面以加快产后恢复和促进泌乳为目的，鼓励乳母大量摄入高蛋白、高能量食物；另一方面又提出许多限制措施，主要是减少果蔬和膳食纤维的摄入，并且限制产褥期乳母的身体活动。多重因素的叠加，就会导致产妇出现产后体重下降速度过慢的体重滞留现象，尤其是对于妊娠期增重过度的产妇，体重滞留更加严重。

对于"坐月子"的习俗，要看到它在历史上对于产妇休息调养身心、保障婴儿营养方面的巨大作用，也应该看到，当代中国人的膳食结构和生活条件发生了巨大的变化，过度强化蛋白质和能量供给，对产妇并无益处，通常只需要在孕前膳食摄入量的基础上增加约 1/4 的能量供给，就能满足哺乳期的能量需求。

3. 重视关键性营养成分的补充 在当代中国，乳母在控制总能量摄入的同时，应特别重视饮食的平衡和多样性，确保摄入对于产后恢复和婴儿生长所需的关键性营养成分，包括钙、锌、镁、维生素 B_6、叶酸和维生素 D。脂溶性维生素中，因为维生素 A 可以透过胎盘屏障，并且可以在肝脏内储存，纯母乳喂养的婴儿通常能从母乳中获得足够的维生素 A。但是维生素 D 的情况就较复杂，婴儿体内维生素 D 的储备量较低，而快速生长期间，对于钙的需求量又较大，母乳中需要保持足够的钙含量，就需要足够维生素 D 以促进钙的吸收。尤其是在较少户外运动，基本不接触紫外线照射的情况下，就需要补充强化维生素 D 的牛奶或谷物。此外，习惯素食的产妇应注意补充维生素 B_{12}。微量营养素的获取，应从均衡多样的饮食中获取，而不是依赖膳食补充剂。

4. 避免药物滥用 虽然民间习俗中关于产后恢复的某些做法认为，适量饮用黄酒有助于滋补和产后恢复，但没有科学证据表明酒精会增强乳母的泌乳能力。黄酒起到祛风活血、促进子宫收缩的作用可能是谷蛋白水解后形成的多肽成分，而非酒精本身。

咖啡在当代城市人群中日渐流行，但是乳母应减少咖啡的食用量，因为咖啡因虽然不会通过乳汁进一步影响到婴儿的心率和睡眠，但是会干扰乳母膳食中铁和钙的吸收。美国儿科学会认为乳母每天咖啡因摄入量不超过 300mg 时，对婴儿的影响可以忽略。

一些人习惯用吸烟来缓解精神压力和焦虑情绪，但乳母应避免吸烟，因为吸烟不仅可能减少泌乳量，还含有多种有害物质，这些物质可以通过乳汁传递给婴儿，对母婴健康产生不利影响。面临精神压力时，乳母应寻求健康的压力管理方法，如咨询、锻炼或参与支持小组。

一些妇女可能希望在哺乳期迅速恢复体型和体重，但产后初期应避免节食和使用减肥药物，因为这可能会影响乳汁的质量和数量。在分娩后的 2～3 周内，特别重要的是维持充足的营养摄入。此后，乳母应逐渐采用健康的饮食和生活方式来管理体重，避免长期依赖流质饮食。

第三节 婴幼儿营养

婴儿期为出生至 1 周岁，而后 1～3 周岁为幼儿期，婴幼儿期是出生后的第一个快速生长发育阶段，该时期的饮食从完全依赖母乳喂养逐步转变为日常膳食营养。这一时期生长迅速、代谢旺盛，对人的童年乃至一生的体力、智力发育有显著影响。

一、婴幼儿生理特点

体重是评估婴儿营养状况最简单且关键的指标。足月出生婴儿的体重约3.3kg，出生后由于水分丢失等因素，体重会略有下降，但一般在7～10天内可以恢复到出生时体重，而后进入快速增长阶段。3月龄时体重可达到出生时的2倍，1周岁时达到出生体重的3倍。1周岁以后，体重增长逐渐变慢，每年增加1.5～2.0kg。身长的增加略滞后于体重增加，足月出生婴儿身长约50cm，1周岁时达到约75cm，1周岁以后身长的增长速度也会减慢，整个幼儿时期增长约25cm，到3周岁时接近出生时身长的2倍。

明代儿科医生万全，根据五脏虚实证治理论，提出小儿"肝常有余，脾常不足""肾常虚""心常有余，肺常不足"，以及"阳常有余，阴常不足"的观点，合称为"三有余，四不足"学说。这一学说从婴幼儿体质阴阳之相对不平衡性，解释了婴幼儿生机旺盛的特点，也解释了为什么婴幼儿比成人更容易受外界因素干扰而致阴阳失调，发生疾病。

除去先天遗传性疾病，从中医角度看待小儿常见疾病，多属外感风寒或内伤饮食。即西医学所说的呼吸与消化系统疾病，这与婴幼儿的生理特点密切相关。明代的中医儿科学专著《颅囟经》认为，婴幼儿为"纯阳之体"，生命活动旺盛，生长发育迅速。成书于民国时期的《医学衷中参西录》则认为婴儿属于"稚阳"之体，"盖小儿虽为少阳之体，而少阳实为稚阳"，因为小儿脏腑功能不完善，易患疾病，但同时由于小儿脏气清灵，患病也易于康复。从免疫学的角度分析，新生儿从母体中获得了大量的免疫球蛋白IgG，母乳中则含有分泌型的IgA，为婴儿构建起了最初的免疫屏障，故足月出生的婴儿，在六个月内很少生病，而后随着母体带来的免疫因子逐步降解，开始容易得病，在持续的感染与恢复过程中，逐渐建立起自身的后天免疫。

从内分泌的角度看，婴幼儿生长激素水平高于成人。生长激素水平升高，能够促进食欲，导致以单位体重来计，婴幼儿的营养物质需求大于成人。

新生儿的消化系统没有发育成熟，黏膜脆弱，胃容量较小，消化酶分泌不足，这使得他们容易发生呕吐、腹泻等消化问题。4月龄以前，唾液腺发育不成熟，淀粉酶活力很低，很难消化含有淀粉的食物，胃蛋白的活力也低，故食物在胃中的滞留时间延长，排空人乳需要2～3小时。婴幼儿肠壁黏膜系统发育良好，吸收能力强，但是肠壁屏障功能差，导致膳食中的某些过敏原能直接进入血液和淋巴，引起过敏反应。针对这些特点，应提供适当的喂养策略，如按需喂养和逐渐引入辅食。中医有"察大便而知寒热"的辨证方法用以评估婴幼儿健康状况，现代营养学也同样认为大便的性状可以反映消化系统健康情况。例如，添加辅食后，若婴幼儿粪便酸臭、泡沫多、颜色偏绿，可能是碳水化合物消化不良；若粪便腥臭、油腻、颜色偏淡，可能是脂肪消化不良；若粪便干燥、臭味较重，可能表明蛋白质消化不良。

人类的脑组织发育自孕中期开始并持续到 2～3 岁，胎儿时期脑组织的发育速度整体快于其他组织，其外在表现为出生时新生儿的头围大于胸围；至 6 月龄时脑细胞增殖速度开始减慢；6～12 月时头围和胸围基本相等，称为头胸围交叉；此后就永远是胸围大于头围。进入幼儿期以后大脑发育速度显著下降，在 12～15 月时，脑细胞一次性分裂完成，此后数量不再增加，但体积仍可增大，到 2～3 岁时脑重已接近成人的 75%。故婴幼儿时期是脑组织发育的最关键时期，也是脑组织对营养需求最高的时期，错过这一时期，脑组织无法获得补偿性生长，将对终生的智力产生影响。

二、营养状况对婴幼儿的长期影响

婴幼儿期是仅次于胎儿期的快速生长时期，迫切需要优质营养以确保器官发育和生长的需求。婴幼儿期的营养状况，对其一生的健康、智力乃至寿命都有影响。

母乳是婴幼儿期最重要的食物来源，而是否进行母乳喂养不仅是医学问题，还受到社会、经济、文化等多方面因素的影响。研究表明，从短期看，母乳喂养可以减少新生儿上呼吸道感染、中耳感染、下呼吸道感染、腹泻和猝死综合征发生的概率；从中期看，母乳喂养对克罗恩病、溃疡性结肠炎、儿童肿瘤和肥胖有一定预防作用；从长期看，采用母乳喂养的婴儿，成年以后患哮喘、食物过敏、炎症性肠病、2 型糖尿病和肥胖的风险也会大幅降低。

除了母乳和配方奶粉，辅食的添加也会造成长期的健康影响。过早添加辅食，容易导致儿童时期的超重、肥胖，并且增加成年后患代谢性疾病的风险。过晚添加辅食则不仅可能导致营养素摄入不足，还可能影响一生的食物耐受。依照"双重过敏原暴露假说"，因为婴儿的免疫系统不完善，容易出现对某些过敏原的无应答状态，从而诱导其免疫耐受。例如，在 4～6 月龄引入鸡蛋，在 4～11 月龄引入花生，成年后就不容易对鸡蛋和花生过敏，在 4 月龄以后摄入少量鱼肉，能降低将来特应性皮炎的风险。在 1 周岁以内引入的食物种类越多，成年以后发生食物过敏的风险就越低。

就代谢性疾病而言，婴儿期的饮食和环境因素导致的表观遗传修饰将会影响成年后的健康。排除母亲营养不良和遗传因素等导致宫内生长受限的情况，婴幼儿生长受限主要是由于后天性营养摄入不足造成的。婴幼儿期持续的营养不良很容易导致生长发育不良，并进而持续影响到成年后的代谢健康。例如，婴儿期营养摄入不足者在成年后如果获得了充足的营养供应，会比婴儿期营养充裕者更容易肥胖。另外，早产儿在婴幼儿期快速的代偿性体重增加，可能会提高其成年后的肥胖风险，并造成胰岛素抵抗，瘦素水平升高，诱发 2 型糖尿病。

已经证明成年后的一些慢性疾病与婴幼儿时期的营养状况有显著关联，包括动脉硬化、冠心病、阿尔茨海默病等。心肌、大脑细胞在婴儿期快速增加，但在成年后失去再生能力，故婴幼儿阶段营养物质供应不足，会导致这类细胞的损伤，在成年或步入老年后，其后果就会逐步显露出来，表现为易患心悸、运动障碍、视听障碍等。

流行病学调查显示，人类的动脉硬化始于婴儿时期，血清胆固醇偏高的婴幼儿，成年以后血清胆固醇往往也会持续偏高，这被称为踪迹现象。婴幼儿血清胆固醇偏高的原因，除遗传因素之外，饮食中的饱和脂肪酸含量过高是一大诱因。虽然母乳中也有较多的胆固醇，但是造成婴儿血清胆固醇升高的原因，主要还是母乳以外的膳食因素。导致血清胆固醇升高的原因往往是能量摄入过剩，这又会造成婴幼儿时期的肥胖，这在配方奶粉喂养的婴儿中的表现尤其显著。由于配方奶粉的营养成分并不完全符合婴幼儿的营养需求，为了确保限制氨基酸和必需脂肪酸的摄入量充足，配方奶粉喂养的婴儿通常摄入比母乳喂养婴儿更多的能量，这可能导致过多的能量转化为脂肪储存。从脂肪酸组成的角度看，用来制造配方奶粉的牛乳中的反式脂肪酸的含量约占脂肪酸总量的 4%～9%，人乳中虽然也有反式脂肪酸，但占比约为 2%～6%，反式脂肪酸会造成血清低密度脂蛋白含量的升高，这也是动脉硬化的风险因素。此外，牛乳中的蛋白质类抗原成分，被婴幼儿肠道吸收后，容易引起动脉管壁的损伤，为其成年以后的动脉硬化和冠心病留下隐患。

胎儿大脑的发育和大脑皮层细胞的增长、分化，主要发生在妊娠后期，以及出生后的 15 个月内。这一阶段需要充足的蛋白质及二十二碳六烯酸（DHA）的供应。优质蛋白质的供应，会影响到几十种神经递质的活动与平衡。例如，必需氨基酸中的赖氨酸和苏氨酸，能升高脑内去甲肾上腺素的浓度，提高智力和记忆力。脑垂体分泌的加压素，是一种多肽类物质，能够增强注意力，调节情绪，并影响到成年以后的社交能力。婴幼儿时期充足的 DHA 供应，对视觉、认知、记忆及学习能力的发展至关重要，婴幼儿时期缺乏 DHA 所造成的负面影响，不需要等到成年，在学龄前就可以表现出来，如注意力缺陷、学习障碍、操作能力下降等。从长远看，婴幼儿时期大脑发育不足，头围过小的婴幼儿，成年以后患阿尔茨海默病的概率也会上升。

三、婴幼儿的营养需求

1. 能量与宏量营养素　婴幼儿的能量需求取决于维持和支持其适当生长的需求，这是一个动态变化的过程。健康婴儿的基础代谢率约为 $40\sim60$ kcal/（kg·d），新生儿的热量需求最高，伴随成长其热量需求逐渐下降。早产儿和生病的婴幼儿通常需要更多的能量，以满足生长的需要。由于体重差异原因，男孩通常比女孩需要更多的能量。

当以单位体重计时，婴幼儿的蛋白质需要量高于成人，且质量要求也高。三周岁时幼儿的蛋白质摄入量为 30g/d。其中一半应为优质蛋白质，虽然谷物中的蛋白质或许能让成年人维持健康状态，但是对于氨基酸需求量大的婴幼儿而言，其营养价值比较低，故纯素饮食不适合婴幼儿。在产能营养素中，婴幼儿的脂肪产能占比高于成人，新生儿脂肪供能比可以高达48%，至幼儿期降为35%，3周岁以后为 $20\%\sim30\%$，接近于成人水平。尽管6个月以上婴儿已经能够分泌消化碳水化合物的酶类，但是因为婴幼儿胃容积较小，且碳水化合物的能量密度低于脂肪，因此两周岁以下的幼儿若食用较多碳水化合物，可能会降低食物的能量密度，从而导致总能量摄入不足，碳水化合物以提供每日所需热量的 $40\%\sim55\%$ 为宜。此外，摄入不溶性膳食纤维会增加婴幼儿胃肠道负担，并干扰矿物质的吸收。如果婴幼儿没有出现便秘，通常不需要额外补充不溶性膳食纤维。

2. 矿物质　缺钙对婴幼儿影响很大。轻度缺钙可能出现夜汗增多，不易入睡，头发稀疏，出牙迟缓及轻度的肢体痉挛，严重缺钙时可能会引起佝偻病。对婴幼儿而言，补钙的最佳饮食是乳制品。尽管单纯从含钙量来看，高于乳制品的食物有许多，但是以乳钙吸收率最高。补钙还需要维生素D的参与，而维生素D的合成需要紫外线照射。《备急千金要方·初生出腹论》中提出，"凡天和暖无风时，令母将儿于日中嬉戏，数见风日，则血凝气刚，肌肉牢密"，即建议婴幼儿多做户外运动，接受阳光照射才能身体强健。

婴幼儿期对铁的需求量逐渐升高。婴儿在出生以后体内储备的铁大约可以维持4个月，但是因为母乳中铁含量较低，若4个月以后不补充铁质，婴儿就容易出现贫血。配方奶粉喂养的婴儿通常不需要额外补充铁，因为婴儿配方奶粉中一般都会添加铁。补铁的最常用手段是食用鸡蛋黄，婴儿母乳喂养4个月后可以添加鸡蛋黄，用量逐渐增加，这也是《中国居民膳食指南（2022）》中唯一建议6个月以内健康婴儿添加的辅食。鸡蛋黄的含铁量较高，但是吸收率仅有约3%，使用鸡蛋黄作为补铁剂，主要考虑是其过敏风险较低，且在摄入量足够时铁的吸收率会下降，可以避免摄入过量。动物性食物来源的铁，吸收率远高于植物性食物来源的铁，故进入幼儿期以后，虽然膳食铁的摄入量增加了，但是以植物性食物为主的婴幼儿，仍容易患缺铁性贫血。传统食疗"以形补形"理论认为，"以血补血"是预防贫血的有效方法，尤其是禽类肝脏和血液中与血红素结合的铁，其吸收不易受其他膳食因素的影响。

缺铁性贫血也可能是缺锌引起的，因为锌是铁代谢的重要辅助因子，婴幼儿缺锌时会出现食欲减退、生长发育减缓、免疫功能低下等症状。与铁的情况相似，母乳中的锌含量也相对不足，并且在出生 4 ～ 5 个月后体内锌逐渐消耗，也需要膳食补充。

碘主要存在于甲状腺激素中，婴幼儿缺碘易患以智力低下、体格发育迟缓为特征的克汀病。由于碘能够进入乳汁，婴儿碘的供应与母乳中的碘含量密切相关。碘缺乏地区的乳母如果不食用碘强化食品，容易造成婴儿的碘缺乏病。添加辅食以后，幼儿可以通过食用加碘盐来补充碘的供给。但是单纯依靠加碘盐来满足幼儿碘的需求，大约每天需要摄入 4g 的碘盐，对幼儿来说钠的摄入量就会明显偏高，会加重肾脏负担并提高其成年后罹患高血压的概率，因此幼儿还需要定期食用水产来满足膳食碘的需求。

3. 维生素　大多数维生素都能够通过乳腺分泌到乳汁，故膳食均衡的母亲，用母乳喂养足月出生婴儿，乳汁中的维生素除维生素 D 和维生素 K 以外，基本能满足婴儿生长需求。因此，世界卫生组织在《1 ～ 5 月龄婴儿补充维生素 A 指南（2011）》中不建议将 1 ～ 5 月龄婴儿补充维生素 A 作为常规公共卫生干预措施，简言之就是不建议婴儿普遍补充维生素 A。虽然各个地区乳母的饮食结构存在较大差异，但是只要乳母的膳食均衡且维生素摄入充足，就能确保纯母乳喂养的婴儿在早期获得足够的维生素供应。

使用配方奶粉的婴儿在 0 ～ 6 月龄一般不会缺乏维生素，因为配方奶粉通常会补充必要的维生素。但是 6 月龄以上的婴儿可能无法从配方奶粉中获得足够的维生素补充。这是因为企业在生产配方奶粉时，考虑到了婴儿通过辅食摄入维生素的可能性，并且伴随辅食摄入量的增加，婴儿的饮奶量会相应减少。

在中国，婴幼儿维生素缺乏症比较容易发生在 6 月龄以后。此时婴幼儿的维生素供应出现了较大的个体差异。脂溶性维生素中，最重要的是维生素 A 和维生素 D，维生素 A 参与细胞增殖和分化调节，维生素 D 促进钙的吸收。幼儿如果缺乏动物性食物摄入，就容易缺乏维生素 A；缺乏紫外线照射，就容易缺乏维生素 D。常用的补充手段是食用膳食补充剂鱼肝油（含有维生素 A 和维生素 D），但是脂溶性维生素补充时，要考虑摄入过量以后的蓄积毒性问题，故要在专业医师指导下进行补充。维生素 B 族不能在体内储存，需要每日通过膳食补充，尤其是维生素 B_1，摄入不足时会引起婴儿脚气病，救治不当会引起死亡。要预防维生素 B 族缺乏，对于 6 月龄以上的婴幼儿来说，应在维持至少 500mL 奶量的同时，逐步提高食物的多样性，使其在 24 小时内摄入 7 类食物，以获得广泛的维生素 B 族来源。

四、婴幼儿的饮食原则

1. 有条件坚持母乳喂养　母乳是 6 月龄内婴幼儿的最佳营养来源，也是整个婴幼儿阶段最重要的饮食营养来源。母乳的成分不同于其他哺乳动物乳汁，与牛乳相比，母乳中的蛋白质含量较低，约 1.1g/100mL，但是以易消化的乳清蛋白为主，同时胱氨酸和牛磺酸的含量较高，这有助于弥补婴儿肝脏合成半胱氨酸不足的缺陷。母乳中脂肪的含量高于牛乳，种类也更丰富，尤其是二十二碳六烯酸（DHA）含量较高，这对于婴儿的大脑发育是有利的。母乳中乳糖含量也高于牛乳，乳糖可在肠道内转化为乳酸，乳酸能抑制包括大肠杆菌在内的机会致病菌的生长。李时珍认为人乳无定性，"其人和平，饮食冲淡，其乳必平"。在考虑母乳的营养价值时，不能仅关注六大营养素，从常量营养素的角度，不同来源的健康母乳，没有太大区别，且不随乳母的饮食发生变化，但是如果考虑到母乳中的酶、激素、生长因子、抗体、免疫系统诱导剂 / 调节剂和抗炎剂的组成时，"无定性"的特征就显现出来。因为母乳中的微量成分，会随泌乳期的进程和乳母的生理状态发生变化。世界卫生组织建议 6 月龄以内的婴儿应进行纯母乳喂养，且在条件允许的情况下应继续以母乳喂养孩子到两岁以上。因为母乳喂养有利于婴儿神经系统发育。多项荟萃分析表明，若母乳喂养不足 1 月者，其成年以后智商（intelligence quotient，IQ）平均为 99.4，而若母乳喂养 7 ～ 9 个月者，成年后的 IQ 平均可达 106。

至于何时离乳（断乳），没有统一的意见。在中国传统文化中，有条件的家庭甚至会选择母乳喂养延长到学龄前（5 ～ 7 岁）。然而现在在大多数国家，母乳喂养很少会持续这么久。但是，许多国家的膳食指南都强调，幼儿及学龄前儿童都应该坚持饮用牛奶，作为对日常膳食的营养补充。

坚持足够长时间的母乳喂养不单是基于营养的考虑，也是遵循人类进化形成的自然规律。一些科学研究显示，多数灵长类动物会在长出第一颗永久的臼齿之后断乳。对于人类来说，这一时间在 5.5 ～ 6 岁。无独有偶，人类的免疫系统也在 6 岁左右完善，这暗示着在人类掌握医疗干预手段之前，母乳提供的主动免疫功能应当一直持续到孩子 6 岁左右。然而，对于现代工业化社会而言，母乳喂养到 6 周岁很难实现，但是考虑到婴儿体内的抗体浓度将在 3 ～ 6 月龄时降至较为危险的水平，坚持 6 个月的纯母乳喂养，对于保障婴儿健康是必须的。

2. 合理使用婴幼儿配方食品　基于对母乳组成的分析研究成果，现代婴儿配方奶粉的营养价值比以往任何时候更接近母乳。在符合国家标准的前提下，不同类型婴儿配方奶粉的区别主要在于免疫活性物质的含量，如抗体、乳铁蛋白、溶菌酶、补体等，以及低聚糖类双歧杆菌增殖因子的含量。尽管母乳中还含有调节婴儿生长发育的激素和生长因子，如表皮生长因子、神经生长因子、前列腺素、甲状腺素等，但是基于其组成的复杂性和不稳定性，目前几乎没有配方奶粉能够在其中复现这些激素和生长因子。因此，尚没有一种婴幼儿配方食品能够做到与母乳的营养价值完全一致。

在发展中国家，母乳喂养婴儿的死亡率低于配方食品喂养婴儿的死亡率。婴幼儿配方食品是在出生6个月内母乳喂养无法坚持后的替代品，也是添加辅食乃至离乳以后幼儿营养较全面的补充剂。配方奶粉是6月龄内婴儿最常见的配方食品，它一般以牛乳为基础，通过调整牛乳中产能营养素的比例，并添加一些特定的营养物质以物理混合的方式制成。其设计原则是尽可能接近母乳的营养组成。在产后的前2～3个月里，母乳喂养的婴儿体重增加的速度与配方奶喂养的婴儿大致相同。尽管食用母乳的婴儿通常比食用配方奶的婴儿吃得更少，摄入的能量较低，但由于母乳的消化率更高，导致实际被婴儿利用的能量，差别不大。随后的几个月，随着婴儿消化能力的提高，配方奶喂养的婴儿体重增加可能会超过健康的母乳喂养的婴儿。这不是因为配方奶粉的营养组成比母乳更优，而是由于其氨基酸组成与婴儿需求并不完全吻合，当必需氨基酸的需求得到满足后，配方奶粉提供的总能量就过剩了。

普通配方食品中的碳水化合物主要是乳糖，可以适当添加糊化后的淀粉，避免使用果糖或蔗糖，因为婴儿消化淀粉的能力较弱，而果糖容易导致婴儿肥胖。配方食品中的脂肪不可以使用氢化植物油，但是要有足够量的多不饱和脂肪酸。由羊乳、骆驼乳、牦牛乳等制成的配方食品在蛋白质组成上与牛乳制成的配方乳存在差异，但并无证据表明它们具有更高的营养价值，或者更适合婴儿成长。

选择合适的配方食品时，普通消费者不必过分担忧其营养组成，符合国家标准的婴儿、较大婴儿、幼儿配方食品，其营养组成一般都能满足相应年龄段婴幼儿的需求。避免蛋白质引起的过敏问题才是选择配方食品的关键。对于牛奶蛋白过敏的婴儿，可以选择其他哺乳动物奶粉或者是以大豆蛋白为基础的配方食品。对于蛋白质过敏较严重的婴儿，可以选择部分水解配方、深度水解配方或氨基酸配方奶粉。此外，对于乳糖不耐受、早产和低出生体重等情况，也有相应的配方食品。

3. 循序渐进添加辅食　在婴儿阶段，母乳或者配方奶粉是最重要的营养物质来源；随着婴儿进入幼儿阶段，日常饮食的重要性逐渐增加。

　　添加辅食的过程，可以遵循婴幼儿生长发育的自然规律。婴儿通常在 6 月龄左右长出第一颗门牙，这时就可以添加辅食了。到 1 周岁时，婴儿萌出第一颗乳磨牙，这预示着辅食不再必须都做成糊状，因为他们消化道内胰淀粉酶、胰蛋白酶、糜蛋白酶、脂肪酶的活性已经接近成人水平，可以消化谷物中的淀粉和蛋白质。1.5 岁时长出尖牙，此时幼儿胃蛋白酶的分泌已接近成人水平，但由于牙齿还处于生长过程中，咀嚼能力尚未发育完善，故可以食用搅碎或切成小块的肉类。

　　辅食的添加原则是循序渐进。孙思邈在《备急千金要方》中写道："若早哺之及多者，令儿头面身体喜生疮，瘥而复发，亦令儿尪弱难养。"过早添加辅食，很容易引起过敏反应，过敏反应会反复发作，导致婴儿体质虚弱，难以养育。故每次只添加一种新食物，而后经过 5 ～ 7 天时间来适应，观察没有过敏反应后，再添加下一种。添加时应尽量选择当地居民常见的食物，避免过早尝试所谓的珍稀高端食材，因为婴幼儿"脏腑娇嫩，形气未充"。辅食的添加，应当遵循由稀到稠，由少到多，由细到粗的原则。《幼科证治准绳》写道："半岁以后，宜煎陈米稀粥，取粥面时时与之，十月以后，渐与稠粥烂饭，以助中气。"这说明一般先添加的辅食是谷物类，而后拓展到果蔬和肉类。伴随着辅食的添加，就可以逐步减少奶量。例如，在第 7 个月时，婴儿主要的能量来自奶，而到 1 周岁时，谷物成为最主要的能量来源。

　　4. 顺应喂养形成良好习惯　进入幼儿阶段以后，日常膳食变得更加多样化，应根据幼儿的生长发育情况，调整膳食结构以顺应其营养需求的变化。一方面要尊重婴幼儿对食物的选择，不强迫进食，另一方面也要注意观察，主动引导，逐步形成规律进食的模式。中医学认为婴幼儿"脏气清灵，随拨随应"，幼儿口味偏好的突然变化，往往意味着体质与健康状况的变化。好的饮食习惯，应当是食物多样、饮食有节，对于挑食的幼儿，应鼓励其尝试不同来源的饮食，但是避免使用糖、盐或其他调味品来刺激其食欲。至 3 周岁时，达到与成年家庭成员共同进食的程度。

第四节　成年人营养

　　《中国居民膳食指南（2022）》在探讨人群营养问题时，结合目前的中国实际，将 18 ～ 64 岁的人群定义为成年人。人成年以后的生理状态并非一成不变，随着年龄的增长，人体的生理功能也在发生转变。《素问·上古天真论》总结出了"男八女七"的生长节律，建议人们顺应成长周期，进行适当的养生保健，以调节不同阶段的身体状况。本节主要探讨除妊娠期、哺乳期、更年期等特殊的生理时期之外的成人营养的一般性问题。

一、成年人生理特点

19～30岁人体组织发育成熟，生理功能、免疫力、行动力都处于巅峰，30岁之后这些功能就开始逐渐下降。对于女性而言，50岁左右的更年期，是人体生理功能发生非常显著变化的时期。男性性激素下降是渐进的，因此更年期症状不如女性明显，但同样也会出现不同程度的更年期表现。

除了疾病因素外，影响人体生理状况变化的主要因素是饮食、代谢和运动。饮食意味着能量的摄入，代谢和运动也意味着能量的消耗。25岁以后，人的基础代谢率每10年会减少2%～5%，看似轻微的变化，累积起来以后，对人的影响却非常大。这意味着步入中年以后，如果每天摄入能量和25岁时一样，即使保持25岁时的运动量和工作强度，体重仍会逐渐增加。事实上中年人通常拥有比青年人更加优渥的饮食和生活条件，但参与高强度运动的机会却更少，脂肪的周转率也较低。这就导致中国人在步入老年体重开始下降前，成年人的最高体重相较于25岁时，平均会增加4.9kg。

描述成年人生理上的健康状况的指标很多，包括标准体重、BMI、腰臀比、心率、肺活量、血压、血糖、血脂等，但是在使用这些指标时，要注意个体差异，结合实际情况来判断。例如，国际上通行的标准是BMI介于18.5～25，处于这个范围属于正常，但是对于中国人而言，正常范围的标准是18.5～23.9。对于BMI为23的青年女性，在我国大众的观念中可能属于"微胖"，但是，如果她能将这个数值一直维持到40岁以后，那么这将是一个非常理想的体重控制典范。一些长期坚持力量训练的青年男性，由于肌肉组织占比很高，他的BMI可能会高达27，单纯从BMI来判断可能被认为处于肥胖前期，但是他实际的体脂率可能还不到10%。一般情况下，如果男性腰围超过85cm，女性腰围超过80cm则被视为中心性肥胖，但是对于某些身材魁梧的人来说，即使腰围达到85cm，外观还是匀称的，此时将男性腰臀比大于或等于0.9、女性腰臀比大于或等于0.85作为中心性肥胖的标准，就会更加准确。

标准体重是评估成人营养状况的另一个重要指标。它是根据大量统计数据制定的，旨在为大多数人提供一个衡量体重的参考标准，通常以某一身高下的体重来表示。对于某一身高的人群，实际体重在标准体重水平上下波动10%为正常；向下波动10%～20%为消瘦，向上波动10%～20%为超重，向上波动超出20%则被认为是肥胖。标准体重是基于人口统计学资料得出的，但是在实际应用中，公共卫生专家们提出了多种经验公式来估算标准体重。例如，世界卫生组织提出的考虑了身高问题的Broca公式，日本京都大学提出了适合亚洲人的计算方法，我国军事科学院提出了分别适用于中国北方人和南方人的理想体重公式。通过经验公式计算得到的标准体重，往往不考虑年龄因素。如果要精确估量，年龄也是影响标准体重的一个关键因素。例如，对于一位 55 周岁，身高 172cm 的男性，68kg 体重可能是合适的；但是如果他只有 21 岁，体重 60kg 才是最理想的。

与标准体重相比，如果体重过轻，有可能是由于营养物质摄入不足，也有可能是呼吸道、消化道疾病造成的。如果体重过重，意味着能量的摄入超过了日常的消耗，这可能会增加成年人患代谢异常疾病、心血管疾病等发生的概率。

二、成年人常见健康问题

生命的发生是一个十分精确的过程，受遗传和环境的共同调节。成年人的健康状况受到其生命早期营养状况的影响，世界卫生组织和联合国粮农组织联合专家组发表的《关于膳食营养与慢性病预防的报告》，将"子宫内发育迟缓"及"婴儿营养受损"列为成人罹患某些慢性病的重要危险因素，而成年时的饮食营养，则是老年健康的基础。虽然将大多数慢性病归因于营养不均衡的说法过于偏激，但是成年以后若能够采用良好的饮食模式、培养坚持运动的习惯、维持较为理想的体重，则可以为老年期的健康奠定积极基础。虽然成年后整体上生长速率变慢，但人的生理功能仍然处在动态变化之中，因而不同年龄段和不同性别的成年人，会面临迥异的饮食营养问题。

1. 青年时期的身材焦虑　身材焦虑是目前中国青年所面对的一个普遍性的问题。虽然这种焦虑从青春期就开始了，但是由于教育和传统文化因素的影响，青春期的饮食卫生很大程度上受到家庭和学校的影响。很多人要进入青年以后，才能做到饮食完全自主，而从饮食完全自主到学会用饮食来维持健康，还需要内在和外在压力的推动。一方面，青年时期，慢性代谢性疾病尚未凸显，青年人在饮食选择时，普遍无法强烈感受到饮食紊乱所带来的迫切健康风险，控制饮食保障健康的内在动力不如中老年人强烈；另一方面，社会文化因素的影响，使得社会希望青年人，尤其是青年女性保持较低的 BMI，而青年人所面临的控制饮食以维持自身形象的社会压力则远超过中老年人。以上两种因素的叠加，造成青年往往容易处于饮食失调的健康风险之中。

男性和女性性成熟的实际年龄差异很大，虽然通常女性在 16 岁时身高停止生长，男性在 20 岁前仍可能会有小幅度增长。在 18 岁进入成年时，超过 90% 的成人骨量已经储备完成，即使继续长高，幅度也非常有限，并且这种长高，主要是躯干部位的延长，其实并不符合传统审美的要求。体重的增加具有滞后性，即使身高不再增长，体重可能仍会继续增加。尤其是对于青年女性，即便她们努力控制饮食摄入来维持体重，从 18 岁到 30 岁，体脂率仍然会上升。即使试图通过加强运动来控制体脂，体重的增加仍然很难避免，因为单位体积的肌肉组织比脂肪组织更重。要做到既控制饮食，又加强运动，意味着必须有坚强的意志力并且投入大量的时间。

在全面小康实现以来，单纯因为经济因素造成的成人营养不良已经极为罕见。青年人成为营养高危人群，其主要表现为饮食总量不足和组成上的不合理。能量总量不足往往是由于节食造成的。阶段性禁食或长期严格限制能量摄入，可能会导致疲劳、生长发育受损、易怒和注意力不集中。如果发展成对体重增加和肥胖的非理性恐惧，则容易诱发厌食症。节食后的另一种表现形式是反复的神经性贪食症，在一段时间内不受控制地快速摄入大量食物，随后是自我诱导的呕吐、禁食、剧烈运动以防止体重增加，有些人还会使用泻药或利尿剂控制体重。饮食组成的不合理往往是由于饮食习惯造成的，这种情况有时候会与节食行为结合在一起，在生活节奏快的地区尤为明显。其主要表现为不吃正餐、饮食无节律，以及频繁吃零食，总脂肪和饱和脂肪／固体脂肪、钠和糖的摄入量过高，不吃水果和蔬菜，膳食纤维的摄入量偏低。当维生素、矿物质的摄入不足，维生素 B 族缺乏时，人体糖代谢路径中某些环节会受阻，身体为了应对饮食摄入量的波动情况，趋向于将摄入过多的能量储存起来，这为中年以后的代谢性疾病埋下隐患。

2. 超重与肥胖　中国疾病预防控制中心发布的《中国居民营养与健康状况报告 2023》中指出，2023 年中国成年人超重率和肥胖率分别为 34.3% 和 16.4%，并且呈整体上升趋势。超重和肥胖会伴随着一系列的医疗和社会心理问题，如高血压、高脂血症、胰岛素抵抗、高血糖、2 型糖尿病、睡眠呼吸暂停症、骨质疏松症、脂肪肝等。遗传因素是造成超重或肥胖的主要原因。例如，父亲或母亲超重或肥胖，或者母亲有 2 型糖尿病或妊娠糖尿病史，以及直系亲属有血脂异常、胰岛素抵抗等问题，后代罹患肥胖、超重的风险就会显著升高。然而，后天因素同样不能忽视，在总能量摄入不足的情况下，即使存在相关遗传倾向，肥胖和超重也很难发生。来自联合国粮食及农业组织（FAO）的数据显示，中国人的人均能量摄入量在 2020 年时已经达到 2980kcal，超出推荐摄入量接近 30%。并且伴随工业农业自动化程度提高，中国人体力劳动强度呈现下降趋势，导致吃得更多而消耗更少。从性别角度看，通常男性比女性更容易超重或肥胖，并且更早达到体重最高的年龄。

3. 贫血　贫血是一个普遍性的全球公共卫生问题，最常见的原因是铁缺乏。缺铁性贫血的体征和症状可能包括疲劳、不宁腿、睡眠障碍和指甲断裂等。因为动物性食物中的铁相对于植物性食物中的铁更容易吸收，故铁缺乏更多出现在素食比例较高的人群中。对于女性而言，月经期间铁流失和饮食铁摄入量减少是造成贫血的主要原因。贫血还可能因自身免疫性疾病引起，如类风湿性关节炎、系统性红斑狼疮等。此外，造血功能障碍也会诱发贫血。由于贫血的原因非常复杂，对于非缺铁性贫血的人不建议常规补铁。

4. 高血压、高脂血症、高血糖及相关代谢综合征 高血压、高血糖和高脂血症三者之间有相关性，故通常被称为"三高"。根据国务院新闻办公室发布的《中国居民营养与慢性病状况报告（2020年）》，目前我国18岁及以上居民高血压患病率为27.5%，糖尿病患病率为11.9%，高胆固醇血症患病率为8.2%。"三高"的发生不仅受遗传因素影响很大，也与饮食不当密切相关。暴饮暴食、摄入热量过多且运动量过少容易导致体型肥胖，肥胖会加重胰岛素抵抗，从而引起血压、血脂和血糖的升高。此外，如果过量摄入食盐也会引起盐敏感性高血压，并加重高血压的发生风险。

5. 成年女性特殊生理与疾病关注 女性生理特征和营养之间存在着密切的联系。中医饮食著作《随息居饮食谱》中，广泛记载了关于女性饮食、生理周期与饮食宜忌的内容。饮食中的营养物质可能受月经周期、生育、妊娠、分娩、哺乳，以及围绝经期和绝经后适应期的影响。现代营养学研究也显示，女性的生育对骨骼系统有长期的影响。女性的常见疾病，如心脏病、中风和癌症（尤其是乳腺癌），都与饮食和其他生活方式因素有关。宏量营养素中，没有发现脂肪摄入量与女性乳腺癌的风险之间存在显著的关联。食用植物脂肪还会使女性糖尿病的发病率略微下降。目前研究发现，与女性健康有显著关联的营养素主要是微量营养素。尽管建议各个年龄段的女性都应注意补充钙，但钙的吸收受雌激素影响很大，最有效的补钙时机是在30岁以前，即达到骨量峰值之前。如果超过50岁，在膳食中增加钙质就很难起到补充的效果，而只能减缓钙流失的速度。维生素中与女性关系最密切的是维生素B_6，它能在一定程度上缓解经前症候群，包括身体上的（乳房胀痛、腹胀、头痛等）和精神上的（抑郁、情绪波动、易怒、睡眠障碍等）症状。

三、成年人的饮食原则

1. 保持食物的多样性 "五谷为养，五果为助，五畜为益，五菜为充"，成年人的日常饮食通常应包括水果、蔬菜、豆类、坚果和全谷物（如未加工的玉米、小米、燕麦、小麦或糙米），努力保持食物的多样性，帮助人体全面摄取各种必需的营养成分。

2. 保持各产能营养素之间的比例均衡 "人以水谷为本"强调了水和谷物对于人类生存的基础性和重要性，谷物中碳水化合物摄入比例占到总能量摄入的50%～65%。脂肪类食物的摄入量不应超过总能量摄入的30%，控制饱和脂肪和反式脂肪的摄入，尤其要注意避免加工食品中的反式脂肪过量摄入。

3. "薄滋味，去肥浓""五味入胃，各归所喜"　减少滋味厚重的食物，去除肥腻浓厚的饮食。将单糖和双糖的摄入量减少到总能量摄入量的 5% 以下，限制盐的摄入量每天少于 5g（相当于每天摄入少于 2g 的钠），并注意加工食品中可能含有的隐性盐。

4. "辨龄施养"　根据不同年龄段的特点和需求来提供相应的保养方法。这是中医养生理论体系中的重要组成部分，要求建立起适应不同年龄段的饮食模式。在生命历程中，不同阶段的饮食及营养需求各有不同。青年时期，注意饮食与运动的结合，即使身体没有任何不适，也要注意控制总能量摄入，尤其是高盐、高脂肪食物的摄入。进入中年以后，重视饮食节律，即使生活节奏经常被打乱，工作压力大，也要注意饮食的定时定量，努力避免废寝忘食或者暴饮暴食。进入更年期以后，应重视钙的补充，应多喝水、多吃蔬菜、少吃红肉，减少油炸食品、高嘌呤食品和纯糖类的摄入，并坚持体育锻炼。

四、成年人的养生建议

1. 营养与运动结合　中医一直提倡将运动与营养结合，达到防病强身的目的。华佗曾言："人体欲得劳动，但不当使极尔。动摇则谷气得消，血脉流通，病不得生，譬犹户枢，终不朽也。"（《三国志·魏书·方技传》）这意味着成年人的饮食摄入量，尤其是产能营养素的摄入量，应该与其生活状态和劳动强度相吻合。从事体力劳动或者进行高强度体育锻炼的年轻人，对于碳水化合物、蛋白质和某些微量营养素的需求会增加（如维生素 D、钙、磷、铁），但是摄入量的增加应当适度。例如，蛋白质的摄入量增加可能会干扰钙的吸收，从而导致骨质疏松。尽管体力活动会消耗大量的能量，但是在高强度运动前 4 小时内摄入高脂肪、高蛋白质和（或）高膳食纤维的食物，可能会导致消化不良和身体不适。运动饮料有助于剧烈运动后的恢复，但是由于其通常含有较高能量，如果以运动饮料代替茶或水用于运动后的水分补充，可能增加肥胖和超重的风险。

2. 运用食疗预防疾病　古人非常重视食物疗法，《四友斋丛说》中记载了古人的饮食调治理念："主身者神，养气者精，益精者气，资气者食。"从《食品安全法》角度而言，普通食品不能宣称具有预防疾病或保健功能，这主要是为了避免夸大宣传与虚假营销。但部分普通食品具有一定健康益处，早已为世人所熟知。深色的绿叶蔬菜，富含维生素 C、叶酸，以及大量的矿物元素，它们参与了体内产能营养素的代谢过程。富含花青素的蓝莓，有较强的抗氧化能力，能中和体内自由基并辅助降低尿路感染风险。乳制品能促进钙吸收，帮助保持骨骼强壮。鲑鱼富含 ω-3 脂肪酸，有助于预防与心脏病相关的血栓。全谷物因富含膳食纤维可增强"饱腹感"而减少食物摄入，最终辅助体重管理。经常摄入豆类，除可补充蛋白质之外，还可以降低某些癌症的患病风险，降低血液中的胆固醇和甘油三酯水平。β-胡萝卜素类物质，有助于眼睛健康，延缓与年龄有关的黄斑退化。

3. 定期检查尽早干预 相较于儿童和老年人，成年人对慢性疾病的恐惧和侥幸心理更加强烈，更倾向于回避各类非迫切的健康风险，讳疾忌医的情况较为常见。事实上，伴随饮食摄入能量的增加和以肥胖发病率的上升，传统上饮食结构变化导致老年人群为主的慢性疾病，其发病呈现年轻化的趋势。根据西方国家的经验，这一趋势预计还将延续。例如，在美国大约25%的青少年患有高脂血症。因此建议超重或肥胖、吸烟、饮食摄入不良和久坐少动生活方式的人群，对慢性代谢性疾病进行定期筛查，一旦发现相关指标如静息血压、总胆固醇、低密度脂蛋白胆固醇、糖耐量等，异常或接近临界值时，就要引起足够的重视。虽然指标异常并不一定是饮食失控造成的，但是早期饮食干预，效果远优于发病后的治疗。这就是《黄帝内经》中提到的"治未病"策略，朱震亨在《丹溪心法》中说："与其救疗于有疾之后，不若摄养于无疾之先。"早期发现和早期干预，能够延缓疾病的发展。例如，对于糖耐量异常等糖尿病前期症状，如果及时发现并通过饮食和运动的方式来干预，是可以恢复正常的。

第五节　老年人营养

根据《中华人民共和国老年人权益保障法》，年龄在60岁以上者为老年人，80岁以上者被归类为高龄老人。然而，衰老进程并非单纯遵循时间顺序，社会经济发展水平，医疗条件及生活方式，对个体衰老进程有显著影响。第七次人口普查结果显示，中国65岁以上老年人口的增速加快，伴随生活水平提高和医疗条件改善，80岁以上的高龄老人数量也迅速增加。老年人数量增加（尤其是高龄老人数量的增加），导致慢性疾病的发病率上升，尽管并非所有慢性疾病都是由饮食失控引起的，但营养状况对老年人健康至关重要。因此，需深入了解老年人面临的健康风险和特殊营养需求，以应对衰老相关疾病。

一、老年人生理特点与常见问题

《黄帝内经》提出，老年阶段以"阴阳俱虚，气液俱亏，脏腑俱衰，功能减退，形体减弱"为特征。进入老年后，阴阳逐渐虚弱，气血逐渐亏损，脏腑功能逐渐衰退，身体逐渐衰弱。先天的温煦力量不足，后天的运化能力变得迟钝，生机随着时间的流逝而逐渐消失，这是生命运行的客观规律。

从其直观表现看，气虚失煦必然导致精神、体力、视力、生殖等各种生理功能的减退。这些生理功能的减退，与营养关系最密切的当属消化功能的减退（表4-1）。

表4-1　进入老年以后消化系统功能的变化

位置	功能	年老以后的变化	生理上的原因
口腔和鼻黏膜	感知味觉、嗅觉，咀嚼食物、分泌消化液	味觉敏感度下降，味觉的阈值上升，尤其是对咸味和鲜味不敏感。嗅觉功能减退，辨别气味能力下降，嗅觉阈值上升。 唾液分泌虽不减少，但唾液中淀粉酶的活力下降，咀嚼蛋白质的能力下降，对动物蛋白的摄入能力下降，逐渐喜欢吃素	味蕾受损后再生缓慢，嗅觉细胞数量减少，上皮细胞细胞膜上的受体发生改变，影响到食欲和食物选择。 牙齿损失造成咀嚼能力下降，纤维蛋白咀嚼困难；对鲜味不敏感，造成动物蛋白对老年人的吸引力下降
咽喉	吞咽	开始喜欢食用半流质食物，呕吐反射受损，咽喉感知食物的能力下降，需要增加食物或液体量来刺激咽喉才能引起吞咽动作，容易发生误吸和吞咽障碍	舌头将食物推入咽喉的力量减弱，肌肉（舌头）力量减弱，肠系膜神经丛减少，喉反射神经损伤
食管	将固体和液体从咽喉输送到胃	食管扩张，食管反流增加，容易反酸，食物通过食管的时间延长，容易同时吞入气体	肠神经系统功能降低，肠丛神经元减少，食管非推进性收缩增加
胃	食物的储存、浸渍和搅拌，将维生素B_{12}从食物中释放出来	胃血流量减少，胃胀感减弱，胃排空速度略有下降。维生素B_{12}容易受到破坏	肠神经系统功能降低，影响固体排空的胃窦运动变化不大，但受神经活动影响的液体排空较慢。胃黏膜壁细胞分泌的内因子减少，维生素B_{12}失去保护
消化腺	胃酸与消化酶的分泌	感染幽门螺杆菌机会增多，萎缩性胃炎的风险增加。消化管黏膜受损以后，愈合恢复速度减慢	胃酸和胃蛋白酶分泌不随年龄变化而改变，但黏液分泌减少，中和胃酸的碳酸氢盐和钠离子的分泌减少，造成消化道受损
小肠	吸收营养物质	食物颗粒在肠道中的运输延迟，维生素B_{12}、叶酸、锌、铜和胆固醇的吸收略有下降，钙的吸收明显降低，对脂肪吸收无显著影响	复合位移运动的速率下降，十二指肠分泌碱性分泌物减少，维生素D受体活性降低影响钙吸收

续表

位置	功能	年老以后的变化	生理上的原因
自主神经	神经内分泌和旁分泌	老年人比年轻人更容易感觉饱腹，容易厌食	生长激素抑制素浓度增加，抑制胃肠道分泌
结肠	吸收少量营养物质，协助排便	微生物菌群改变，某些维生素合成能力下降，直肠顺应性下降，排便冲动减少	肠神经系统功能降低，肠道蠕动减少，对水分过度吸收

老年人消化系统功能的变化，部分是衰老本身的结果，通常进入 70 岁以后衰老相关变化的速度会加快。部分则是疾病、损伤和环境暴露（如酒精、咖啡因、药物、食物中的毒素和微生物）的结果，还有部分是长期营养不良累积造成的，因此探讨老年人的营养问题，不能仅仅局限于消化系统。

老年人的代谢通常表现为基础代谢下降、合成代谢显著降低、分解代谢相对增强的特点。但是在刚步入老年阶段时，脂肪组织的合成量会略有增加。这可能与年龄增长导致的胰岛素分泌减少、糖耐量下降和血糖升高有关，也可能是身体为应对将来疾病消耗所做的主动能量储备。因为在人体消耗的能量中，脂肪是最主要的能量来源，在应对进入老年以后的各项疾病（感染或肿瘤）时，BMI 较高（超重）但腰围正常的老年人，往往会有更好的功能状态，且全因死亡风险较低。

老年人在积极合成脂肪储备能量的同时，最容易出现血甘油三酯、总胆固醇和低密度脂蛋白胆固醇的升高，这些内在变化的外在表现就是人体成分的变化和体型的改变。进入老年以后，人体成分中水分含量逐步下降，脂肪比例升高且分布发生改变，皮下脂肪减少、内脏脂肪增多，导致中心性肥胖；肌肉细胞的数量和体积减小，导致肌肉萎缩和肌力下降；心血管的弹性降低，造成血压升高；肾脏活化作用减弱，维生素 D_3 的合成能力降低；神经元缺失，导致认知功能减退；免疫细胞数量减少，免疫功能衰退。尽管老年人之间的个体差异显著，但随着年龄增长，这些变化趋势具有一致性。

伴随衰老进程，基因的顺序表达是导致这些生理变化的主要原因。中国传统生命观认为"生长壮老已"是生命的必然规律，但也提倡通过主动摄养来延续"老而不衰"的状态。通过营养和运动来调整老年人的生理状态，提高老年群体健康水平和生活质量，也是当前国家积极倡导的"健康老龄化"的核心内容。

二、老年人的营养不良风险

老年人营养不良已经成为当前公共卫生领域的重点关注问题。造成老年人营养不良的原因很复杂，很容易与衰老过程伴随的各种现象（如认知障碍、体质下降）相混淆。即老年人生理状态的改变，并非均由于某些营养素摄入不足或过量造成的，部分属于伴随衰老的正常生理现象。尽管这属于正常现象，但这并不意味着可以对老年人的营养不良风险听之任之。针对可干预的风险因素，我们应该重视并积极采取改善措施。老年人常见的营养不良风险包括住院治疗、爬楼梯困难、食欲不振、饮食依赖、健康自我认知较差及对生活失去兴趣等，其影响因素包含生理、心理和环境/社会三个方面（图4-1）。

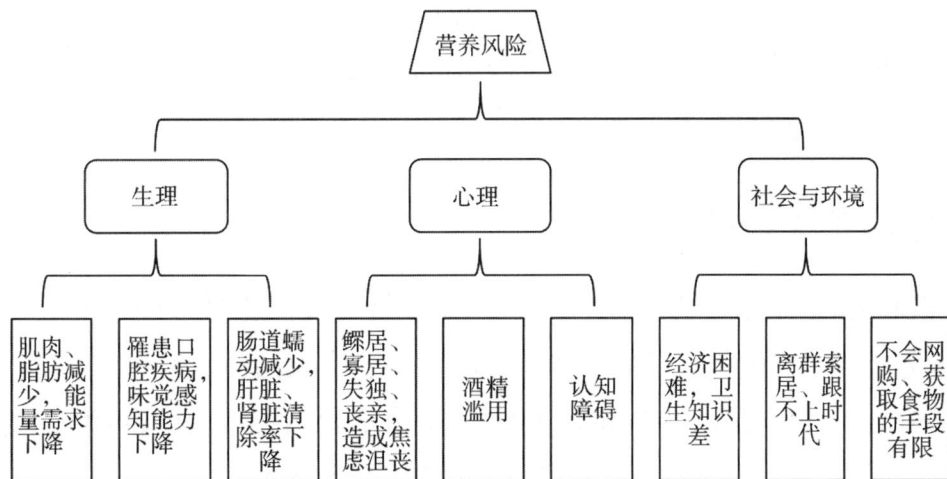

图4-1 老年人的健康风险因素

1. 生理因素 与年轻人相比，老年人更容易出现食欲不振，这是由于味觉、嗅觉减退、生长激素水平下降、胃运动功能减弱和环境变化等多重因素共同作用造成的。老年人普遍存在口腔健康问题，这与他们摄入水果和蔬菜总量减少存在关联。由于口腔状况不佳，老年人倾向于食用更容易咀嚼但缺乏纤维和微量营养素的软性食物，而这类食物又导致口腔状况的进一步恶化。例如，萎缩性胃炎可能会导致维生素 B_{12} 吸收不良，而维生素 B_{12} 的缺乏又容易引起消化道黏膜炎症、食欲不振和消化不良。另外，老年人消化系统功能的衰退速度慢于肌肉和运动系统，这导致能量摄入量下降较慢，而基础代谢和体力活动的消耗量下降较快，可能会引发一些与能量过剩相关的健康问题，如2型糖尿病、高血压和心脏病等。

2. 心理因素 抑郁、酗酒和认知障碍是可能导致食物摄入量减少并最终造成营养不良的常见心理因素。根据美国的统计，约15%的老年人表现出临床显著的抑郁症状，而且随着年龄增长患病率会上升，抑郁的老年人更有可能出现食欲不振和体重减轻。此外，在60岁以上的老年群体中，酒精依赖的比例高于中青年。有饮酒习惯的老年人不仅更容易营养不良，也更容易缺乏多种宏量和微量营养素。然而在中国的传统文化中，饮酒习惯往往被视为老年人"身体还行"（身体健康）的标志，导致老年人酒精使用障碍未得到充分重视。

3. 社会与环境因素　中国老年人更倾向于"居家养老"来保持他们的独立性，但这也可能使他们的营养状况更多地受到社会环境的影响。食物成本、单件食物分量、前往菜市场或超市的距离、可用的交通工具、子女探望的频率，以及近年来兴起的物流配送体系等因素，任何一个的缺失或不足都可能对老年人的营养状况产生负面影响。低社会经济地位也是老年人的一种营养风险因素，因为它迫使一些老年人优先支付医疗或意外开支，而不是购买营养丰富的食物。其中，社会孤立和孤独是老年人面临最大的营养风险因素，因为独自烹饪和用餐的老年人，通常无法保障其食物多样性，故而导致微量营养素摄入不足。

三、老年人的饮食原则

1. 坚持饮食适度　无论是针对 65～79 岁的老年人，还是 80 岁以上的高龄老人，饮食适度都是最基本的原则。适度包含几层含义：首先是总量上的适度。每位老年人的体重、BMI、身体活动水平都有差异，在确定每日饮食摄入量时，要结合个人的能量需要，制订个性化的方案。一般情况下，多数老年人难以准确计算每天的营养素需要量。《抱朴子·内篇》中"不欲极饥而食，食不过饱，不欲极渴而饮，饮不过多"的建议，可以作为保持饮食总量适度的一种简单方法。老年人要坚持饮食的规律性，通过少量多餐的方式避免饥饿或过饱，这有助于维持血糖的稳定。其次是风味适度。由于老年人是高血压、糖尿病的高发人群，故饮食以清淡为宜，低糖少盐，避免偏好某种口味或者过于浓重的口味，甘、酸、苦、辛、咸，过度摄取"五者充形，则生害矣"（《吕氏春秋》）。最后是食物的软硬、冷热的适度。陈直在《养老奉亲书》中告诫人们"生冷无节，饥饱失宜"是导致老年人脾胃损伤的重要原因。由于老年人消化酶的活力较弱，故其饮食宜"温热熟软"，避免食用黏硬和生冷的食物。

2. 尽可能保持营养的全面性　胃肠道的正常功能对于营养物质的吸收至关重要，高质量食物的充足摄入也同样重要。从根本上说，成年人所需各种营养素的作用并不会因年龄而改变。普通成年人需要的营养素老年人同样需要，只是在组成和数量上有所差异。通常情况下，老年人对微量营养素的需求增加，但是能量的需求减少，食物摄入量相应减少，这意味着老年人需减少进食量，同时确保从较少的食物中获取更多的微量营养素。老年人应当选择营养价值高的食品，但是因为老年人味觉减退、食欲下降，常觉得食物缺滋少味，转而依赖高脂肪、高碳水化合物和重口味食品，造成整体饮食质量降低。由于生活方式的变化和生理因素的影响，老年人被动的饮食选择，导致他们的饮食多样性往往是下降的。例如，年轻时可能偏好维生素C含量高的酸味水果，但年老以后可能由于牙釉质的磨损而不再尝试。

因此，老年人要做到营养均衡与全面，在没有人工营养干预[肠内营养（EN）、肠外营养（PN）]的情况下，可能还需要一些膳食补充剂。然而，常见膳食补充剂难以精准适配需求，因为如果一种复合膳食补充剂能补足老年人所需的所有维生素和矿物质，适合日常膳食摄入因素，可能导致某些微量营养素就摄入过量。因此国家法规规定，膳食补充剂提供的营养素需控制在所需量的 1/3 ～ 1/2。中医学提倡"辨证施治"，通过对老年人的体质辨识，结合食物的性味提出针对性食疗方案，而不是单纯依靠膳食补充剂解决营养素不足的问题。

营养素的全面性不仅适用于微量营养素，也同样适用于宏量营养素。例如，要确保蛋白质来源的多样性，由于动物蛋白的氨基酸组成更加符合人体需求，建议动物蛋白应占到每日蛋白质摄入量的1/2。多不饱和脂肪酸有助于改善血管弹性，故需要增加坚果和海洋鱼类的摄入。有效碳水化合物，如单糖、双糖和淀粉等，能够被人体消化吸收，用于提供能量。而无效碳水化合物，如低聚糖、果胶和纤维素等，虽无法被消化吸收，但有助于改善肠道功能。

简单来说，全面性意味着尽可能通过食物多样性来实现营养素的全面供应。如果食物选择受限，可以借助食疗、药膳或膳食补充剂来补充营养不足的部分。尽管膳食补充剂并非提升饮食质量的最佳方式，但在食物摄入量较低时，它可以帮助老年人满足最基本的营养需求。

3. 充分认识老年饮食的建议局限性　随着人均预期寿命的延长，老年期时间跨度显著增加，仅以日历年龄为老年定义的唯一标准，已不能准确反映老年群体的实际情况。除血压、骨密度等少数指标外，目前大多数老年人的健康标准仍然参照中青年人群设定。随着健康体检的普及和检测指标的精细化，所有指标全部处于参考值范围内的"健康"老年人极为罕见。这就要求我们认识到老年人与中青年的差异，部分在中青年人群体中被视为异常的指标，在老年人中可能属于正常现象。例如，20 岁的青年女性收缩压为 135mmHg 已明显偏高；但是对于 65 岁的女性，收缩压维持在该水平则是心血管系统健康的体现。

血压升高、血脂异常及血糖升高等问题，是衰老过程中常见的现象，不能都归咎于不健康的饮食习惯。应对这些代谢问题，虽可采用饮食营养干预的手段，但单纯调整饮食习惯难以彻底解决。这是因为某些指标的变化由衰老过程中自身的调节和补偿机制造成的，它们之间相互关联、相互影响，使得老年人实施理想的营养方案会受到许多因素的干扰。例如，老年人生理性的血压升高是由于血管弹性下降和缓冲功能减退造成的，为了保障供血量，血压会生理性上升。当升高的血压作用于弹性下降的血管时，卒中的风险就会增加。饮食干预手段往往从增加多不饱和脂肪酸的摄入量，改善血管弹性入手，但是多不饱和脂肪酸属于高能量成分，老年人的能量需要量较低，过多的能量摄入可能会导致肥胖。此外，其代谢过程中还会产生较多的超氧自由基，这导致机体氧化应激水平升高，进而促进动脉粥样硬化的发展，并增加心血管疾病发生的风险。又如，由于骨密度的下降，老年人需要在中年人钙摄入水平的基础上增加 200mg/d 的摄入量，这一摄入量并不足以逆转骨质丢失，但是如果进一步增加摄入量，则很容易引起便秘。而通过增加膳食纤维的摄入预防便秘，又可能干扰钙的吸收。在老年人的营养干预实践中，这样的案例很多，它们很多都是权宜之计，虽然能保持摄入量合理的前提下，可以改善某些重要生理指标，但是也可能带来其他问题，很难把所有的生理指标都同步调整到接近中青年的"合理"范围。

由此可见，营养干预手段存在局限性，不可能彻底解决衰老引发的诸多问题。需要努力做到的是通过保持健康的生活方式和相对均衡的饮食，把某些高风险的健康指标控制在安全、稳定区间，而非通过增加或减少特定类型的食物摄入量，来实现快速、严格的控制。近年来，世界卫生组织（WHO）调整了部分饮食建议，例如，在控制总热量的前提下，将适当放宽老年肥胖症患者产能营养素中碳水化合物的比例，并推荐选择复合碳水化合物。这是因为如果为了快速控制体重而采用高蛋白、低碳水化合物饮食，或者低热量饮食，可能会导致饥饿性酮症和周围神经病变。

四、老年人的养生建议

1. 饮食中保持能量与产能营养素均衡 人体的静息代谢率每增加 10 岁就会下降 1% ～ 2%，这可能与肌肉量的减少和体力活动的降低有关。尽管哺乳动物能够主动调节每日能量摄入量，降低摄入量或者将能量转化或消耗，但是老年人对食物摄入的主动调节往往无法做到及时、准确，多余的能量会以脂肪的形式存储起来。

碳水化合物是老年人的主要能量来源，但摄入过多可能增加糖尿病管理难度。因此，建议老年人限制精制谷物和纯糖的摄入，并增加全谷物的摄入量至每日谷物摄入量的一半。

与年轻人相比，老年人的脂肪推荐摄入量应适当降低。特别是需要控制饱和脂肪酸和反式脂肪酸的摄入。此外，老年人酒精摄入量应保持在较低水平，因为酒精对其健康风险不仅在于高热量，还在于它可能与治疗慢性病的药物发生相互作用，影响药物疗效，并增加老年人跌倒的风险。

2. 确保优质蛋白质摄入 蛋白质是一种产能营养素，对于老年人来说，其重要性不仅在于提供能量，更在于缓解蛋白质合成能力下降、减缓肌肉损失。人体从 40 岁左右开始出现肌肉量的减少，70 岁前每 10 年丢失约 8%，70 岁以后每 10 年丢失约 15%。肌肉蛋白质合成取决于蛋白质的质量，特别是其中的必需氨基酸含量如亮氨酸的含量。在相同的蛋白质摄入量下，老年男性的肌肉蛋白质合成反应比青年男性低 16%。因此，老年人需要增加蛋白质摄入量，以维持与年轻人相当的肌肉合成代谢水平。中国营养学会建议老年人摄入蛋白质量要达到（1.0～1.2）g/（kg·d），这一建议量高于美国建议的 0.8g/（kg·d）。这是由于中国老年人素食比例相对较高，植物蛋白摄入较多，但几乎没有一种植物蛋白能在控制总能量摄入的前提下，提供充足必需氨基酸。大豆蛋白在植物蛋白中具有较高的营养价值，但即使摄入大豆蛋白达到了 FAO/WHO 建议的亮氨酸摄入要求，其他必需氨基酸依然供应不足。因此，老年人需要摄入更多的优质蛋白质，确保其中来自动物或大豆的蛋白质占到蛋白质总量的 1/2。鸡蛋和乳制品是性价比高的高质量蛋白质来源，可以帮助许多收入较低的老年人补充蛋白质，除非因疾病或耐受性问题而需要限制摄入。

3. 保持微量营养素摄入 随着年龄的增长，老年人因体力活动减少、肌肉量减少和脂肪增加，导致总能量和静息能量需求的下降，微量营养缺乏的风险增加。这是因为老年人总能量摄入必须减少，但维生素和矿物质的需求却要保持不变，甚至可能增加。这对大多数人来说都是一项挑战。

由于食物摄入量减少，老年人微量营养素缺乏的风险往往被低估。因为微量营养素摄入不足的表现具有滞后性，而且易于与正常的衰老症状相混淆，因此，在出现"典型"的缺乏综合征之前，微量营养素的不足可能已经对细胞和生理功能造成了损害。

老年人需要特别关注的微量营养素包括：①叶酸、维生素 B_{12} 和维生素 B_6，有助于改善老年人的认知功能，增强整体代谢功能。②维生素 E，具有增强免疫的功能。③维生素 D、钙、维生素 K、镁和钾，对骨骼和心血管健康有益。尽管在食物摄入量减少的情况下，保障充足的微量营养素摄入存在诸多困难，应该优先通过食物获取微量营养素，而非依赖膳食补充剂。若选择膳食补充剂，应当依据营养素的缺乏程度，在营养师的指导下进行。

4. 保证水和膳食纤维摄入 水和饮料的摄入受到多种因素影响，包括老年人口渴感的降低、肾脏浓缩功能的减弱、保水能力的下降，以及可能因定期服用某些治疗代谢性疾病的药物而增加的脱水风险。因此，老年人应注意每日足量饮水，根据体型和运动强度调整，平均达到每日 2L。膳食纤维可以促进肠道蠕动，维持胃肠道健康，提升肠道微生物群的活性，辅助控制血糖，并在调整脂蛋白水平、维护心血管健康方面发挥作用，建议老年人每天摄入 20 ～ 30g 膳食纤维。

第五章　食疗原料与健康

扫码查看本章
数字资源

第一节　常见食材的营养与食疗

日常生活中食用的食物蕴含丰富的营养价值和独特的食疗功效。本节内容从基础的营养学角度出发，结合中医食疗理论，系统介绍多类常见食材，如谷物、蔬菜、水果、肉类、豆类及水产品等，不仅详细阐述了它们各自所含的主要营养成分（如蛋白质、脂肪、碳水化合物、维生素、矿物质及膳食纤维等），还着重分析了这些营养成分对人体健康的益处，如增强免疫力、促进消化、调节血糖及血脂、抗氧化防衰老等。

一、谷薯类

1. 粳米　又名大米、硬米、杭米。

【营养价值】每100g粳米中约含有能量350kcal，蛋白质7.8g，脂肪1.2g，碳水化合物77.79g，膳食纤维0.8～1.0g。还含有微量铁、钙、钾等元素。

【性味归经】味甘，性平。归脾、胃经。

【食疗作用】粳米具有健脾和胃、除烦渴、补中益气之效，能使五脏血脉精髓充溢、筋骨肌肉强健，常用于腹痛、腹泻、虚劳损伤等症。

【适宜人群】一般人群均可食用。特别适宜于脾胃虚弱、消化不良、体虚乏力、营养不良等人群食用。对于发热或久病初愈者、产后妇人、老年人、消化功能减弱的婴幼儿也较为合适。

【食用方法】粳米最常见的是煮饭、煮粥，还可与各种食材搭配，熬煮成多种粥品。烹饪时，可搭配蔬菜、肉类等食材，增加营养和口感。在煮粥时，可适当延长煮制时间，使粥更加浓稠，口感更佳。

【食疗方案】

粳米粥：将粳米与清水熬煮，加入适量的白糖调味，具有健脾养胃功效，适用于脾胃虚弱、消化不良者。

【食用注意】不宜食用加工过于精细的粳米，因其胚乳、糊粉层中营养成分损失过多，营养价值降低。此外，食用前淘洗次数不宜过多，以免使谷皮与谷膜内的维生素和无机盐流失。胃酸过多者不宜多食粳米。

2. 糯米　又名江米、元米、酒米。

【营养价值】每 100g 糯米中，约含能量 348kcal，蛋白质 7.6g，脂肪 1.0g，碳水化合物 77.9g，膳食纤维 0.8g，钙 26mg，磷 183mg，钾 137mg，镁 33mg，铁 1.4mg。

【性味归经】味甘，性温。归脾、胃、肺经。

【食疗作用】糯米具有补脾和胃、止泻、止虚汗、安神养心、调理消化、除烦止渴之效，对脾胃虚弱、体疲乏力、多汗、呕吐、经常性腹泻、痔疮、产后痢疾等有缓解作用。糯米还能滋补强身，有助于病后虚弱、贫血者增强体力和改善面色苍白等症状。

【适宜人群】一般人群均可食用；特别适宜于脾胃虚弱、消化不良、体虚乏力、营养不良、失眠多梦、产后虚弱、贫血等人群。

【食用方法】糯米最常见的是煮粥、煮饭，还可与各种食材搭配，熬煮成多种粥品或制作成糕点。在烹饪时，可搭配红枣、红豆、枸杞等食材，增加营养和口感。制作糕点时，可加入适量的油脂和糖，使口感更加松软香甜。

【食疗方案】

红枣糯米粥：将糯米与红枣、枸杞一同煮成粥，具有补脾养血、安神养心的功效，适用于脾胃虚弱、血虚萎黄、失眠多梦者。

【食用注意】避免使用冷自来水煮食，因其中含氯气会破坏糯米营养成分。发热、咳嗽痰黄、腹胀者应避免食用。婴幼儿、老年人及病后消化力弱者，不宜多食。

3. 粟米　又名小米、谷子、黏米。

【营养价值】每 100g 粟米中，约含能量 361kcal，蛋白质 9.0g，脂肪 3.1g，碳水化合物 75.1g，膳食纤维 1.6g，铁 5.0mg，磷 240 ～ 260mg，钾 280 ～ 300mg。

【性味归经】味甘、咸，性寒。归脾、胃、肾经。

【食疗作用】粟米具有益肾和胃、除热、利小便之效，可用于脾胃虚弱，呕逆少食，或消渴口干、烦热等症。粟米还能滋补强身，有助于增强体力和改善面色苍白等。

【适宜人群】一般人群均可食用粟米。特别适宜于脾胃虚弱、消化不良、体虚乏力、营养不良、失眠多梦、产后虚弱等人群。

【食用方法】粟米最常见的食用方法是煮粥、煮饭，还可与各种食材搭配，熬煮成多种粥品或制作成糕点。在烹饪时，可搭配红枣、红豆、枸杞等食材，增加营养和口感。制作糕点时，可加入适量的油脂和糖，使口感更加松软香甜。

【食疗方案】

小米粥：将粟米与清水熬煮，加入适量的白糖调味，具有健脾养胃功效，适用于脾胃虚弱、消化不良者。

【食用注意】应将粟米放于密封罐中，放置于通风、阴凉、干燥处或冰箱内，以防止发霉、虫蛀现象。食用前不宜淘洗次数太多或用力搓洗，而使粟米外层的营养素流失。《日用本草》中记载："与杏仁同食，令人吐泻。"

4. 玉米　又名玉麦、珍珠米、番麦。

【营养价值】每100g玉米中，约含能量86kcal，蛋白质4.0g，脂肪1.2g，碳水化合物19.9g，膳食纤维2.9g，维生素C16mg，钙2mg，磷117mg，钾238mg，镁32mg，铁1.1mg。

【性味归经】味甘、淡，性平。归胃、膀胱经。

【食疗作用】玉米具有开胃益智、健胃和中、宁心活血、利小便之效；用于脾胃不健、饮食减少、小便不利或水肿等症。玉米可降低血脂，对高脂血症、动脉硬化、心脏病等心血管疾病患者有益；并能延缓人体衰老，预防脑功能退化，增强记忆力。玉米中的膳食纤维有助于促进肠道蠕动，预防便秘，对肠道健康有积极作用。

【适宜人群】一般人群均可食用玉米。特别适宜于脾胃虚弱、消化不良、心血管疾病、水肿、脚气病等患者，以及老年人、肥胖者等。

【食用方法】玉米可直接煮食，也可与各种食材搭配，熬煮成多种粥品或制作成糕点。在烹饪时，可搭配红枣、红豆、枸杞等食材，增加营养和口感。制作糕点时，可加入适量的油脂和糖，使口感更加松软香甜。

【食疗方案】

玉米粥：将玉米与清水熬煮，加入适量的白糖调味，具有健脾养胃的功效，适用于脾胃虚弱、消化不良者。

【食用注意】玉米应避免一次食用过多，以免胃闷胀气；不宜食用因受潮发霉的玉米，因其可能产生黄曲霉毒素等致癌物质。

5. 高粱米　又名木稷、芦粟、芦黍。

【营养价值】每100g高粱米中，约含能量360kcal，蛋白质10g，脂肪3g，碳水化合物72.74g，膳食纤维2.4～3.5g，铁4.0～6.0mg，钙20～40mg，钾200～300mg。

【性味归经】味甘、涩，性温。归脾、胃经。

【食疗作用】高粱米具有温中、涩肠胃、止霍乱、利小便、止喘满之效，可用于脾胃虚弱、食积不消、少食腹泻等。高粱米中的膳食纤维有助于促进肠道蠕动，预防便秘，对肠道健康有积极作用。其所含的铁元素有助于预防缺铁性贫血。

【适宜人群】一般人群均可食用高粱米。特别适宜于脾胃虚弱、消化不良、腹泻、食欲不振、贫血等人群。

【食用方法】高粱米可煮粥、煮饭，还可与各种食材搭配，熬煮成多种粥品或制作成糕点。在烹饪时，可搭配红枣、红豆、枸杞等食材，增加营养和口感。制作糕点时，可加入适量的油脂和糖，使口感更加松软香甜。

【食疗方案】

高粱米粥：将高粱米与清水熬煮，加入适量的白糖调味，具有健脾养胃的功效，适用于脾胃虚弱、消化不良者。

【食用注意】高粱米烹煮过程中不宜加碱，以免破坏维生素 B_1。糖尿病患者应忌食；便秘、体质燥热者不宜食用。

6. 荞麦 又名乌麦、甜荞、荞子。

【营养价值】每 100g 荞麦中，约含能量 337kcal，蛋白质 9.3g，脂肪 2.3g，碳水化合物 73.0g，膳食纤维 6.5g。其还含有少量维生素 A、维生素 E、维生素 B_1、维生素 B_2、烟酸，以及钙、钾、铁等微量元素。

【性味归经】味甘，性凉。归脾、胃、大肠经。

【食疗作用】荞麦具有消积下气、健脾除湿之效，可用于胃肠积滞、胀满或腹痛者，也可用于脾虚而有湿热的腹泻、痢疾、白浊、带下等。荞麦中的膳食纤维有助于促进肠道蠕动，预防便秘，对肠道健康有积极作用。其所含的铁元素有助于预防缺铁性贫血。

【适宜人群】一般人群均可食用荞麦。特别适宜于脾胃虚弱、消化不良、腹泻、食欲不振、贫血等人群。

【食用方法】荞麦可煮粥、煮饭，还可与红枣、红豆、枸杞搭配，熬煮成多种粥品或制作成糕点。制作糕点时，可加入适量的油脂和糖，使口感更加松软香甜。

【食疗方案】

荞麦粥：将荞麦与清水熬煮，加入适量的白糖调味，具有健脾养胃的功效，适用于脾胃虚弱、消化不良者。

【食用注意】若治疗肠胃积滞、胀满，可将单品炒熟研末服用。本品研末，白糖调服，可治疗噤口痢疾。

7. 燕麦 又名雀麦、野麦。

【营养价值】每 100g 燕麦中含有能量 340 ～ 360kcal，蛋白质 12 ～ 14g，脂肪 2 ～ 3g，碳水化合物 60 ～ 70g，以及膳食纤维 5.5 ～ 6.0g。燕麦还富含铁、钙、钾等矿物质，是维生素 B 族和维生素 E 的良好来源。

【性味归经】味甘，性温，归脾、胃经，适宜脾胃虚寒的人群食用。

【食疗作用】燕麦具有补益脾肾、润肠止汗、止血的功效。燕麦有助于增强老年人体力、延年益寿、降低胆固醇、改善病后体弱状况。此外，燕麦还能预防心脏病、高血压，并有助于缓解糖尿病症状。

【适宜人群】适用于所有年龄段的人群，尤其是老年人、体质虚弱、需要调节血糖和血脂水平的人群。

【食用方法】燕麦可以通过煮、蒸、烤等方式食用。它可以被加工成燕麦片、燕麦粉或作为早餐粥的一部分。建议选择未加工的全燕麦，以保留更多的营养成分。

【搭配建议】与香蕉、苹果、蓝莓等水果搭配，增加营养，改善口味。与核桃、杏仁等坚果混合，提供健康的脂肪和蛋白质。

【食疗方案】

燕麦粥：将燕麦煮成粥，加入牛奶或蜂蜜，适宜早餐食用，具有补益脾肾、润肠的功效。

燕麦水果沙拉：将燕麦与新鲜水果混合，制成健康美味的沙拉。

燕麦水果碗：将燕麦与牛奶或酸奶混合，加入新鲜水果和坚果，作为营养丰富的早餐或小吃。

【食用注意】燕麦性温，一般无特殊食用禁忌，但需注意个体过敏反应。燕麦含有较多的膳食纤维，过量食用可能导致肠胃不适，建议适量摄入。

8. 小麦

【营养价值】每100g全麦面粉含有能量317～350kcal，蛋白质11～13g，脂肪1.5～2g，碳水化合物64～68g，以及膳食纤维10～12g。小麦还富含铁、钙、钾等矿物质，对补血、维持骨骼健康和电解质平衡具有重要作用。

【性味归经】味甘，性凉，归心、脾、肾经。

【食疗作用】小麦具有养心益肾、清热止渴、利小便、调理脾胃的功效。对于心血不足引起的失眠、心悸不安、情绪起伏大等症状有良好改善效果，并可缓和脚气病、末梢神经炎、自汗、盗汗、多汗等问题。小麦中的维生素E具有抗氧化作用，亚油酸有助于降低胆固醇、预防动脉硬化等心血管疾病。

【适宜人群】适宜于各类人群，特别是患有心脏疾病、肾脏疾病者，脾胃不和、心脾两虚、肾虚及虚汗过多者，以及需要改善情绪和睡眠的人群。

【食用方法】小麦可以通过多种方式食用，如制成面粉用于烘焙面包、蛋糕、饼干等，或煮成全麦粥、面条等。

【搭配建议】与豆类如黑豆、红豆搭配，可以提供完整的蛋白质。与蔬菜如菠菜、西红柿等搭配，能增加维生素和矿物质的摄入。

【食疗方案】

全麦面包：使用全麦面粉制作的面包，富含膳食纤维，适宜作为健康早餐。

小麦粥：将小麦煮成粥，适宜于消化不良或脾胃虚弱者食用。

【食用注意】长期食用加工过于精细的面粉可能导致营养不足，应适量摄入全谷物产品。精细加工的面粉可能导致食欲减退、皮肤干燥等问题，应注意均衡饮食。

9. 土豆 又名马铃薯、洋芋、馍馍蛋。

【营养价值】每 100g 土豆含有能量 77 ~ 93kcal，蛋白质 2.2 ~ 2.5g，脂肪 0.2g，碳水化合物 17 ~ 20g，以及膳食纤维 1.5 ~ 2.5g。它还富含维生素 C 和钾，有助于增强免疫力和维持电解质平衡。

【性味归经】味甘，性平，归脾、胃经。

【食疗作用】补益脾胃、缓急止痛、通利大便。

【适宜人群】需要调理脾胃、缓解便秘或需要补充能量的人群。

【食用方法】土豆可以通过煮、烤、炒、炸、蒸等多种方式食用。建议选择新鲜的土豆，并避免食用发芽或皮色变绿、变紫的土豆。

【搭配建议】与鸡肉、牛肉等搭配，可以增加菜肴的营养价值和口感。与胡萝卜、青椒等蔬菜搭配，提供更丰富的维生素和膳食纤维。

【食疗方案】

土豆泥：将煮熟的土豆捣成泥，加入牛奶和黄油，适宜作为儿童和老年人的营养食品。

土豆烧牛肉：土豆与牛肉搭配烧制，有助于补益脾胃，增强体力。

【食用注意】发芽和有青皮的土豆含有较高量的龙葵碱，食用后可能引发头痛、腹痛、呕吐、腹泻等症状，因此严禁食用。

10. 红薯 又名甘薯、地瓜。

【营养价值】红薯是一种营养价值丰富的根茎类蔬菜。每 100g 红薯含有能量 90 ~ 100kcal，蛋白质 1.1 ~ 1.5g，脂肪 0.2 ~ 0.3g，碳水化合物 21 ~ 24g，以及膳食纤维 2.5 ~ 3.5g。红薯还富含维生素 A（β 胡萝卜素）、维生素 C 和钾，对促进视力健康、增强免疫力和维持电解质平衡至关重要。

【性味归经】味甘，性平，归脾、胃经。

【食疗作用】健脾和胃、除烦渴、补中益气。其可辅助缓解腹痛、腹泻、虚劳损伤等症状。

【适宜人群】脾胃虚弱、发热或久病初愈者，以及产后妇人、老年人、消化功能较弱的婴幼儿。

【食用方法】红薯可以通过烤、煮、蒸、炖或制成红薯干等多种方式食用。建议选择新鲜无霉变的红薯，并彻底清洗以去除表面的泥土。

【搭配建议】红薯与大米、小米等谷物搭配食用，可以提供均衡的营养；与豆类如黑豆、红豆搭配，可增加蛋白质的摄入；与杏仁、核桃等坚果搭配食用，可增加不饱和脂肪酸和维生素 E 的摄入；与牛奶或酸奶混合制成红薯泥，可增加钙质摄入，适宜于儿童和老年人。

【食疗方案】

烤红薯：简单烤制，能保持红薯的自然甜味和营养，适合作为健康小吃或配菜。

红薯粥：将红薯切块与大米一起煮成粥，适宜于脾胃虚弱者食用，有助于消化。

红薯银耳羹：红薯与银耳、冰糖炖煮，适宜于秋季润燥，具有滋阴养颜的效果。

【食用注意】红薯中含有较多的氧化酶，过量食用容易产气，因此需控制摄入量；红薯中的糖分较高，糖尿病患者应适量食用；红薯不宜与过于寒凉的食物同食，以免影响脾胃功能。

11. 山药   又名薯蓣、山芋。

【营养价值】山药是一种高营养、低热量的食材。每 100g 山药含有能量 47 ～ 57kcal，蛋白质 1.1 ～ 1.5g，脂肪 0.1 ～ 0.2g，碳水化合物 11 ～ 13g，以及膳食纤维 1.5 ～ 2g。山药还含有丰富的维生素 C（7 ～ 10mg）、钾（150 ～ 200mg）等微量元素，具有抗氧化、增强免疫力等作用。

【性味归经】味甘，性平，归脾、肺、肾经。

【食疗作用】益气养阴、补肺脾肾、固精止带。

【适宜人群】脾胃虚弱、肺肾不足的人群，身体虚弱、精神倦怠、消化不良、慢性腹泻、遗精盗汗、虚劳咳嗽、夜多小便、糖尿病等患者，以及妇女白带多者。

【食用方法】可以通过多种方式食用，如煮、蒸、炖、炒等。

【搭配建议】山药与鸭肉二者同食可消除油腻，补肺效果更佳；山药与苦瓜均有减肥、降血糖的功效，同食可增强减肥效果；山药与龙眼肉、甲鱼三者相配，能补脾胃、益心肺、滋肝肾。

【食疗方案】

山药粥：山药与粳米一同煮成粥，适宜于脾胃虚弱者食用。

山药茯苓包子：山药、茯苓与面粉制成包子，适宜于脾气虚弱所致的食少、便溏者。

【食用注意】山药有较强的收涩作用，大便燥结者不宜常食；有实邪者或积滞者忌食山药。

二、豆类（杂豆类）

1. 绿豆 又名青小豆、文豆、青豆子。

【营养价值】每100g绿豆约含有能量329kcal，蛋白质21.6g，脂肪0.8g，碳水化合物62g，以及膳食纤维6.4g。它还含钾约1177mg，并含有多种维生素和钙、磷、铁等无机盐。绿豆的蛋白质中有人体必需的多种氨基酸，尤其是蛋氨酸、色氨酸、酪氨酸等。

【性味归经】味甘，性凉，归心、胃经。

【食疗作用】清热消暑、利尿消肿、解毒、润喉止渴及明目降压。可用于热病或中暑所致的心烦口渴、咽喉炎、脓疮，以及服用热性药物引起的中毒或不良反应。绿豆还能清心安神、治虚烦、改善失眠多梦及精神恍惚，有助于清除血管壁中的胆固醇和脂肪堆积，防治心血管病变。

【适宜人群】一般人群均可食用绿豆。特别适宜于身体虚弱、精神倦怠、高血压、水肿、结膜炎等人群。

【食用方法】绿豆可以通过煮汤、煮粥、制作豆沙、粉丝等多种方式食用。在烹饪绿豆时，注意不要煮得过烂，以免破坏其营养成分和食疗效果。

【食疗方案】

绿豆汤：将绿豆与清水熬煮，加入冰糖调味，清热解暑，适宜于夏季饮用。

绿豆粥：与粳米一同煮成粥，适用于暑热烦渴，可降火。

【食用注意】绿豆性凉，脾胃虚寒、腹泻之人不宜多食。绿豆容易导致胀气，消化不良者应适量食用。

2. 黄豆 又名大豆、黄大豆。

【营养价值】黄豆是一种营养价值极高的食材。每100g黄豆约含有能量390kcal，蛋白质36.3g，脂肪18.4g，碳水化合物30.8g，以及膳食纤维15.5g。此外，黄豆还含钙约199mg，铁约8.2mg，钾约1503mg。

【性味归经】味甘，性平，归脾、胃经。

【食疗作用】健脾利湿、润燥消水、解毒。

【适宜人群】需要补充蛋白质、改善消化系统功能的人群，以及希望预防心血管疾病和改善更年期症状的人群。适用于脾胃虚弱、气血不足、消瘦萎黄、脾虚水肿、脚气病等症状。黄豆还能预防并改善乳腺癌、前列腺癌等的症状，缓解妇女更年期症状、骨质疏松症等。

【食用方法】黄豆可以通过多种方式食用，如豆腐、豆浆、豆芽、黄豆酱等。建议烹饪前将黄豆浸泡，以提高其营养价值和消化吸收率。

【食疗方案】

黄豆炖排骨：黄豆与排骨一同炖煮，有助于补充蛋白质和钙质，适宜于体质虚弱者。

豆浆：黄豆用清水浸胀后加水磨浆，煮沸。新鲜豆浆是早餐的良好选择，可以提供丰富的植物蛋白。

【食用注意】黄豆不易消化，易产生饱胀感，应适量食用。卟啉含量较高，痛风、尿酸过高的患者不宜食用。生黄豆含有胰蛋白酶酵素抑制剂，不宜生食，加热后此成分即被灭活。

3. 黑豆　又名乌豆、黑大豆。

【营养价值】每100g黑豆中约含有能量384kcal，蛋白质36g，脂肪15.9g，碳水化合物33.5g，以及膳食纤维10.2g。黑豆还含维生素E约17.4mg，铁约8.5mg，钾约1377mg。

【性味归经】味甘，性平，归脾、肾经。

【食疗作用】补肾益阴、健脾利湿、解毒。

【适宜人群】肾虚消渴多饮、肝肾不足、头昏目暗，以及脾虚水肿、脚气病等人群。

【食用方法】黑豆可以通过煮、炖、炒、磨粉等方式食用。建议烹饪前将黑豆浸泡，以提高其营养价值和消化吸收率。

【食疗方案】

黑豆炖鸡：黑豆与鸡肉一同炖煮，有助于补肾强身，适宜于肾虚体弱者。

黑豆粥：将黑豆与米一同煮粥，适宜作为早餐或夜宵。

【食用注意】豆类的卟啉含量较高，尿酸过高的人不宜一次食用太多。黑豆中含有一定的草酸和植酸，不宜与富含钙的食物同食，以免影响钙的吸收。

三、蔬菜类

1. 韭菜　又名草钟乳、壮阳草、长生韭。

【营养价值】每100g韭菜中，约含有能量25kcal，蛋白质2.4g，脂肪0.4g，碳水化合物4.5g，膳食纤维1.4g，维生素A133μgRAE，β胡萝卜素1596mg，维生素C

2mg，钾 241mg。

【性味归经】性温，味辛、甘，归肾、胃、肝经。

【食疗作用】补肾壮阳、温中开胃、散瘀血。韭菜中含有的挥发油、硫化物等成分，有助于清除肠道有害细菌。

【适宜人群】适宜于需要温补阳气、补肾、增强体力、改善消化功能的人群，有肾虚阳痿、遗精遗尿、腰膝酸软等症状者。

【食用方法】韭菜可热食或生食，热食偏于温补，生食偏于散瘀。

【食疗方案】

韭菜炒鸡蛋：韭菜与鸡蛋同炒，有助于温中散寒，增强体力。

【食用注意】韭菜不宜加热过久，以免破坏营养成分。阴虚有热或患疮疡、目疾的人群不宜食用或慎食。

2. 白菜 又名大白菜、白菘。

【营养价值】每 100g 白菜中，约含有能量 20kcal，蛋白质 1.6g，脂肪 0.2g，碳水化合物 3.4g，膳食纤维 0.9g，维生素 C 37.5mg，钙 57mg，钾 134mg。

【性味归经】味甘，性微寒。归肺、胃、膀胱经。

【食疗作用】清热除烦、利尿、解毒。白菜中的粗纤维有助于促进肠道蠕动，防治便秘。

【适宜人群】适宜于需要清热除烦、改善消化功能、预防便秘的人群，以及肺胃有热、心烦口渴或肺热咳嗽、膀胱热结、小便不利者等。

【食用方法】白菜可煮汤、炒食或凉拌。

【食疗方案】

白菜豆腐汤：白菜与豆腐煮汤，有助于清热除烦。

【食用注意】肺气虚寒、咳嗽痰多，以及脾气虚寒、腹泻腹痛者不宜食用。

3. 空心菜 又名蕹菜、空筒菜。

【营养价值】每 100g 空心菜约含有能量 19kcal，蛋白质 2.2g，脂肪 0.2g，碳水化合物 4.0g，膳食纤维 1.6g，维生素 A 143μg RAE，维生素 C 5mg，钾 304mg。

【性味归经】味甘，性微寒。归肝、心、大肠、小肠经。

【食疗作用】清热凉血、利尿、通便、解毒，改善血热、小便不利、便秘、食物中毒等。

【适宜人群】需要清热、解毒、改善消化系统功能的人群。

【食用方法】空心菜可炒食、煮汤或凉拌。

【食疗方案】

蒜蓉空心菜：与蒜蓉快炒，有助于清热利尿。

【食用注意】多用于解食物中毒，无特殊禁忌，但体质虚寒者应适量食用。

4. 黄花菜　又名金针菜、萱草花。

【营养价值】每 100g 黄花菜约含有能量 199kcal，蛋白质 19.5g，脂肪 1.4g，碳水化合物 27.2g，膳食纤维 7.7g，维生素 A 307μg RAE，维生素 C 11mg，钾 610mg。

【性味归经】味甘，性微寒。归心、肝经。

【食疗作用】清热凉血、利湿、安神、明目，适用于血热出血、小便不利、心烦不安等。

【适宜人群】需要安神、改善视力、降低血压等人群。

【食用方法】黄花菜可炒食、煮汤或凉拌。

【食疗方案】

黄花菜炒肉：与猪肉炒食，有助于清热凉血，增强体力。

【食用注意】鲜品清热凉血功效较好，但需注意不宜与具有相反性味的食物同食。

5. 芥菜　又名春菜、辣菜。

【营养价值】每 100g 芥菜约含有能量 16kcal，蛋白质 1.8g，脂肪 0.4g，碳水化合物 28g，膳食纤维 1.2g，维生素 A 142μg RAE，维生素 B 族 1700μg，维生素 C 72mg，钙 28mg，钾 224mg。

【性味归经】味辛，性温。归肺、胃经。

【食疗作用】温中健胃、散寒解表。适用于风寒感冒、胃寒少食、咳嗽等。

【适宜人群】需要温中散寒、改善消化功能的人群。

【食用方法】芥菜可炒食、煮汤或腌制。

【食疗方案】

芥菜豆腐汤：与豆腐煮汤，有助于温中散寒。

【食用注意】目疾、疮疡、痔疮患者或素体热盛者不宜食用。

6. 甘蓝　又名蓝菜、包心菜、卷心菜。

【营养价值】每 100g 甘蓝中约含有能量 22kcal，蛋白质 1.5g，脂肪 0.2g，碳水化合物 3.6g，膳食纤维 1g，维生素 C 40mg，钙 49mg，钾 179mg。

【性味归经】味甘，性平，归肺、胃经。

【食疗作用】益脾和胃、缓急止痛。可用于脾胃不和，脘腹拘急疼痛、上腹胀气疼痛等人群。新鲜的甘蓝菜汁对胃及十二指肠溃疡有止痛与促进愈合作用，且含有能分解亚硝胺的酶，能消除亚硝胺的突变作用，还对酒精中毒有一定缓解作用。

【适宜人群】脾胃不和、消化不良的人群。

【食用方法】卷心菜可炒食、做汤、凉拌或制成泡菜食用。

【食疗方案】

卷心菜沙拉：新鲜卷心菜与番茄、黄瓜等蔬菜搭配，有助于益脾和胃。

【食用注意】无特殊食用注意，但烹饪时不宜加热过久，以免破坏营养成分。体质虚寒者应适量食用。

7. 旱芹　又名药芹、香芹、芹菜。

【营养价值】每 100g 旱芹中约含有能量 22kcal，蛋白质 1.2g，脂肪 0.2g，碳水化合物 4.5g，膳食纤维 1.2g，维生素 A 28μg RAE，胡萝卜素 340mg，维生素 C 8mg，钙 80mg，钾 206mg。

【性味归经】味辛、甘，性凉，归肝、胃、膀胱经。

【食疗作用】清热平肝、健胃下气、利小便。适用于热病烦渴、肝热阳亢、胃热呕逆等。长期食用对高血压、血管硬化、神经衰弱、小儿软骨病等有辅助治疗作用。

【适宜人群】高血压、肝阳上亢、胃热不适的人群。

【食用方法】旱芹可炒食、做汤或榨汁饮用。

【食疗方案】

芹菜拌豆腐：旱芹与豆腐凉拌，有助于清热平肝。

芹菜汁：鲜榨旱芹汁，可清热平肝、利小便。

【食用注意】旱芹含有挥发油，不宜久煎、久炒。

8. 菠菜　又名菠棱、赤菜根、鹦鹉菜。

【营养价值】每 100g 菠菜中约含有能量 28kcal，蛋白质 2.6g，脂肪 0.3g，碳水化合物 4.5g，膳食纤维 1.7g，维生素 A 243μg RAE，胡萝卜素 2920μg，维生素 C 32mg，钾 311mg。

【性味归经】味甘，性凉，归大肠、胃、肝经。

【食疗作用】润燥滑肠、清热除烦、生津止渴、养肝明目。适用于肠燥便秘、高血压、痔疮、消渴多饮等。常食菠菜，可以帮助人体维持正常视力和上皮细胞健康，防治夜盲症，增强抵抗力及促进儿童生长发育，对预防口腔溃疡、唇炎、舌炎、皮炎、阴囊炎也有效果。

【适宜人群】需要改善视力、增强免疫力、促进生长发育的人群。

【食用方法】菠菜可炒食、做汤、凉拌或榨汁饮用。

【食疗方案】

菠菜猪肝汤：菠菜与猪肝煮汤，有助于补血养肝。

【食用注意】脾虚易泻者不宜食用。菠菜中含有较多草酸，应避免与高钙食物同煮。

9. 胡荽　又名香菜、芫荽、园荽、胡菜、满天星。

【营养价值】每100g胡荽中约含有能量31kcal，蛋白质1.8g，脂肪0.4g，碳水化合物5g，膳食纤维1.2g，维生素C 48mg，钾272mg。

【性味归经】味辛，性温，归脾、胃、肺经。

【食疗作用】发表透疹、消食开胃、止痛解毒。适用于流行性感冒、小儿痘疹不透等。胡荽中的全草汁液，可抑制体内铅的积累和肾脏铅中毒，有预防铅中毒的作用。胡荽根中的皂苷能保护血管内皮细胞，防止细胞老化、促进血液循环、预防高血压。胡荽子所含挥发油有抗细菌和抗真菌的作用。

【适宜人群】需要改善消化、促进血液循环的人群。

【食用方法】可生食作为凉拌菜的调料，或作为汤和炖菜的点缀，增加风味。

【搭配建议】与牛肉、羊肉等搭配，增加菜肴的香气和层次感。与番茄、黄瓜等蔬菜混合制作沙拉，提升营养价值。

【食疗方案】

胡荽凉拌菜：与豆腐、黄瓜等凉拌，有助于消食开胃。

【食用注意】气虚感冒或产后、病后初愈的患者不宜多食，口腔异味、胃溃疡、脚气、疮疡患者不宜食用。

10. 荠菜　又名地菜、花花菜、鸡心菜。

【营养价值】每100g荠菜中约含有能量31kcal，蛋白质2.9g，脂肪0.4g，碳水化合物4.7g，膳食纤维1.7g，维生素A 4216μg RAE，维生素C 43mg，钙2294mg，钾280mg。

【性味归经】味甘、淡，性凉，归肝、胃经。

【食疗作用】凉血止血、清热利尿、清肝明目。适用于高血压、细菌性痢疾等。

【适宜人群】需要清热利尿、改善视力的人群。

【食用方法】可炒食、做汤或凉拌食用，也可用于包饺子或馄饨。

【搭配建议】与豆腐搭配煮汤，增加菜肴的清淡口感和营养价值。与猪肉或鸡肉混合，制作馅料，增加风味。

【食疗方案】

荠菜豆腐汤：与豆腐同煮，有助于清热利尿。

11. 南瓜　又名番瓜、倭瓜、金瓜。

【营养价值】每100g南瓜中约含有能量23kcal，蛋白质0.7g，脂肪0.1g，碳水化合物 5.3g，膳食纤维 0.8g，维生素 A 74μg RAE，胡萝卜素 890μg，维生素 C 8mg，钾 145mg。

【性味归经】味甘，性温，归脾、胃经。

【食疗作用】补中益气、化痰排脓、驱蛔虫。适用于脾虚气弱、哮喘、腹水等。

【适宜人群】营养不良、哮喘、腹腔积液患者。

【食用方法】可煮汤、蒸食、烤制，或制作成南瓜饼、南瓜面包等。

【搭配建议】与小米、红豆等搭配煮粥，适宜作为早餐或晚餐。与肉类如排骨、鸡肉一起炖煮，增加菜肴的甜味和营养。

【食疗方案】

南瓜小米粥：与小米一同煮粥，有助于补中益气。

【食用注意】湿阻气滞、胸脘胀闷者不宜食用。连续食用南瓜可能导致皮肤黄染，停食后可逐渐消退。

12. 冬瓜　又名水东瓜、水青冈。

【营养价值】每 100g 冬瓜中约含有能量 10kcal，蛋白质 0.3g，脂肪 0.2g，碳水化合物 2.4g，膳食纤维 0.7g，维生素 C 16mg，钾 57mg。

【性味归经】味甘、淡，性微寒，归肺、胃、膀胱经。

【食疗作用】清热化痰、除烦止渴、利尿消肿。

【适宜人群】适宜于水肿、肝硬化腹水、慢性支气管炎、高血压患者，以及需要清热解暑的人群。

【食用方法】冬瓜可煮汤、炒食或蒸食。最典型的用途是煮汤，这样可以最大化发挥其清热解暑和利尿的效果。

【搭配建议】与排骨、老鸭等煲汤，可清热解暑。与海米、瑶柱等搭配，增加菜肴风味。

【食疗方案】

冬瓜排骨汤：排骨先加水煮，至快熟时加入切成小块的冬瓜继续煮熟，最后加入适量食盐调味。

【食用注意】脾胃虚寒、阴虚消瘦者不宜多食。

13. 苦瓜　又名癞瓜、锦荔枝。

【营养价值】每 100g 苦瓜中约含有能量 22kcal，蛋白质 1.0g，脂肪 0.1g，碳水化合物 4.9g，膳食纤维 1.4g，维生素 C 56mg，钾 256mg。

【性味归经】味苦，性寒，归胃、心、肝经。

【食疗作用】清热解暑、明目、降低血糖。

【适宜人群】适宜于糖尿病患者、需要清热解暑的人群。

【食用方法】苦瓜可凉拌、炒食或煮汤。为了减少苦味，苦瓜可以先用盐稍微腌制，然后漂水去除部分苦汁。

【搭配建议】与瘦肉、鸡蛋搭配，平衡苦味，增加营养。

【食疗方案】

苦瓜炒蛋：苦瓜切片后和鸡蛋一起炒熟，清热解暑，适宜于夏季食用。

【食用注意】脾胃虚寒、腹痛者慎用。

14. 黄瓜 又名刺瓜、胡瓜。

【营养价值】每 100g 黄瓜中约含有能量 16kcal，蛋白质 0.8g，脂肪 0.2g，碳水化合物 2.9g，膳食纤维 0.5g，维生素 C 9mg，钾 102mg。

【性味归经】味甘，性凉，归胃、膀胱经。

【食疗作用】清热止渴、利水消肿。

【适宜人群】适宜于胸中烦热、口渴、水肿、小便不利、高血压人群。

【食用方法】黄瓜可生食、凉拌、炒食、腌制或榨汁。生吃或凉拌是保留其营养价值和清脆口感的最佳方式。黄瓜也可以作为沙拉的配料，或与其他蔬菜一起炒制。

【搭配建议】与蒜泥、醋等调料搭配凉拌，增加风味。与肉类搭配炒食，平衡口感。

【食疗方案】

黄瓜拌腐竹：黄瓜拍碎切块，腐竹泡发切段，再加上蒜末、生抽、醋、白糖、盐、辣椒油、香油等调料搅拌。黄瓜具有清热止渴、利水消肿的功效，腐竹中富含蛋白质等营养成分。

黄瓜拌鸡丝：鸡胸肉煮熟晾凉撕成丝，加黄瓜拍碎切块，香菜洗净切段，加入调料。黄瓜清热止渴，鸡肉富含蛋白质，能补充身体所需营养，一起食用可增强食欲，缓解夏季不适。

【食用注意】脾胃虚寒者不宜多食。

15. 丝瓜 又名天丝瓜、天罗瓜、絮瓜。

【营养价值】每 100g 丝瓜中约含有能量 20kcal，蛋白质 1.3g，脂肪 0.2g，碳水化合物 4g，膳食纤维 0.5g，维生素 C 3mg，钾 121mg。

【性味归经】味甘，性凉。归肺、胃、肝经。

【食疗作用】清热、化痰、凉血。丝瓜中含有较多维生素 C，可治疗维生素 C 缺乏症。

【适宜人群】适宜于热病有发热烦渴、咽喉痛、肺热咳嗽等症状的人群。

【食用方法】丝瓜适合炒食、煮汤或蒸食。

【搭配建议】与鸡蛋搭配炒制，简单易做，营养丰富。与肉类如猪肉或鸡肉一同煮汤，增加风味。

【食疗方案】

丝瓜鸡蛋汤：丝瓜去皮洗净切块，鸡蛋搅散，锅中加水烧开，放入丝瓜煮熟，加入鸡蛋液，调入盐即可。

【食用注意】脾胃虚寒、便溏腹泻者不宜食用。

16. 番茄 又名西红柿、番柿、六月柿。

【营养价值】每100g番茄中约含有能量15kcal，蛋白质0.9g，脂肪0.2g，碳水化合物3.3g，膳食纤维1.3g，维生素A 31μg RAE，胡萝卜素375μg，维生素C 14mg，钾179mg。

【性味归经】味甘、酸，性凉。归胃、肝经。

【食疗作用】清热生津、养阴凉血。用于热伤胃阴，烦渴咽干，肝阴不足，目昏眼干或夜盲，或阴虚血热，衄血、牙龈出血。番茄中的柠檬酸、苹果酸和糖类可促消化，对肾炎患者有利尿作用。番茄素对多种细菌有抑制作用，具有帮助消化的功效，还含有一种抗癌、防衰老物质谷胱甘肽，可延续衰老，并具有辅助降血压的作用。

【适宜人群】适宜于热伤胃阴、烦渴咽干、肝阴不足等人群。

【食用方法】番茄可以生食、煮汤、炖菜或制成番茄酱。

【搭配建议】与新鲜蔬菜如黄瓜、洋葱等搭配制作沙拉或三明治。与肉类如牛肉、猪肉搭配炖煮，可提升风味和营养价值。

【食疗方案】

番茄炖牛腩：番茄去皮切块，牛腩切块焯水。锅中倒油，放入番茄块炒出汁，加入牛腩块翻炒，倒入适量清水没过食材，炖煮至牛腩熟烂，调入盐等调料。此菜养阴凉血，适宜于阴虚血热者。

【食用注意】无特殊食用注意。

17. 西蓝花 又名绿菜花、西蓝花菜、绿花椰菜。

【营养价值】每100g西蓝花约含有能量27kcal，蛋白质3.5g，脂肪0.6g，碳水化合物3.6g，维生素A 13μg RAE，胡萝卜素151μg，维生素C 56mg，钙50mg，钾179mg。

【性味归经】味甘，性平。归胃、肝、肺经。

【食疗作用】西蓝花具有强肾壮骨、健脾养胃、清肺润喉之效，可用于放疗引起的气阴两虚、肺气不足、肾不纳气引起的咳嗽气短、痰喘乏力、干咳少痰、消瘦乏力等症，也具有丰润肌肤、减少皱纹等美容之功。现代研究发现，西蓝花含有硫代葡萄糖苷，能有效地对抗乳腺癌和大肠癌。西蓝花中的萝卜硫素化合物可减缓软骨损伤并缓解关节疼痛，有预防关节炎的作用。西蓝花含有二硫氢硫酮，可防止放射性元素、X 线和阳光中紫外线对人体产生的伤害。西蓝花含黄酮类化合物、维生素 A、维生素 C 和胡萝卜素等抗氧化物，有保护机体组织细胞的功能，可预防高血压、心脏病的发生，以及延缓衰老。

【适宜人群】适宜于需要增强免疫力、预防癌症的人群。

【食用方法】西蓝花可以蒸、炒、烤或煮汤。

【搭配建议】与肉类如鸡肉、鱼肉搭配，增加菜肴的口感和营养。与富含大蒜、姜等调料的菜肴搭配，可提升风味。

【食疗方案】

西蓝花炒鸡胸肉：西蓝花去根洗净切成小朵，鸡胸肉切片。锅中倒油，放入鸡胸肉片炒至变色，加入西蓝花翻炒，熟后调入盐等调料。

【食用注意】凝血功能异常、肾脏功能异常、甲状腺功能失调者及小孩不宜多食。腹泻及脾胃虚寒者不宜食用。尿路结石者忌食。

18. 紫甘蓝　又名红甘蓝、赤甘蓝、紫包菜、紫圆白菜。

【营养价值】每 100g 紫甘蓝约含有能量 25kcal，蛋白质 1.2g，脂肪 0.2g，碳水化合物 6.2g，膳食纤维 3.0g，维生素 C 26mg，维生素 K 101.9mg，钙 65mg，钾 177mg。

【性味归经】味甘，性平。归胃、肠、肝经。

【食疗作用】紫甘蓝具有清利湿热、散结止痛、益肾补虚之效。它可用于辅助改善胃及十二指肠溃疡、上腹胀气、脘腹拘急疼痛等。紫甘蓝中的芥子油苷具有抗癌作用，花青素有助于清除自由基，预防高血压，改善视力和预防眼部疲劳。此外，紫甘蓝中的半胱氨酸和优质蛋白对肝脏具有解毒作用，维生素 K 有助于维持血管弹性，预防动脉粥样硬化和心脏局部缺血。

【适宜人群】需要改善消化、预防高血压和维护肝脏健康的人群。

【食用方法】紫甘蓝可生食、凉拌、炒食或加入沙拉。

【搭配建议】与鸡胸肉搭配制作沙拉，可增加蛋白质摄入。与番茄、黄瓜等蔬菜搭配，可制作清爽的凉拌菜。

【食疗方案】

紫甘蓝沙拉：紫甘蓝手撕成小块，与各式蔬菜和低脂沙拉酱混合，用于健康饮食。

【食用注意】消化功能较差、腹胀、甲状腺功能失调者不宜多食。

19. 茄子　又名落苏、矮瓜、吊菜子。

【营养价值】每 100g 茄子中含有能量 23kcal，蛋白质 1.1g，脂肪 0.2g，碳水化合物 4.9g，膳食纤维 1.3g，胡萝卜素 50μg，维生素 C 5mg，钾 142mg。

【性味归经】味甘，性微寒。归胃、大肠经。

【食疗作用】茄子具有清热凉血、通利大便的功效，适用于血热便血、痔疮出血、乳房皲裂、皮肤溃疡等症。茄子中的维生素 P 含量丰富，有助于防止微血管破裂出血，维持心血管正常功能，并有预防维生素 C 缺乏、促进伤口愈合作用。常食茄子可辅助改善高血压、动脉粥样硬化、咯血、紫斑及维生素 C 缺乏症。茄子中的龙葵碱能抑制消化系统肿瘤，因此可作为肿瘤患者的辅助治疗。

【适宜人群】需要改善肠道健康、预防心血管疾病的人群。

【食用方法】茄子可炒、烤、蒸或制作成茄子泥等。

【搭配建议】与大蒜、姜等调料搭配烹饪，增加风味。与瘦肉或鱼类搭配，可平衡营养。

【食疗方案】

蒜蓉烤茄子：茄子洗净对半切开，在表面划几刀，刷上橄榄油，简单烤制，将蒜末、盐、生抽、香醋、橄榄油混合成蒜蓉酱，均匀涂抹在烤好的茄子上。适宜作为健康小吃。

【食用注意】慢性腹泻、消化不良者不宜多食。

20. 辣椒　又名香椒、海椒、辣子。

【营养价值】每 100g 辣椒约含有能量 18kcal，蛋白质 1.0g，脂肪 0.2g，碳水化合物 3.8g，维生素 A 6μg RAE，胡萝卜素 76μg，维生素 C 130mg。

【性味归经】味辛，性热。归脾、胃、心经。

【食疗作用】辣椒具有温中健胃、散寒燥湿、发汗的功效，适用于脾胃虚寒、脘腹冷痛、饮食减少、泻下稀水、寒湿瘀滞、身体困倦、肢体酸痛或感受风寒、恶寒无汗等。辣椒能加快血液循环，使人体发热、出汗。辣椒碱能刺激唾液及胃液分泌，增加食欲。外用辣椒对风湿痛及冻伤也有一定的疗效，适当食用可预防风湿性关节炎和冻伤。

【适宜人群】脾胃虚寒、需要增加食欲和促进血液循环的人群。

【食用方法】辣椒可生食、炒食或作为调味品使用。

【搭配建议】与各种肉类搭配，提升菜肴的风味和层次。与豆类或蔬菜搭配，增加营养和口感。

【食疗方案】

辣椒炒肉：与猪肉或鸡肉快炒，适宜于喜欢辛辣的人群。

【食用注意】阴虚火旺者，以及患咳嗽、失血、目疾、疮疡、消化道溃疡者不宜食或忌食。

21. 萝卜　又名莱菔、芦萉。

【营养价值】每 100g 萝卜中约含有能量 16kcal，蛋白质 0.7g，脂肪 0.1g，碳水化合物 4g，膳食纤维 1g，维生素 C 19mg，钙 47mg，钾 167mg。

【性味归经】味辛、甘，性凉（熟者偏于甘、平）。归肺、胃经。

【食疗作用】白萝卜具有清热化痰、生津、凉血、利尿通淋、益胃消食、下气宽中之效，用于肺热痰稠、咳嗽，热病口渴或消渴口干，热淋、石淋、小便不利，食积不消、脘腹胀满等。

【适宜人群】肺热咳嗽、消化不良、小便不利的人群。

【食用方法】萝卜可生食、凉拌、炒食、煮汤或腌制。

【搭配建议】与肉类如猪肉搭配炖煮，可增加风味。与生姜、葱等调料搭配，能提升食疗效果。

【食疗方案】

萝卜排骨汤：萝卜去皮切块，排骨切段焯水。锅中加水烧开，放入排骨和萝卜块，大火煮开后转小火慢炖至排骨熟烂，调入适量盐。此汤清热化痰，适宜于咳嗽多痰者。

【食用注意】脾胃虚寒之人不宜生食。熟食偏于益胃降气，服用人参、地黄、何首乌等补药时，不可同时服用本品。

22. 胡萝卜　又名黄萝卜、丁香萝卜。

【营养价值】每 100g 胡萝卜约含有能量 46kcal，蛋白质 1.4g，脂肪 0.2g，碳水化合物 10.2g，膳食纤维 1.3g，维生素 A 344μg RAE，胡萝卜素 4010μg，维生素 C 16mg，维生素 K 16.6mg，钙 32mg，钾 193mg。

【性味归经】味甘，性平（生性偏凉）。归脾、胃、肺经。

【食疗作用】健脾消食、补肝明目、下气止咳、清热解毒。用于消化不良、食积胀满或大便不利，肝虚目暗、夜盲或小儿疳积目昏眼干，肺热咳嗽、百日咳，或小儿麻疹、发热、疹出不透等。

【适宜人群】需要改善视力、增强免疫力、促进消化的人群。

【食用方法】胡萝卜可生食、炒食、煮汤、蒸食或制作成胡萝卜汁等。

【搭配建议】与肉类如牛肉搭配炖煮，可提升营养价值。与橄榄油搭配食用，能

增加 β 胡萝卜素的吸收。

【食疗方案】

胡萝卜炒蛋：胡萝卜去皮切丝，鸡蛋打散。锅中倒油，放入胡萝卜丝炒至变软，再倒入鸡蛋液炒熟，调入适量盐。此菜可补肝明目，适宜于视力疲劳者。

【食用注意】脾胃虚寒者不宜生食。

23. 竹笋　又名竹芽、竹萌、春笋。

【营养价值】每100g竹笋约含有能量23kcal，蛋白质2.6g，脂肪0.2g，碳水化合物3.6g，膳食纤维1.8g，维生素C 5mg，钾389mg。

【性味归经】味甘、微苦，性寒。归肺、胃、大肠经。

【食疗作用】清热化痰，除烦解渴，通利二便。

【适宜人群】热痰咳嗽、胸膈不利、胃热烦渴、大便涩滞不利的人群。

【食用方法】竹笋可炒食、煮汤或凉拌。

【搭配建议】与鸡肉、虾、高蛋白食物搭配，可平衡营养。与绿叶蔬菜搭配，能增加维生素摄入。

【食疗方案】

竹笋炒肉：竹笋切片，肉切片。热锅凉油，放入肉片炒至变色，加入竹笋片继续翻炒至熟，调入盐等调料即可。此菜清热化痰，适宜于热痰咳嗽者。

【食用注意】脾弱易泻者不宜。

24. 魔芋　又名蒟蒻芋、蒟蒻、妖芋、鬼芋。

【营养价值】每100g魔芋约含有能量10kcal，蛋白质0.1g，碳水化合物0.5g，膳食纤维4.0g，钾55mg。

【性味归经】味辛、苦，性寒，有毒。归心、脾经。

【食疗作用】魔芋具有活血化瘀、解毒消肿、润肠通便、化痰软坚之效，能有效降低血脂和血糖水平。魔芋中的膳食纤维有助于促进肠道蠕动，预防和缓解便秘，对心血管系统具有保护作用，能够降低血脂水平。

【适宜人群】高血压、高脂血症、糖尿病患者，以及需要改善肠道功能的人群。

【食用方法】魔芋通常加工后食用，如魔芋丝、魔芋豆腐等。

【搭配建议】与黄瓜、西红柿等蔬菜搭配凉拌。与肉类搭配炒制，可增加口感。

【食疗方案】

魔芋拌黄瓜：魔芋切片焯水，黄瓜切丝。将魔芋片和黄瓜丝放入碗中，加入适量醋、生抽、香油、蒜末、盐搅拌均匀。此菜低热量且清爽可口，适宜在夏季食用和控制体重。

【食用注意】不宜生食，食用不宜过量，误食生品及过量食用，易产生舌及咽喉的灼热、痒痛、肿大等中毒症状。

25. 洋葱　又名球葱、圆葱、玉葱、葱头、荷兰葱。

【营养价值】每 100g 洋葱约含有能量 40kcal，蛋白质 1.1g，脂肪 0.2g，碳水化合物 9.0g，膳食纤维 0.9g，胡萝卜素 20mg，维生素 C 8mg，钙 24mg，钾 147mg。

【性味归经】味甘、微辛，性温。入肝、脾、胃、肺经。

【食疗作用】解表散寒，健脾理气，解毒杀虫。洋葱中的硫化物具有抗菌抗炎的作用，能够抑制多种细菌和病毒的生长。此外，洋葱还具有辅助改善血压、调节血脂、预防动脉粥样硬化的作用，可用于心脑血管疾病保健。洋葱中的抗氧化成分能够帮助抵抗氧化应激，延缓衰老。

【适宜人群】风寒感冒、痢疾、便秘、高血压、高脂血症及动脉硬化患者。

【食用方法】洋葱可生食、炒食、煮汤或作为调味料。

【搭配建议】与肉类如牛肉、羊肉搭配，可增加食欲。与西红柿、胡萝卜等蔬菜搭配烹饪，能提升营养价值。

【食疗方案】

洋葱炒牛肉：洋葱切丝，牛肉切片。锅中倒油，放入牛肉片快速炒至变色，加入洋葱丝继续翻炒至熟，调入盐、生抽等调料。此菜解表散寒，适宜于风寒感冒者。

【食用注意】表虚多汗者不宜食用，热病后不宜进食。

26. 大蒜　又名胡蒜、独蒜。

【营养价值】每 100g 大蒜约含有能量 128kcal，蛋白质 4.5g，脂肪 0.2g，碳水化合物 27.6g，膳食纤维 1.1g，胡萝卜素 30μg，维生素 C 7mg，钙 39mg，钾 302mg。

【性味归经】味辛、甘，性温。归脾、胃、肺经。

【食疗作用】大蒜具有温中健胃、消食解毒、杀虫之效，能促进血液循环，辅助改善血压、血脂作用，可抑制多种细菌和病毒、预防血栓形成。

【适宜人群】需要改善消化、增强免疫力的人群。

【食用方法】大蒜可生食、熟食，常用于调味或制作成蒜泥、蒜蓉。

【搭配建议】与肉类搭配，如大蒜炒肉，增加风味。与蔬菜搭配，如蒜蓉西蓝花，能提升营养价值。

【食疗方案】

大蒜生姜红糖水：大蒜切片，生姜切丝，将大蒜片、生姜丝放入锅中，加入适量清水，大火煮开后转小火煮 5 分钟，加入适量红糖搅匀。此水温中散寒，适宜于感冒初期。

大蒜炒肉：大蒜切片，肉切片。锅中倒油，放入肉片炒至变色，加入大蒜片继续翻炒至熟，调入盐、生抽等调料。此菜温中健胃，适宜于消化功能弱者。

【食用注意】生食有刺激性，可使口舌灼痛、胃感烧灼、恶心，不宜过量。熟食不宜加热过久，过食可使胃液分泌减少，并出现目昏、口臭等现象。

27. 莲藕　又名菡、芙蕖。

【营养价值】每 100g 莲藕约含有能量 47kcal，蛋白质 1.2g，脂肪 0.2g，碳水化合物 11.5g，膳食纤维 2.2g，维生素 C 19mg，微量维生素 E，钙 19mg，钾 293mg。

【性味归经】味甘，性凉。归脾、胃、心经。

【食疗作用】清热生津，凉血止血，散瘀。

【适宜人群】热病烦渴、血热出血、脾胃虚弱的人群。

【食用方法】莲藕可生食、凉拌、炒食、煮汤。

【搭配建议】与排骨、花生等煮汤，营养丰富。与黑木耳、红椒等凉拌，口感爽脆。

【食疗方案】

莲藕排骨汤：莲藕去皮切段，排骨切块焯水。锅中加水烧开，放入排骨和莲藕段，大火煮开后转小火慢炖至排骨熟烂，调入适量盐。此汤清热凉血，适宜夏季食用。

【食用注意】脾胃虚寒、腹泻腹痛者宜少食。

28. 荸荠　又名马蹄、地栗、乌芋。

【营养价值】每 100g 荸荠约含有能量 61kcal，蛋白质 1.2g，脂肪 0.2g，碳水化合物 14.2g，膳食纤维 1.1g，胡萝卜素 20μg，维生素 C 7mg，磷 44mg，钾 306mg。

【性味归经】味甘，性寒。归肺、胃、肠经。

【食疗作用】清热生津，消积化痰，降血压等。

【适宜人群】适宜于口渴、肺热咳嗽、咽喉肿痛、血压偏高的人群。

【食用方法】荸荠可生食、熟食，常用于煮汤、炖菜或作为水果直接食用。

【搭配建议】与梨、蜂蜜等煮汤，润肺止咳。与绿豆、冬瓜等煮汤，清热解暑。与甘蔗、梨等搭配煮水，清凉解暑。

【食疗方案】

荸荠梨汤：荸荠去皮，梨去核切块，将荸荠和梨块放入锅中，加入适量清水，大火煮开后转小火煮至食材熟软，调入适量冰糖。此汤清热化痰，适宜于肺热咳嗽者。

荸荠甘蔗饮：荸荠去皮洗净，甘蔗切段。将荸荠和甘蔗段放入锅中，加入适量清水，大火煮开后转小火煮 10 分钟，过滤掉残渣，加入适量蜂蜜调味。此饮清热解暑，适宜于夏日饮用。

【食用注意】脾胃虚寒者不宜多食；生食时应洗净、削皮，以防姜片虫感染。

四、菌菇类

1. 香蕈 又名香菇、冬菇、香纹。

【营养价值】每 100g 鲜香蕈约含有能量 26kcal，蛋白质 2.2g，脂肪 0.3g，碳水化合物 5.2g，膳食纤维 3.3g，维生素 D 1.6μg，钾 20mg。

【性味归经】味甘，性平。归脾、胃经。

【食疗作用】补脾胃、益气，适用于脾胃虚弱、食欲减退等。现代研究显示，香蕈中的多糖具有调节免疫、抗癌和抗病毒的作用。

【适宜人群】免疫力低下、需要增强体力的人群。

【食用方法】香蕈可炒食、煮汤或作为食材配料。

【搭配建议】与鸡肉、猪肉等搭配炖汤，能增加风味。与蔬菜如白菜、青椒炒制，可提升营养价值。

【食疗方案】

香菇炖鸡：干香菇泡发切块，鸡块焯水。锅中倒油，放入鸡块煎至表面金黄，加入香菇块翻炒，倒入适量清水没过食材，大火煮开后转小火慢炖至鸡肉熟烂，调入盐等调料即可。此菜补脾胃，适宜于体质虚弱者。

【食用注意】无特殊食用禁忌，但应避免食用变质的香蕈。

2. 猴头菇 又名猴头、猴菇、猴头菌。

【营养价值】每 100g 猴头菇约含有能量 13kcal，蛋白质 2.6g，脂肪 0.1g，碳水化合物 3.2g，膳食纤维 2.2g，维生素 B_1 0.05mg，钾 23mg。

【性味归经】味甘、淡，性平。归脾、胃经。

【食疗作用】猴头菇具有利五脏、补脾益气、助消化之效，可改善消化不良、胃溃疡等症状。

【适宜人群】消化不良、胃溃疡人群。

【食用方法】猴头菇可炖汤、炒食或作为食材配料。

【搭配建议】与鸡肉、猪肉等搭配炖汤，可增加风味。与蔬菜如胡萝卜、洋葱炒制，能提升营养价值。

【食疗方案】

猴头菇炖排骨：干猴头菇泡发切块，排骨切块焯水。锅中倒油，放入排骨煎至表面金黄，加入猴头菇块翻炒，倒入适量清水没过食材，大火煮开后转小火慢炖至排骨熟烂，调入盐等调料。此菜助消化，适宜于胃肠功能弱者。

【食用注意】无特殊食用禁忌，但应避免食用变质的猴头菇。

3. 黑木耳　又名木蛾、耳子。

【营养价值】每 100g 水发黑木耳约含有能量 27kcal，蛋白质 1.5g，脂肪 0.2g，碳水化合物 6g，膳食纤维 2.6g，维生素 B_1 0.05mg，钙 34mg，钾 52mg。

【性味归经】味甘，性平。归肺、胃、肝经。

【食疗作用】黑木耳具有润肺养阴、止血之效，可辅助改善血痢、漏下崩中等症。

【适宜人群】需要润肺、止血的人群。

【食用方法】黑木耳可凉拌、炒食或煮汤。

【搭配建议】与豆腐、芹菜等搭配凉拌，清爽可口。与肉类如鸡肉、猪肉炒制，能增加营养。

【食疗方案】

黑木耳炒肉：黑木耳泡发，肉切片。热锅凉油，放入肉片炒至变色，加入黑木耳继续翻炒至熟，调入盐、生抽等调料。此菜润肺养阴，适宜于肺燥咳嗽者。

【食用注意】大便不实、便溏腹泻者不宜食用。

4. 银耳　又名白木耳、白耳子。

【营养价值】每 100g 干银耳约含有能量 261kcal，蛋白质 10g，脂肪 1.4g，碳水化合物 67.3g，膳食纤维 30.4g，钙 36mg，钾 1588mg。

【性味归经】味甘、淡，性平。归脾、胃经。

【食疗作用】润肺化痰，养阴生津，补脑强心，止血。

【适宜人群】免疫力低下、需要增强体力的人群。

【食用方法】银耳可炖汤、煮糖水或作为食材配料。

【搭配建议】与红枣、枸杞等搭配炖汤，可增加营养价值。与水果如苹果、梨同煮糖水，清爽可口。

【食疗方案】

银耳红枣汤：银耳泡发撕小朵，红枣去核，枸杞洗净。锅中加水烧开，放入银耳、红枣，大火煮开后转小火炖煮至银耳软烂，加入枸杞、冰糖继续煮至冰糖融化。此汤润肺养阴，适宜于气候干燥时食用。

【食用注意】银耳不宜一次食用过多，患感冒、风寒、湿痰咳嗽者，以及大便不实、便溏腹泻等脾胃虚寒者应适量食用。

5. 金针菇

【营养价值】每100g鲜金针菇约含有能量32kcal，蛋白质2.4g，脂肪0.4g，碳水化合物6g，膳食纤维2.7g，维生素B_2 0.19mg，钾195mg。

【性味归经】味甘，性微寒。归肺、胃、膀胱经。

【食疗作用】补肝，益肠胃，抗癌。

【适宜人群】肝病、胃肠道炎症、溃疡患者。

【食用方法】金针菇可炒食、煮汤或作为食材配料。

【搭配建议】与豆腐、海带等搭配煮汤，可增加风味。与蔬菜如青椒、洋葱炒制，能提升营养价值。

【食疗方案】

金针菇炒蛋：金针菇切段，鸡蛋搅散。锅中倒油，放入鸡蛋液炒熟盛出，再倒油，放入金针菇炒至变软，加入鸡蛋块，调入盐等调料。此菜补肝益肠胃，适宜于消化不良者。

【食用注意】已经腐烂的鲜金针菇切勿食用，脾胃虚寒者每次不宜食用过多。

6. 茶树菇 又名杨树菇、茶薪菇。

【营养价值】每100g干茶树菇约含有能量309kcal，蛋白质23.1g，脂肪2.6g，碳水化合物56.1g，钾2165mg。茶树菇含有多种氨基酸和丰富的维生素B族，铁、钾、锌、硒等矿物质，能增强免疫力和促进新陈代谢。

【性味归经】味甘，性温，无毒。归脾、胃经。

【食疗作用】益气开胃、健脾止泻，适用于肾虚尿频、水肿、气喘等。现代研究表明，茶树菇含有的多糖具有抗癌作用，能增强人体免疫力。

【适宜人群】免疫力低下、需要健脾开胃的人群。

【食用方法】茶树菇可炒食、煮汤或作为食材配料。

【搭配建议】与鸡肉、猪肉等搭配炖汤，可增加风味。与蔬菜如青椒、洋葱炒制，能提升营养价值。

【食疗方案】

茶树菇炖鸡汤：干茶树菇泡发，鸡块焯水。锅中倒油，放入鸡块煎至表面金黄，加入茶树菇翻炒，倒入适量清水没过食材，大火煮开后转小火慢炖至鸡肉熟烂，调入盐等调料。此汤益气开胃，适宜于体质虚弱者。

【食用注意】无特殊食用禁忌，但应确保茶树菇新鲜，避免食用变质产品。

7. 紫菜 又名紫英、索菜。

【营养价值】每100g干紫菜约含有能量250kcal，蛋白质26.7g，脂肪1.1g，碳水化合物 44.1g，膳食纤维 21.6g，钙 264mg，钾 1796mg。紫菜含有多种维生素和丰富的碘、钙、铁等矿物质，有益于促进甲状腺健康和骨骼发育。

【性味归经】味甘、咸，性寒。归肺经。

【食疗作用】紫菜具有化痰软坚、清热利水、止咳的功效，适用于甲状腺肿大、慢性支气管炎、咳嗽等。紫菜中的多糖具有增强免疫力的作用。

【适宜人群】需要清热利水、降低胆固醇的人群。

【食用方法】可煮汤、凉拌或作为食材配料。

【搭配建议】与豆腐、鸡蛋等搭配煮汤，可增加营养价值。与黄瓜、胡萝卜等蔬菜凉拌，清爽可口。

【食疗方案】

紫菜蛋花汤：紫菜撕成小片，鸡蛋搅散。锅中加水烧开，放入紫菜片，煮开后慢慢倒入鸡蛋液搅拌成蛋花，调入盐、香油。此汤清热利水，适宜于夏季食用。

【食用注意】甲状腺功能亢进者不宜多食。

8. 海带 又名海草、海马蔺、昆布。

【营养价值】每 100g 海带（干）约含有能量 70.5kcal，蛋白质 1.8g，脂肪 0.1g，碳水化合物 23.4g，膳食纤维 6.1g，维生素 A 20μg RAE，胡萝卜素 240μg，钙 348mg，钾 761mg。海带含有多种维生素和丰富的碘、钙、铁等矿物质，对促进甲状腺健康和骨骼发育有重要作用。

【性味归经】味咸，性寒。归肝、胃、肾经。

【食疗作用】清热利水、软坚消瘿，有利于改善淋巴结核、慢性支气管炎、高血压、高脂血症等。

【适宜人群】甲状腺疾病、高血压、高脂血症患者。

【食用方法】海带可煮汤、凉拌或作为食材配料。

【搭配建议】与排骨、鸡肉等搭配炖汤，能增加风味。与蔬菜如白菜、豆芽凉拌，可提升营养价值。

【食疗方案】

海带排骨汤：干海带泡发切块，排骨切块焯水。锅中加水烧开，放入排骨和海带块，大火煮开后转小火慢炖至排骨熟烂，调入适量盐。此汤清热利水，适宜于水肿患者。

【食用注意】脾胃虚寒者忌食，身体消瘦者不宜食用，甲状腺功能亢进者不宜多食。

五、水果类

（一）浆果类

1. 葡萄　又名蒲桃、草龙珠。

【营养价值】每 100g 葡萄约含有能量 45kcal，蛋白质 0.4g，脂肪 0.3g，碳水化合物 10.3g，膳食纤维 1g，维生素 C 4mg，钾 127mg。葡萄籽和皮中含有丰富的抗氧化营养素，如葡萄多酚，尤其是原花青素，具有较强的抗氧化作用，有助于清除体内的自由基，维护心血管健康。葡萄还含有一定量的维生素 K 和钙，对骨骼健康有益。

【性味归经】味甘、微酸，性平。归肝、肾、胃经。

【食疗作用】补肝肾、益气血、生津液、利小便，有利于辅助改善气血不足、神疲、盗汗、心悸失眠等。

【适宜人群】气血不足、肝肾功能不佳人群。

【食用方法】葡萄可鲜食或制成葡萄干食用。

【搭配建议】与奶酪搭配，可增加口感和营养价值。与酸奶混合，能制成葡萄酸奶。

【食疗方案】

葡萄汁：鲜榨葡萄汁，适宜于夏季饮用，具有清热解暑效果。

【食用注意】食用葡萄后不宜立即饮水，否则易发生腹泻。补益虚损以食葡萄干为佳。

2. 猕猴桃　又名藤梨、猕猴梨、毛梨。

【营养价值】每 100g 猕猴桃约含有能量 61kcal，蛋白质 0.8g，脂肪 0.6g，碳水化合物 14.6g，膳食纤维 2.6g，维生素 C 62mg，钙 27mg，钾 144mg。猕猴桃中的维生素 C 含量丰富，有助于增强免疫力和促进伤口愈合。此外，猕猴桃还含有维生素 E、维生素 K 和一定量的叶酸，有利于孕妇和胎儿健康。

【性味归经】味甘、酸，性寒。归胃、肾、膀胱经。

【食疗作用】清热生津、和胃降逆、利小便，有利于改善消化不良、食欲不振等。

【适宜人群】需要清热生津、改善消化功能人群。

【食用方法】猕猴桃可鲜食或制成果汁。

【搭配建议】与蜂蜜搭配，可增加风味和营养价值。与酸奶混合，能制成猕猴桃酸奶。

【食疗方案】

猕猴桃果汁：鲜榨猕猴桃果汁，适宜于消化不良者。

【食用注意】脾胃虚寒、泄泻者不宜多食。

3. 草莓 又名草果、野杨梅、野梅莓。

【营养价值】每100g草莓约含有能量32kcal，蛋白质1g，脂肪0.2g，碳水化合物7.1g，膳食纤维1.1g，维生素C 47mg，钾131mg。维生素C和锰含量较高，有助于维持皮肤和骨骼健康，还含有花青素和鞣花酸等抗氧化剂，有助于预防心血管疾病和某些类型的癌症。

【性味归经】味甘、酸，性凉。归脾、胃、肺经。

【食疗作用】润肺健脾、清热消暑、生津止渴，有利于改善风热咳嗽、口舌糜烂等。

【适宜人群】需要清热消暑、改善消化功能的人群。

【食用方法】草莓可鲜食或制成果酱、果汁。

【搭配建议】与酸奶搭配，制成草莓酸奶。与巧克力搭配，制成草莓巧克力甜点。

【食疗方案】

草莓酸奶：草莓与酸奶混合，适宜于夏季食用，具有清热消暑作用。

【食用注意】脾胃虚寒、肺寒咳痰者，不可多食。

4. 柿子 又名朱果、镇关迦。

【营养价值】每100g柿子约含有能量74kcal，蛋白质0.4g，脂肪0.1g，碳水化合物18.5g，膳食纤维1.4g，维生素A 10μg RAE，维生素C 30mg，钾151mg。其中的膳食纤维有助于促进肠道健康，β胡萝卜素在体内可转化为维生素A，有利于维护视力和免疫系统健康。柿子还含有一定量的维生素K和钙，有助于骨骼健康。

【性味归经】味甘、微涩，性凉。归肺、胃、大肠经。

【食疗作用】润肺化痰、生津止渴、润肠通便、涩肠止血，有利于改善燥热咳嗽、胃热津伤等。

【适宜人群】需要润肺化痰、改善肠燥便秘的人群。

【食用方法】柿子可鲜食或制成柿饼。

【搭配建议】与核桃搭配，可增加口感和营养价值。与蜂蜜搭配，能制成柿子蜂蜜茶。

【食疗方案】

柿子茶：将柿子与茶叶一同饮用，适宜于润肺化痰。

【食用注意】脾胃虚寒、便溏腹泻、痰湿内盛咳嗽者不宜食用。不可与蟹肉同食，空腹吃柿子易患胃柿石。

5. 蓝莓

【营养价值】每 100g 蓝莓约含有能量 57kcal，蛋白质 0.7g，脂肪 0.3g，碳水化合物 14.5g，膳食纤维 2.4g，维生素 C 9.7mg，钾 77mg。

【性味归经】味甘，性平。归肝、肾、胃经。

【食疗作用】抗氧化、保护视力、增强免疫力。其中的花青素是一种较强的抗氧化剂，有助于维护眼睛健康、预防心血管疾病。

【适宜人群】需要改善视力、增强记忆力的人群。

【食用方法】蓝莓可鲜食或制成果酱、果汁。

【搭配建议】与酸奶搭配，制成蓝莓酸奶。与燕麦搭配食用，可增加早餐的营养价值。

【食疗方案】

蓝莓酸奶：蓝莓与酸奶混合，可制成健康早餐。

【食用注意】蓝莓性寒，脾胃虚寒者不宜多食。

6. 无花果　又名映日果、天生子、蜜果。

【营养价值】每 100g 鲜无花果约含有能量 65kcal，蛋白质 1.5g，脂肪 0.1g，碳水化合物 16g，膳食纤维 3g，钙 67mg，钾 212mg。

【性味归经】味甘，性平。归脾、肺、大肠经。

【食疗作用】补脾益胃、润肺利咽、润肠通便、下乳。无花果含有丰富的膳食纤维和多种微量元素，有助于促进消化和增强免疫力。

【适宜人群】食欲不振、消化不良、肺热声嘶、咽喉疼痛、肠炎、痢疾、便秘、产后乳汁不足的人群。

【食用方法】无花果可鲜食或制成干果、果酱。

【搭配建议】与蜂蜜搭配，增加风味和营养价值。与酸奶混合，可制成无花果酸奶。

【食疗方案】

无花果茶：无花果干泡水饮用，有助于润肠通便。

【食用注意】无花果性平，但过量食用可能导致腹泻。

7. 圣女果　又名小西红柿，小番茄。

【营养价值】每 100g 圣女果约含有能量 25kcal，蛋白质 1g，脂肪 0.2g，碳水化合物 3.3g，维生素 A 28μg RAE，胡萝卜素 332μg，维生素 C 33mg，钾 262mg。

【性味归经】味甘，性平。归心、肝、胃经。

【食疗作用】清热解毒、健胃消食、美容养颜。圣女果含有丰富的维生素 C 和钾，有助于增强免疫力和维持电解质平衡。

【适宜人群】需要改善消化、美容养颜的人群。

【食用方法】圣女果可鲜食或制成果汁。

【搭配建议】与黄瓜搭配，可制成凉拌菜。与奶酪搭配，能增加风味和提高营养价值。

【食疗方案】

圣女果沙拉：圣女果与蔬菜混合，适宜作为健康小吃。

【食用注意】圣女果性寒，脾胃虚寒者不宜多食。

8. 桑椹　又名桑果、桑实、桑枣。

【营养价值】每 100g 桑椹（红）约含有能量 55kcal，蛋白质 1.6g，脂肪 0.4g，碳水化合物 12.9g，膳食纤维 3.3g，钙 30mg，钾 32mg。

【性味归经】味甘、酸，性寒。归心、肝、肾经。

【食疗作用】止渴解毒、润肺通便、补益肝肾。桑椹含有丰富的花青素和多种微量元素，有较强抗氧化能力，有助于提高免疫力。

【适宜人群】适宜于肝肾亏虚、须发早白、视物昏花人群。

【食用方法】桑椹可鲜食或制成果酱、果汁。

【搭配建议】与蜂蜜搭配，可增加风味和营养价值。与酸奶混合，能制成桑椹酸奶。

【食疗方案】

桑椹汁：鲜榨桑椹汁，适宜于夏季饮用，具有清热解暑的效果。

【食用注意】桑椹性寒，脾胃虚寒者不宜多食。过量食用可能导致腹泻。

（二）仁果类

1. 苹果　又名频婆、天然子。

【营养价值】每 100g 苹果约含有能量 53kcal，蛋白质 0.4g，脂肪 0.2g，碳水化合物 13.7g，膳食纤维 1.7g，胡萝卜素 50μg，维生素 C 3mg，钾 83mg。苹果含有丰富的果胶，有助于润肠通便。

【性味归经】味甘、微酸，性凉。归脾、胃经。

【食疗作用】生津止渴、清热除烦、益脾止泻、润肠通便。

【适宜人群】需要改善消化、缓解便秘的人群。

【食用方法】苹果可鲜食或制成果汁、果酱。

【搭配建议】与肉桂搭配，增加风味并有助于消化。与酸奶混合，可制成苹果酸奶。

【食疗方案】

苹果酸奶：苹果与酸奶混合，适合作为健康早餐。

【食用注意】苹果性凉，脾胃虚寒者不宜多食。

2. 梨　又名快果、果宗、玉乳。

【营养价值】每100g梨约含有能量51kcal，蛋白质0.3g，脂肪0.1g，碳水化合物13.1g，膳食纤维2.6g，维生素C 5mg，钾85mg。

【性味归经】味甘、酸，性凉。归肺、胃、肠经。

【食疗作用】清热生津、润肺止咳、解酒毒、润肠通便。

【适宜人群】热咳、燥渴、口渴失音、热病伤津、醉酒、肠燥便秘的人群。

【食用方法】梨可鲜食或制成果汁、梨膏。

【搭配建议】与蜂蜜搭配，可增加润喉效果。与川贝母搭配，能增强止咳作用。

【食疗方案】

梨膏：梨与蜂蜜熬制成膏，适宜于咳嗽多痰者。

【食用注意】脾胃虚寒、便溏腹泻者不宜多食。

3. 山楂　又名红果、山里红、北山楂。

【营养价值】每100g山楂约含有能量102kcal，蛋白质0.5g，脂肪0.6g，碳水化合物25.1g，膳食纤维3.1g，胡萝卜素100μg，维生素C 53mg，钙52mg，钾299mg。

【性味归经】味酸、甘，性微温。归脾、胃、肝经。

【食疗作用】开胃消食、化滞消积、活血化瘀、收敛止痢。

【适宜人群】肉食停滞、痰饮、痞满、腹痛、泄泻、积聚、嗳气吞酸、肠风疝气、腰痛等人群，以及产后枕痛、恶露不尽、瘀阻腹痛的妇女，乳食停滞的小儿。

【食用方法】可鲜食或制成山楂片、山楂酱。

【搭配建议】与决明子搭配，可增强消食作用。与荷叶搭配，有助于减肥。

【食疗方案】

山楂茶：山楂干泡水饮用，适宜于消化不良者。

【食用注意】胃酸过多者慎用。孕妇慎食。

4. 椰子　又名椰栗、越头王。

【营养价值】每100g椰子约含有能量241kcal，蛋白质4g，脂肪12.1g，碳水化合物31.3g，膳食纤维4.7g，维生素C 6mg，钾475mg。

【性味归经】味甘，性平。归肺、脾、肠经。

【食疗作用】补虚强壮、生津利尿、消疳杀虫。

【适宜人群】需要补虚强壮、生津止渴的人群。

【食用方法】可鲜食其果肉和果汁，或制成椰子酱、椰子粉。

【搭配建议】与牛奶搭配，能制成椰子奶昔。与芒果搭配，可制成热带水果沙拉。

【食疗方案】

椰子汁：新鲜椰子汁，适宜于夏季解渴。

【食用注意】脾胃虚弱、腹泻腹痛者不宜食用。

（三）核果类

1. 桃 又名桃实。

【营养价值】每100g桃约含有能量42kcal，蛋白质0.6g，脂肪0.1g，碳水化合物10.1g，膳食纤维1g，维生素A 2μg RAE，胡萝卜素20μg，维生素C 10mg，钾127mg。

【性味归经】味甘、酸，性温。归胃、大肠经。

【食疗作用】桃有益胃生津、润肠的功效，适用于老年体虚、津伤口渴、津伤肠燥便秘等。桃子含有丰富的维生素A、维生素C，以及多种矿物质，可维持身体健康和增强免疫力。

【适宜人群】需要改善消化、缓解便秘的人群。

【食用方法】可鲜食或制成果汁、果酱等。

【搭配建议】与蜂蜜搭配，增加润肠效果。与酸奶混合，可制成桃子酸奶。

【食疗方案】

桃子酸奶：桃子与酸奶混合，适合作为健康早餐。

【食用注意】桃子性温，不宜过量食用，以免引起腹胀。

2. 李子 又名李实、嘉庆子、嘉应子。

【营养价值】每100g李子约含有能量38kcal，蛋白质0.7g，脂肪0.2g，碳水化合物8.7g，膳食纤维0.9g，维生素A 13μg RAE，维生素C 5mg，钾144mg。

【性味归经】味甘、酸，性凉。归胃、肝经。

【食疗作用】具有清肝热、益胃生津、利水的功效，有助于改善阴虚发热、骨蒸、消渴、大便燥结、腹水等。李子含有丰富的抗氧化物质，有助于清除体内自由基。

【适宜人群】需要清热、利水、改善消化人群。

【食用方法】可鲜食或制成果汁、果酱等。

【搭配建议】与蜂蜜搭配，能增加润喉效果。与薄荷搭配，可制成李子薄荷水。

【食疗方案】

李子蜂蜜汁：李子与蜂蜜混合榨汁，适宜于夏季饮用。

【食用注意】李子性凉，多食易伤人脾胃，损齿。

3. 杏　又名杏实、甜梅、杏子。

【营养价值】每 100g 杏约含有能量 38kcal，蛋白质 0.9g，脂肪 0.1g，碳水化合物 9.1g，膳食纤维 1.3g，维生素 A 38μg RAE，胡萝卜素 450μg，维生素 C 4mg，钙 14mg，钾 226mg。杏含有丰富的类黄酮和维生素，具有抗氧化和增强免疫力作用。

【性味归经】味甘、酸，性温。归肺、胃、大肠经。

【食疗作用】生津止渴、止咳定喘、润肠通便，适用于口燥咽干、肺燥干咳、喘促气短、肠燥便秘等症。

【适宜人群】需要改善呼吸功能、缓解便秘的人群。

【食用方法】可鲜食或制成果汁、果酱等。

【搭配建议】与蜂蜜搭配，增加止咳效果。与酸奶混合，制作成杏酸奶。

【食疗方案】

杏蜂蜜茶：杏与蜂蜜混合泡茶，适宜于咳嗽气喘者。

【食用注意】杏性温，多食伤脾胃，损齿。

4. 甜杏仁

【营养价值】甜杏仁含有丰富的不饱和脂肪、维生素 E、优质蛋白、膳食纤维，以及钙、镁、锌、铁等矿物质。

【性味归经】味甘、平，性微温；有小毒。归肺、大肠经。

【食疗作用】具有止咳平喘、补脾益胃、润肠通便之效。

【适宜人群】咳嗽气喘、脾虚食少、消瘦乏力、肠燥便秘的人群。

【食用方法】可生食或制成杏仁露、杏仁粉。

【搭配建议】与牛奶搭配，可制成杏仁奶。与燕麦搭配食用，能增加早餐营养价值。

【食疗方案】

杏仁奶：甜杏仁与牛奶混合，适宜制作健康饮品。

【食用注意】甜杏仁含有苦杏仁苷，可引起呼吸肌麻痹，不宜过量服用。

5. 大枣　又称红枣、枣、良枣、百益红等。

【营养价值】每 100g 鲜枣约含有能量 125kcal，蛋白质 1.1g，脂肪 0.3g，碳水化合物 30.5g，膳食纤维 1.9g，维生素 A 20μg RAE，胡萝卜素 240μg，维生素 C 243mg，钙 22mg，钾 375mg。

【性味归经】味甘，性温。归脾、胃、心经。

【食疗作用】补中益气、养血安神、缓和药性。枣含有丰富的维生素和矿物质，能增强免疫力。

【适宜人群】需要补血、改善睡眠的人群。

【食用方法】可鲜食或制成枣茶、枣泥等。

【搭配建议】与枸杞搭配，可增加补血效果。与粳米搭配，可制成枣粥。

【食疗方案】

枣枸杞茶：枣与枸杞泡水饮用，适宜于需要补血者。

【食用注意】枣性温，不宜过量食用，以免引起上火。

6. 西梅 别称包括加州西梅、欧洲李、法国黑枣等。

【营养价值】每 100g 西梅约含有能量 177kcal，蛋白质 0.7g，脂肪 0.1g，碳水化合物 10.3g，膳食纤维 0.7g，维生素 C 1.4mg，钾 155mg。

【性味归经】味甘、酸，性平。归脾、胃经。

【食疗作用】润肠通便、生津止渴。西梅含有丰富的抗氧化剂，有助于预防心血管疾病。

【适宜人群】需要改善消化、缓解便秘的人群。

【食用方法】西梅可鲜食或制成果汁、果酱、糕点等。

【搭配建议】与酸奶搭配，可增加润肠效果。与燕麦搭配食用，能制成西梅燕麦早餐。

【食疗方案】

西梅酸奶：西梅与酸奶混合，适合作为健康早餐。

【食用注意】西梅性平，不宜过量食用，以免引起腹泻。

7. 樱桃 别称车厘子、莺桃、荆桃、楔桃、英桃、牛桃、樱珠、含桃、玛瑙等。

【营养价值】每 100g 樱桃约含有能量 46kcal，蛋白质 1.1g，脂肪 0.2g，碳水化合物 10.2g，膳食纤维 0.3g，维生素 A 18μg RAE，胡萝卜素 210μg，维生素 C 10mg，钙 59mg，钾 100mg。

【性味归经】味甘、酸，性温。归心、肝、脾经。

【食疗作用】补中益气、养血安神。樱桃含有丰富的抗氧化作用成分，有助于预防心血管疾病。

【适宜人群】需要补血、改善睡眠的人群。

【食用方法】可鲜食或制成果汁、果酱等。

【搭配建议】与酸奶搭配，能增加补血效果。与燕麦搭配食用，可制成樱桃燕麦早餐。

【食疗方案】

樱桃酸奶：樱桃与酸奶混合，适合作为健康早餐。

【食用注意】樱桃性温，不宜过量食用。

8. 龙眼肉　又名桂圆、益智、龙目、圆眼。

【营养价值】每 100g 干龙眼肉约含有能量 277kcal，蛋白质 5g，脂肪 0.2g，碳水化合物 64.8g，膳食纤维 2g，钙 38mg，钾 1348mg。

【性味归经】味甘，性温。归心、脾经。

【食疗作用】补益心脾、养血安神、定志敛汗、止泻。龙眼肉含有丰富的葡萄糖、蔗糖、维生素 A、维生素 B 族等，能增强免疫力。

【适宜人群】需要补血、改善睡眠、增强记忆力人群。

【食用方法】可鲜食或制成龙眼肉干、龙眼肉膏等。

【搭配建议】与红枣搭配，增加补血效果。与粳米搭配，制成桂圆八宝粥。

【食疗方案】

桂圆红枣茶：龙眼肉与红枣泡水饮用，适宜于需要补血养颜的人群。

【食用注意】龙眼肉性温，不宜过量食用。

9. 杨梅　又名圣生梅、白蒂梅、树梅。

【营养价值】每 100g 杨梅约含有能量 30kcal，蛋白质 0.8g，脂肪 0.2g，碳水化合物 6.7g，膳食纤维 1g，维生素 C 9mg，钾 149mg。其果实中钙、磷、铁含量要高出其他水果 10 多倍。

【性味归经】味甘、酸，性温。归肺、胃、大肠经。

【食疗作用】生津止渴、和胃止呕、涩肠止泻、行气止痛、醒酒。

【适宜人群】食积、泄泻、中暑、痢疾、醉酒的人群。

【食用方法】可鲜食或制成杨梅酒、杨梅干等。

【搭配建议】与冰糖搭配，制作成杨梅冰糖水，适宜于夏季饮用。与绿茶搭配，制成冰镇杨梅绿茶，适宜于热大解渴。与蜂蜜搭配，可增强生津止渴、润肠通便之效。白酒浸泡，制成杨梅酒，具有一定的保健作用。

【食疗方案】

杨梅汁：将杨梅洗净去核，放入榨汁机中榨汁，可根据个人口味加入适量蜂蜜或冰糖调味。

杨梅干：将杨梅洗净，用盐水浸泡后捞出晾干，放入锅中加入适量白糖煮至浓稠，捞出放在烤盘上晾干即可。

【食用注意】杨梅性温，不宜过量食用，以免引起上火。血糖过高人群不宜多吃。

食用后应及时漱口或刷牙，以免损坏牙齿。

10. 枇杷 又名金丸、腊兄、卢橘。

【营养价值】每 100g 枇杷约含有能量 41kcal，蛋白质 0.8g，脂肪 0.2g，碳水化合物 9.3g，膳食纤维 0.8g，维生素 C 8mg，钾 122mg。

【性味归经】味甘、微酸，性凉。归肺、胃经。

【食疗作用】具有润肺止咳、生津止渴、和胃降逆的功效。枇杷含有丰富的维生素和矿物质，可增强免疫力、促进消化。

【适宜人群】肺热咳嗽、虚热肺痿、肺燥咯血、燥渴、呕逆、吐血等的人群。

【食用方法】枇杷可鲜食或制成枇杷膏、枇杷露等。

【搭配建议】与蜂蜜搭配，可增加润肺效果。与梨搭配，制成枇杷梨汤，适宜于咳嗽多痰者。

【食疗方案】

枇杷膏：枇杷与冰糖熬制成膏，适宜于干咳无痰者。

【食用注意】多食枇杷易助湿生痰，脾虚腹泻者不宜食用。

（四）柑橘类

1. 橙子 又名橙、黄橙、广橘。

【营养价值】每 100g 橙子约含有能量 48kcal，蛋白质 0.8g，脂肪 0.2g，碳水化合物 11.1g，膳食纤维 0.6g，维生素 A 13μg RAE，胡萝卜素 160μg，维生素 C 33mg，钙 159mg，钾 159mg。

【性味归经】味甘、酸，性微凉。归肺、脾、胃、肝经。

【食疗作用】生津止渴、开胃下气、理气化痰、解毒醒酒。

【适宜人群】津伤口渴、食欲缺乏、胸腹胀满作痛、咳嗽痰多、醉酒的人群。

【食用方法】鲜食或榨汁等。

【搭配建议】与薄荷搭配，制成橙子薄荷水，适宜于夏季饮用。

【食疗方案】

橙子汁：鲜榨橙子汁，适宜于口渴和消化不良者。

【食用注意】脾胃虚寒、腹泻腹痛者少食。

2. 橘子 又名蜜橘、黄橘、大红橘。

【营养价值】每 100g 橘子约含有能量 45kcal，蛋白质 0.8g，脂肪 0.4g，碳水化合物 10.3g，膳食纤维 1.4g，维生素 A 138μg RAE，胡萝卜素 1660μg，维生素 C 19mg，钙 19mg，钾 177mg。

【性味归经】味甘、酸，性微温。归肺、胃经。

【食疗作用】开胃理气、润肺化痰、生津止咳。

【适宜人群】消化不良、脾胃气滞、热病后津液不足、伤酒烦渴、咳嗽气喘痰多等的人群。

【食用方法】鲜食或榨汁。

【搭配建议】与蜂蜜搭配，增加润肺效果。与绿茶搭配，制成橘子绿茶，适宜夏季饮用。

【食疗方案】

橘子蜂蜜茶：橘子与蜂蜜混合泡茶，适宜于咳嗽气喘者。

【食用注意】饭前或空腹时不宜食用，吃橘子前后 1 小时不宜喝牛奶。过多食用，会出现皮肤变黄等症状，一段时间后会自行消退。

3. 柚子　又名文旦、胡柑、臭橙。

【营养价值】每 100g 柚子约含有能量 42kcal，蛋白质 0.8g，脂肪 0.2g，碳水化合物 9.5g，膳食纤维 0.4g，维生素 C 23mg，钾 119mg。

【性味归经】味甘、酸，性寒。归肺、脾经。

【食疗作用】健胃消食、化痰止咳、宽中理气、解酒毒。

【适宜人群】食积、腹胀、咳嗽痰多、妊娠口淡、呕恶、胃阴不足之口渴心烦、饮酒过度、胃气不和之呕逆少食、痰气咳嗽、醉酒的人群。

【食用方法】鲜食或榨汁。

【搭配建议】与蜂蜜搭配，增加润肺效果。与绿茶搭配，制成柚子绿茶，适宜夏季饮用。

【食疗方案】

柚子茶：柚子与蜂蜜混合泡茶，适宜消化不良者。

【食用注意】柚子性寒，身体虚寒者不宜多食。一般人在服药期间、高血压患者不宜食用。

4. 柠檬　又称柠果、黎檬、洋柠檬、益母果等。

【营养价值】每 100g 柠檬约含有能量 37kcal，蛋白质 1.1g，脂肪 1.2g，碳水化合物 6.2g，膳食纤维 1.3g，维生素 C 22mg，钙 101mg，钾 209mg。

【性味归经】味酸，性寒。归肺、胃经。

【食疗作用】生津止渴、开胃理气、美白肌肤。

【适宜人群】需要美白肌肤、促进消化的人群。

【食用方法】鲜食或榨汁，常用于调味。

【搭配建议】蜂蜜搭配，制作成柠檬蜂蜜水，适宜夏季饮用。

【食疗方案】

柠檬水：柠檬切片泡水，适宜口渴和消化不良者。

【食用注意】胃酸过多者慎食。

5. 佛手 又称佛手柑、五指橘、飞穰、蜜萝柑、五指香橼、五指柑等。

【营养价值】每 100g 佛手约含有能量 45kcal，蛋白质 1.2g，脂肪 0.1g，碳水化合物 10.7g，膳食纤维 2.1g，维生素 C 35mg，钾 132mg。

【性味归经】味辛、苦、酸，性温。归肝、脾、肺、胃经。

【食疗作用】理气化痰、疏肝解郁。

【适宜人群】胸腹胀满、不思饮食、呕吐呃逆、咳嗽痰多的人群。

【食用方法】鲜食或切片泡水。

【搭配建议】与蜂蜜搭配，制成佛手蜂蜜水，适宜消化不良者。

【食疗方案】

佛手茶：佛手切片泡水，适宜于胸腹胀满者。

【食用注意】佛手性温，阴虚火旺者慎食。

（五）瓜果类

1. 哈密瓜

【营养价值】每 100g 哈密瓜中约含有能量 34kcal，蛋白质 0.5g，脂肪 0.1g，碳水化合物 7.9g，膳食纤维 0.2g，维生素 A 77μg RAE，胡萝卜素 180μg，维生素 C 12mg，钾 190mg。

【性味归经】味甘，性寒。归心、胃、膀胱经。

【食疗作用】具有清热解暑、除烦止渴、利尿、降压、美容之效。

【适宜人群】中暑、温热病、心烦口渴、小便不利的人群。

【食用方法】鲜食或榨汁等。

【搭配建议】与酸奶搭配，制作成哈密瓜酸奶，适宜于夏季饮用。

【食疗方案】

哈密瓜汁：哈密瓜榨汁，适宜口渴和消化不良者。

【食用注意】哈密瓜性寒，脾胃虚寒、消化不良者慎食。

2. 西瓜 又名水瓜、寒瓜、夏瓜。

【营养价值】每 100g 西瓜约含有能量 31kcal，蛋白质 0.5g，脂肪 0.3g，碳水化合物 7.6g，膳食纤维 0.4g，维生素 A 14μg RAE，胡萝卜素 173μg，维生素 C 5.7mg，钾

97mg。

【性味归经】味甘，性寒。归心、胃、膀胱经。

【食疗作用】具有清热解暑、除烦止渴、利尿、降压、美容之效。

【适宜人群】中暑、心烦口渴、小便不利及患温热病的人群。

【食用方法】鲜食或榨汁等。

【搭配建议】与薄荷搭配，制作成西瓜薄荷水，适宜于夏季饮用。

【食疗方案】

西瓜汁：西瓜榨汁，适宜口渴和消化不良者。

【食用注意】西瓜含糖量高，糖尿病患者慎食。脾胃虚寒、消化不良及有胃肠道疾患的人不宜一次食用过多。

3. 甜瓜　又名香瓜。

【营养价值】每100g甜瓜约含有能量26kcal，蛋白质0.4g，脂肪0.1g，碳水化合物6.2g，膳食纤维0.4g，维生素A 3μg RAE，胡萝卜素30μg，维生素C 15mg，钙14mg，钾139mg。

【性味归经】味甘，性寒。归心、胃、膀胱经。

【食疗作用】具有清热解暑、除烦止渴、利尿、降压、美容之效。

【适宜人群】中暑、心烦口渴、小便不利及患温热病的人群。

【食用方法】鲜食或榨汁等。

【搭配建议】与酸奶搭配，制成甜瓜酸奶，适宜夏季饮用。

【食疗方案】

甜瓜汁：甜瓜榨汁，适宜于口渴和消化不良者。

【食用注意】甜瓜性寒，脾胃虚寒、消化不良及有胃肠道疾患的人不宜一次食用过多。心力衰竭或肾炎患者，不可一次食用过多，以免加重心脏和肾脏负担，使病情加重。

4. 脆瓜　又称为酥瓜。

【营养价值】每100g脆瓜约含有能量15kcal，蛋白质0.6g，脂肪0.2g，碳水化合物2.9g，膳食纤维0.5g，维生素C 9mg，钾102mg，是夏季理想的补水食材。

【性味归经】味甘，性凉。归肺、大肠经。

【食疗作用】具有清热解暑、生津止渴的功效，适宜于夏季食用，有助于缓解暑热引起的口渴和疲劳。

【适宜人群】夏季需要补水、清热的人群。

【食用方法】生食，或切片凉拌，也可用于制作沙拉。

【搭配建议】与黄瓜、西红柿等蔬菜搭配，可增加沙拉的营养价值。与海鲜如虾、蟹搭配，能制成清凉的夏季菜肴。

【食疗方案】

脆瓜海鲜沙拉：将脆瓜与海鲜混合，加入柠檬汁和橄榄油，适宜于夏日清暑。

【食用注意】脾胃虚寒者应适量食用。

5. 刺角瓜 又名非洲角瓜。

【营养价值】每 100g 刺角瓜约含有能量 35kcal，蛋白质 1.2g，脂肪 0.2g，碳水化合物 7.8g，膳食纤维 0.5g，维生素 C 11mg，钾 128mg，是一种营养价值丰富的水果。

【性味归经】性凉，味甘。归肺、胃经。

【食疗作用】具有清热解暑、生津止渴的功效。

【适宜人群】需要补充维生素 C 和钾的人群。

【食用方法】可生食，切开顶部，用勺子挖出果肉食用。

【搭配建议】与蜂蜜或酸奶搭配，制成甜品。与薄荷叶搭配，增加清凉感。

【食疗方案】

刺角瓜蜂蜜饮：将刺角瓜果肉与蜂蜜混合，加入冰水，适宜于夏日饮用。

【食用注意】糖尿病患者应适量食用。

6. 香蕉 又名蕉子、蕉果、甘蕉。

【营养价值】香蕉是钾和维生素 C 的良好来源，每 100g 约含有能量 93kcal，蛋白质 1.4g，脂肪 0.2g，碳水化合物 22g，膳食纤维 1.2g，胡萝卜素 60μg，维生素 C 8mg，钾 256mg。

【性味归经】味甘，性凉。归肺、大肠经。

【食疗作用】具有益胃生津、养阴润燥、解酒毒之效，适用于便秘、烦渴、醉酒等症状。

【适宜人群】需要改善消化、缓解压力的人群。

【食用方法】可生食，或制成香蕉奶昔、香蕉面包等。

【搭配建议】与牛奶、酸奶搭配，制成饮品或甜点。与燕麦、坚果搭配，制成早餐食品。

【食疗方案】

香蕉燕麦粥：将香蕉切片加入燕麦粥中，适宜早餐食用。

【食用注意】脾胃虚寒、便溏腹泻、胃酸过多者不宜多食。

7. 榴莲 又名韶子、麝香猫果。

【营养价值】榴莲是高热量水果，每 100g 约含有能量 147kcal，蛋白质 2.4g，脂肪 3.3g，碳水化合物 28.3g，膳食纤维 1.5g，维生素 C 15mg，钾 261mg。

【性味归经】味甘，性热。归肝、肾、肺经。

【食疗作用】具有温阳补虚、理气化瘀、散寒止痛、润肠通便的功效。

【适宜人群】适宜于阳虚体寒、寒凝经脉、经行腹痛、大便秘结的人群。

【食用方法】可生食，或制成榴莲甜点、榴莲冰淇淋等。

【搭配建议】与椰奶、糯米搭配，制成榴莲糯米饭。与冰淇淋搭配，制成榴莲冰淇淋。

【食疗方案】

榴莲糯米饭：将榴莲果肉与糯米饭混合，加入椰奶，可作为甜点食用。

【食用注意】榴莲性热，每次食用不宜过多，以免上火或便秘。

8. 甘蔗　又名薯蔗、糖梗。

【营养价值】甘蔗是糖的主要来源之一，每 100g 甘蔗汁约含有能量 64kcal，蛋白质 0.4g，脂肪 0.1g，碳水化合物 15.4g，膳食纤维 0.6g，维生素 C 2mg，钾 95mg。

【性味归经】味甘，性寒。归肺、脾、胃经。

【食疗作用】具有清热生津、润燥止咳、和中下气的功效。

【适宜人群】高热烦渴、口干舌燥、津液不足、小便不利、肺燥咳嗽、大便燥结的人群。

【食用方法】可生食，或榨汁饮用。

【搭配建议】与梨、蜂蜜搭配，可制成止咳糖饮。与姜汁搭配，能制成暖胃饮品。

【食疗方案】

甘蔗姜汁饮：将甘蔗汁与姜汁混合，适宜于冬季饮用。

【食用注意】脾胃虚寒者、痰湿咳嗽者均不宜多食。发霉、变色、有酒味及生虫的变质甘蔗可令人中毒，不可食用。

9. 橄榄　又名白榄、红榄、青子、青果、谏果、忠果。

【营养价值】橄榄是维生素 E 和膳食纤维的良好来源，每 100g 橄榄约含有能量 57kcal，蛋白质 0.8g，脂肪 0.2g，碳水化合物 15.1g，膳食纤维 4g，维生素 A 110μg RAE，胡萝卜素 130μg，钙 49mg，钾 23mg。

【性味归经】味甘、酸，性凉。归肺、胃经。

【食疗作用】具有清肺利咽、生津止渴、解毒之效。

【适宜人群】咽喉肿痛、咳嗽、暑热烦渴、肠炎腹泻、醉酒的人群。

【食用方法】鲜食，或制成橄榄干等。

【搭配建议】与肉类如鸡肉、猪肉搭配，能增加风味。与蔬菜沙拉搭配，可增加营养价值。

【食疗方案】

橄榄鸡肉沙拉：将橄榄与鸡肉、蔬菜混合，适宜作为健康午餐。

【食用注意】橄榄味道酸涩，不可一次大量食用。

六、坚果类

1. 白果 又名银杏、灵眼、鸭脚子。

【营养价值】每100g白果约含有能量355kcal，蛋白质13.2g，脂肪1.3g，碳水化合物72.6g，膳食纤维1.0g，维生素E 24.7mg，钙54mg，钾17mg。

【性味归经】味甘、苦、涩，性平；有小毒。归肺、肾经。

【食疗作用】具有敛肺气、定咳喘、止带浊、缩小便之效。

【适宜人群】哮喘痰多、赤白带下、遗精遗尿等症状的人群。

【食用方法】白果需煮熟食用，可炖汤或与其他食材搭配烹饪。

【搭配建议】与鸡肉、猪肉等搭配炖汤，可增加营养价值。与胡萝卜、豌豆等蔬菜搭配，能制成健康菜肴。

【食疗方案】

白果炖鸡汤：将白果与鸡肉、适量药材一同炖煮熟后食用，有助于秋冬季节缓解咳嗽。

【食用注意】鲜果有小毒，不可生食，熟食不可过量。

2. 板栗 又名中国栗。

【营养价值】每100g板栗约含有能量186kcal，蛋白质4.4g，脂肪1.6g，碳水化合物39.6g，膳食纤维2g，维生素A 3μg RAE，胡萝卜素40μg，维生素C 23.2mg，钙16mg。

【性味归经】味甘、咸，性温。归脾、胃、肾经。

【食疗作用】具有养胃健脾、补肾壮腰、强筋活血、止血消肿之效。

【适宜人群】脾胃虚弱、脾肾阳虚、腰腿无力、久泻不止或便血的人群。

【食用方法】可烤食、炖汤或制成糕点等。

【搭配建议】与鸡肉、鸭肉等搭配炖汤，能增加风味。与糯米、红枣等搭配，可制成八宝饭。

【食疗方案】

板栗烧鸡：鸡块焯水，板栗剥壳。锅中倒油，放入鸡块煎至表面金黄，加入板栗翻炒，倒入适量清水没过食材，大火煮开后转小火慢炖至鸡块熟烂，调入盐、生抽等调料。此菜有助于秋冬季节养胃健脾。

【食用注意】生食不易消化；多食熟物会令人气滞中满。

3. 核桃　又名胡桃。

【营养价值】每 100g 核桃约含有能量 646kcal，蛋白质 14.9g，脂肪（主要为不饱和脂肪酸）58.8g，碳水化合物 19.1g，膳食纤维 9.5g，维生素 A 3μg RAE，胡萝卜素 30μg，维生素 C 1mg，维生素 E 43.2mg，钙 56mg，钾 385mg。

【性味归经】味甘，性温。归肾、肺、大肠经。

【食疗作用】具有补肾壮阳、固精强腰、温肺定喘、润肠通便之效。

【适宜人群】肾虚所致阳痿、遗精、喘嗽、腰痛的人群。

【食用方法】可生食、烤食或制成核桃油等。

【搭配建议】与燕麦、蜂蜜搭配，制作健康谷物早餐。与菠菜、草莓等搭配，可制作沙拉。

【食疗方案】

核桃燕麦粥：燕麦片放入锅中，加入适量水，大火煮开后转小火煮至燕麦软糯，放入核桃碎继续煮几分钟，可加入适量牛奶、蜂蜜调味。此粥适宜于早餐食用，有助于提神醒脑。

【食用注意】多食会引起腹泻。痰火喘咳、阴虚火旺、便溏腹泻者不宜食用。

4. 花生　又名落花生、落花参、长生果。

【营养价值】每 100g 生花生约含有能量 574kcal，蛋白质 24.8g，脂肪 44.3g，碳水化合物 21.7g，膳食纤维 5.5g，维生素 A 3μg RAE，胡萝卜素 30μg，维生素 E 18.09mg，钙 640mg，铁 2.1mg，钾 587mg。

【性味归经】味甘，性平。归脾、肺经。

【食疗作用】具有悦脾和胃、润肺化痰、滋养气血、下乳之效。

【适宜人群】适宜于脾胃失调、脾虚食少、营养不良、久咳燥咳、产后气血不足、乳汁减少的人群。

【食用方法】可生食、煮食、炒食或制成花生酱。

【搭配建议】与蔬菜如黄瓜、芹菜搭配，制作凉拌菜。与肉类如牛肉、猪肉搭配，可增加菜肴的营养价值。

【食疗方案】

花生炖猪蹄：将花生与猪蹄、红枣、姜片一同炖煮熟后食用，适宜于产后妇女食用，有助于下乳。

【食用注意】花生含脂肪较多，需要人体胆汁加以消化，胆汁分泌不足者应少食。

霉变的花生含有可致癌的黄曲霉毒素，不能食用。

5. 芝麻 又名胡麻、脂麻。

【营养价值】每 100g 白芝麻约含有能量 536kcal，蛋白质 18.4g，脂肪 39.6g，碳水化合物 31.5g，膳食纤维 9.8g，维生素 E 38.28mg，钙 620mg，铁 14.1mg，钾 266mg。

【性味归经】味甘，性平。归脾、胃经。

【食疗作用】具有补益肝肾、强身健体、润燥滑肠、乌须发、驻容颜、通乳的效用。

【适宜人群】适宜肝肾不足、须发早白、肠燥便秘的人群。

【食用方法】炒食或制成芝麻油、芝麻酱等。

【搭配建议】与蜂蜜、牛奶搭配，制作滋养饮品。与菠菜、紫甘蓝等蔬菜搭配，可增加菜肴的营养价值。

【食疗方案】

芝麻核桃露：将黑芝麻炒熟，核桃仁剥好，与牛奶或豆浆一同倒入料理机中，加入适量清水，均匀粉碎后倒入锅中，小火加热至沸腾，可加入适量蜂蜜调味。此饮品富含不饱和脂肪酸和蛋白质，适宜于早餐食用，有助于提神醒脑。

【食用注意】患有慢性肠炎、腹泻、牙痛、皮肤病，以及白带异常者忌食。

七、畜禽类

1. 猪肉

【营养价值】瘦猪肉每 100g 约含有能量 153kcal，蛋白质 20.3g，脂肪 6.2g，碳水化合物 1.5g，维生素 B_1 0.31mg，维生素 B_2 0.10mg，钾 305mg。

【性味归经】味甘、咸，性平。归脾、胃、肾经。

【食疗作用】具有滋阴液、补中气、润肠胃、养血润燥泽肤的功效。猪肉是优质蛋白质和必需氨基酸的良好来源，同时也提供多种维生素和矿物质。

【适宜人群】形体消瘦、咽干口燥、潮热、五心烦热、肌肤枯燥等阴虚及阴虚内燥体质的人群。

【食用方法】可炒、炖、煮、蒸或制作成馅料等。

【搭配建议】与白菜、萝卜等蔬菜搭配，可增加营养和口感。与豆类如黄豆、豆腐搭配食用，可提供更全面的蛋白质。

【食疗方案】

猪肉炖白菜：猪肉切块，白菜切段。锅中倒油，放入猪肉块煸炒至变色，加入白菜继续翻炒，倒入适量清水没过食材，炖煮至猪肉熟烂，调入盐等调料。此菜适宜于干燥季节滋阴润燥。

【食用注意】湿热痰滞内蕴者慎服。高血压、冠心病、糖尿病、高脂血症患者宜少食肥肉。

附：

（1）猪蹄　又名猪脚爪。

【营养价值】含有丰富的胶原蛋白，每100g猪蹄约含有能量260kcal，蛋白质22.6g，脂肪18.8g。猪蹄含有丰富的胶原蛋白、脂肪，以及钙、钾、铁等。

【性味归经】味甘、咸，性平。归胃经。

【食疗作用】猪蹄具有益精血、通乳汁、生肌托疮的功效。

【适宜人群】适宜于精血不足、体质虚弱，以及白细胞减少的人群。

【食用方法】可炖汤、红烧或制作成卤味等。

【搭配建议】与通草搭配炖汤，改善产后乳少。

【食疗方案】

猪蹄通草汤：猪蹄切块焯水，通草洗净。锅中加水烧开，放入猪蹄块和通草，大火煮开后转小火慢炖至猪蹄熟烂，调入适量盐。此汤适宜于产后妇女食用，有助于乳汁分泌。

【食用注意】痰湿内盛者不宜多食。

（2）猪肤　又名猪皮。

【营养价值】含有丰富的胶原蛋白，每100g猪肤约含有能量363kcal，蛋白质27.4g，脂肪28.1g，还有钙、钾、镁、铁等微量元素。

【性味归经】味甘，性凉。归肾经。

【食疗作用】具有滋阴清热、利咽除烦功效。

【适宜人群】需要改善皮肤弹性、缓解咽喉不适的人群。

【食用方法】可炖汤、制作成皮冻或卤味。

【搭配建议】与黄豆、花生搭配炖汤，可增加胶原蛋白的摄入。

【食疗方案】

猪皮冻：猪皮刮毛洗净，冷水下锅煮开后撇去浮沫，继续煮至猪皮熟软，取出晾凉，放入冰箱冷藏至凝固。此菜有助于滋阴清热。

【食用注意】痰湿较甚者不宜多食。

（3）猪髓

【营养价值】含有较高的脂肪和胆固醇，每100g约含有能量200kcal，蛋白质和脂肪含量较高。

【性味归经】味甘，性寒。归肾经。

【食疗作用】具有补阴益髓、祛风、止渴功效。

【适宜人群】需要补阴益髓、祛风的人群。

【食用方法】可炖汤或与其他食材搭配食用。

【搭配建议】与枸杞、红枣搭配炖汤，增加滋补效果。

【食疗方案】

猪髓枸杞汤：猪脊骨敲开取髓，枸杞洗净。将猪髓、枸杞放入锅中，加入适量清水，大火煮开后转小火炖煮30分钟，调入适量盐调味。此汤适宜需要补阴益髓的人群。

【食用注意】痛风及高脂血症患者不宜食用。

（4）猪肝

【营养价值】含有丰富的蛋白质、脂肪、糖类、维生素A、维生素D、维生素E，以及维生素B族，还包括多种微量元素。每100g猪肝约含有能量126kcal，维生素A 6502μg RAE，维生素B_1 0.22mg，维生素B_2 2.02mg，胡萝卜素30μg，维生素C 20mg，钾235mg，镁24mg，铁23.2mg，锌3.68mg，硒26.12μg。

【性味归经】味甘、苦，性温。归肝经。

【食疗作用】具有补肝、养血、明目的功效。

【适宜人群】肝血不足导致的两目干涩、视物模糊、夜盲的人群。

【食用方法】可炒食、煮汤或制作成猪肝酱等。

【搭配建议】与菠菜搭配炒食，可增加铁质摄入。

【食疗方案】

猪肝菠菜汤：猪肝切片，菠菜洗净。锅中加水烧开，放入猪肝片煮至变色，加入菠菜煮熟，调入盐、生抽等调味。此汤补肝养血，适宜于视力疲劳者食用。

【食用注意】高脂血症、痛风患者不宜食用。

（5）猪心

【营养价值】每100g猪心约含有能量119kcal，蛋白质16.6g，脂肪5.3g，碳水化合物1.1g，维生素A 13μg RAE，维生素B_1 0.19mg，维生素B_2 0.48mg，钾260mg，铁4.3mg，锌1.9mg，硒14.94μg。

【性味归经】味甘、咸，性平。归心经。

【食疗作用】具有补虚养心、安神定惊的功效。

【适宜人群】心气不足所致的心悸、失眠、自汗的人群。

【食用方法】可炒食、煮汤或制作卤味。

【搭配建议】与红枣、龙眼肉搭配炖汤，增加安神效果。

【食疗方案】

猪心红枣汤：猪心切块，红枣去核。锅中加水烧开，放入猪心块和红枣，大火煮开后转小火慢炖至猪心熟烂，加适量盐调味。此汤适宜于心悸失眠者。

【食用注意】不宜与吴茱萸同食。

（6）猪肺

【营养价值】每100g猪肺约含有能量84kcal，蛋白质12.2g，脂肪3.9g，还有微量元素钙、钾、镁、铁、锌、硒等。

【性味归经】味甘，性平。归肺经。

【食疗作用】具有补肺、止咳的功效。

【适宜人群】肺虚久咳、肺损咯血的人群。

【食用方法】可炖汤、炒食或制作卤味。

【搭配建议】与银耳、百合搭配炖汤，增加润肺效果。

【食疗方案】

猪肺银耳汤：猪肺切块焯水，银耳泡发撕小朵。锅中加水烧开，放入猪肺块和银耳，大火煮开后转小火慢炖至猪肺熟烂，加入适量盐调味。此汤适宜于肺虚咳嗽者。

【食用注意】高脂血症及痛风者不宜食用。

（7）猪肾　又名猪腰子。

【营养价值】每100g猪肾约含有能量82kcal，蛋白质15.8g，脂肪1.8g，维生素A 39μg RAE，维生素C 10mg，钙12mg，钾217mg，镁22mg，硒157.24μg，还有其他铁、锌、铜等微量元素。

【性味归经】味咸，性平。归肾经。

【食疗作用】具有补肾壮腰、补虚劳的功效。

【适宜人群】肾虚所致的腰痛、遗精、带下、久泻、身面水肿、盗汗的人群。

【食用方法】可炒食、煮汤或制作卤味。

【搭配建议】与杜仲、枸杞搭配炖汤，增加补肾效果。

【食疗方案】

猪肾杜仲汤：猪肾切块，杜仲洗净。锅中加水烧开，放入猪肾块和杜仲，大火煮开后转小火慢炖40分钟，调入适量盐。此汤适宜于肾虚腰痛者。

【食用注意】高脂血症及痛风者不宜食用。

（8）猪肠　又名猪脏。

【营养价值】每100g猪肠约含有能量65kcal，蛋白质10g，脂肪2g，碳水化合物1.7g，还有钙、钾、铁、锌、铜、硒等。

【性味归经】味甘，性微寒。归大肠经。

【食疗作用】具有润肠、补虚的功效。

【适宜人群】肠风便血、久泻脱肛的人群。

【食用方法】可炒食、煮汤或制作卤味等。

【搭配建议】与木耳、黄花菜搭配炖汤，可增加润肠效果。

【食疗方案】

猪肠木耳汤：猪肠洗净切段，木耳泡发。锅中倒油，放入猪肠段煸炒至熟，加入木耳继续翻炒，调入盐等调料。此菜适宜于肠燥便秘者。

【食用注意】外感、脾虚滑泻、高脂血症、痛风患者不宜食用。

（9）猪肚　又名猪胃。

【营养价值】每100g猪肚约含有能量110kcal，蛋白质15.2g，脂肪5.1g，还有微量维生素A、维生素B_1、维生素B_2，以及少量钙、镁、铁、锌、硒等。

【性味归经】味甘，性温。归脾、胃经。

【食疗作用】具有补虚损、健脾胃、止渴的功效。

【适宜人群】脾胃虚弱、劳病体虚者，以及体虚小儿、产后妇女及老年人。

【食用方法】可炖汤、炒食或制作卤味等。

【搭配建议】与黄芪、枸杞搭配炖汤，可增加健脾胃效果。

【食疗方案】

猪肚黄芪汤：猪肚洗净切块，黄芪洗净。锅中加水，放入猪肚块和黄芪，大火煮开后转小火慢炖至猪肚熟烂，加入适量盐调味。此汤适宜于脾胃虚弱者食用。

【食用注意】高脂血症及痛风患者不宜食用。

2.牛肉　又名西冷、牛柳、肉眼。

【营养价值】每100g牛肉约含有能量113kcal，蛋白质21.3g，脂肪2.5g，碳水化合物1.3g，少量维生素B族、维生素A、维生素E，以及钙、钾、镁、铁、硒、铜、锰等。

【性味归经】味甘，性平。归脾、胃经。

【食疗作用】具有补脾胃、益气血、强筋骨的功效，适用于妇女产后调养，以及脾胃虚弱、气血不足、大病久病之后形体瘦弱人群。

【适宜人群】需要补充蛋白质、增强体力、改善气血的人群。

【食用方法】牛肉可炒、炖、煮、烤或制作成牛肉干等。

【搭配建议】与蔬菜如胡萝卜、洋葱搭配炖煮，可增加营养和风味。与全谷物如糙米、燕麦搭配食用，能提供均衡的膳食。

【食疗方案】

牛肉炖胡萝卜：牛肉切块，胡萝卜切滚刀块，均焯水。锅中倒油，放入牛肉块煸炒至变色，加入胡萝卜块继续翻炒，倒入适量清水没过食材，大火煮开后转小火慢炖至牛肉熟烂，调入盐、生抽等调味。此菜补脾胃，适宜于气血不足者。

【食用注意】有火热之证时忌食。

3. 羊肉

【营养价值】每 100g 瘦羊肉约含有能量 118kcal，蛋白质 20.5g，脂肪 3.9g，碳水化合物 0.2g，钾 403mg，镁 22mg，少量维生素 B 族、维生素 A，以及钙、铁、锌、硒、铜等。

【性味归经】味甘，性温。归脾、肾经。

【食疗作用】具有益气补虚、温中暖下的功效，适用于脾胃虚寒、肾阳不足者。羊肉含有丰富的铁质和蛋白质，是温补的肉类。

【适宜人群】需要温补、改善消化、增强体力的人群。

【食用方法】可炒、炖、煮、烤或制作羊肉串等。

【搭配建议】与白萝卜、香菜等蔬菜搭配炖煮，可增加营养和风味。与全谷物如糙米、燕麦搭配，能提供均衡膳食。

【食疗方案】

羊肉炖白萝卜：羊肉切块，白萝卜切块，均焯水。锅中倒油，放入羊肉块煸炒至变色，加入白萝卜块继续翻炒，倒入适量清水没过食材，大火煮开后转小火慢炖至羊肉熟烂，调入盐、生抽等调味。此菜温中暖下，适宜在冬季食用。

【食用注意】急性炎症、外感发热、热病初愈、皮肤疮疡、疖肿等均应忌食羊肉。大便秘结者应少食。

4. 狗肉　又名犬肉、地羊。

【营养价值】每 100g 狗肉约含有能量 116kcal，蛋白质 16.8g，脂肪 4.6g，碳水化合物 1.6g，少量维生素 A、维生素 E，以及维生素 B 族，钙 52mg，钾 140mg，微量镁、铁、硒、铜等。

【性味归经】味咸，性温。归脾、胃、肾经。

【食疗作用】狗肉是蛋白质含量高、脂肪含量适宜的肉类，具有补中益气、温肾助阳、理气行水的功效，适用于肾阳虚衰、脾胃虚寒等证。

【适宜人群】需要温补肾阳、改善消化、增强体力的人群。

【食用方法】可炒、炖、煮、烤或制作成狗肉干等。

【搭配建议】与土豆、胡萝卜等蔬菜搭配炖煮，可增加营养和风味。与全谷物如糙米、燕麦搭配食用，能提供均衡的膳食。

【食疗方案】

狗肉炖土豆：狗肉切块，土豆切块，均焯水。锅中倒油，放入狗肉块煸炒至变色，加入土豆块继续翻炒，倒入适量清水没过食材，大火煮开后转小火慢炖至狗肉熟烂，调入盐、生抽等调味。此菜补中益气，适宜于冬季食用。

【食用注意】热病及阴虚内热者忌服。

5. 鸡肉

【营养价值】每100g鸡肉约含有能量145kcal，蛋白质20.3g，脂肪6.7g，碳水化合物0.9g，维生素A 92μg RAE，少量维生素B族，维生素E 1.34mg，钾249mg，还有少量钙、镁、铁、锌、硒、铜、锰等微量元素。

【性味归经】味甘，性温。归脾、胃经。

【食疗作用】鸡肉能提供优质蛋白质，富含人体必需氨基酸，具有温中益气、益精添髓、强壮筋骨的功效。

【适宜人群】病后、产后体虚，以及虚劳羸瘦、老年体衰者。

【食用方法】可煮汤、炒食、烤制、制作成肉丸或切片用于沙拉等。

【搭配建议】与西蓝花、胡萝卜等蔬菜搭配，可增加营养。与全谷物如糙米、燕麦搭配食用，能提供均衡膳食。

【食疗方案】

鸡肉蔬菜汤：将鸡肉切块，胡萝卜、西蓝花、菠菜等蔬菜切好。锅中倒油，放入鸡肉块煸炒至变色，加入胡萝卜块继续翻炒，倒入适量清水没过食材，大火煮开后转小火慢炖至鸡肉熟烂，放入西蓝花和菠菜煮熟，调入盐、生抽等调味。此汤温中益气，适宜于体虚者。

鸡肉枸杞汤：鸡肉切块，枸杞洗净。锅中加水，放入鸡肉块，大火煮开后转小火慢炖至鸡肉熟烂，加入枸杞继续煮10分钟，加适量盐调味。此汤温补气血，适宜于体质虚弱者食用。

【食用注意】实证、邪毒未清者不宜食用。

6. 鸭肉　又名鹜肉、扁嘴娘肉、家凫肉。

【营养价值】每100g鸭肉约含有能量240kcal，蛋白质15.5g，脂肪19.7g，维生素 A 52μg RAE，少量维生素 B 族、维生素 E，钾 191mg，还有少量钙、镁、铁、锌、硒、铜、锰等。

【性味归经】味甘、咸，性平。归脾、胃、肺、肾经。

【食疗作用】具有滋阴养胃、健脾补虚、利水消肿的功效。

【适宜人群】脾胃虚弱、劳热骨蒸、咳嗽、月经量少、水肿等的人群。

【食用方法】可煮汤、烤制、炖煮、卤制或制作成肉干等。

【搭配建议】与冬瓜、薏苡仁搭配煮汤，可利水消肿。与苦瓜、黄瓜等蔬菜搭配，可清热解暑。

【食疗方案】

冬瓜鸭肉汤：鸭肉切块焯水，冬瓜切块。锅中加水，放入鸭肉块，大火煮开后转小火慢炖至鸭肉熟烂，加入冬瓜块煮至熟软，加适量盐调味。此汤滋阴养胃，适宜夏季食用。

【食用注意】脾虚便溏、外感未清、肠风下血者不宜食用。

7. 鹅肉 又名家雁肉。

【营养价值】每 100g 鹅肉约含有能量 251kcal，蛋白质 17.9g，脂肪 19.9g，维生素 A 42μg RAE，少量维生素 B 族及维生素 E，钾 232mg，还含有一定量的镁、钙、铁、锌、硒等微量元素。

【性味归经】味甘，性平。归脾、肺经。

【食疗作用】具有益气补虚、和胃止渴的功效。

【适宜人群】消瘦乏力、食少、口干欲饮等中气不足及气阴两虚之证的人群。

【食用方法】可烤制、炖煮或制作成肉干，也适宜于做肉酱或肉饼等。

【搭配建议】与土豆、胡萝卜等蔬菜搭配，增加营养。与全谷物如糙米、燕麦搭配食用，可提供均衡膳食。

【食疗方案】

鹅肉土豆汤：鹅肉切块，土豆切块。锅中倒油，放入鹅肉块煸炒至变色，加入土豆块继续翻炒，倒入适量清水没过食材，大火煮开后转小火慢炖至鹅肉熟烂，调入盐、生抽等调味。此汤益气补虚，适宜于体虚者食用。

【食用注意】湿热内蕴及疮疡患者不宜食用。

8. 鸽肉 又名鹁鸽、飞奴。

【营养价值】每 100g 鸽肉约含有能量 201kcal，蛋白质 16.5g，脂肪 14.2g，维生素 A 42μg RAE，还有维生素 B 族及维生素 E，以及一定量的镁、钙、铁、锌、硒等微量元素。

【性味归经】味咸，性平。归肝、肾经。

【食疗作用】具有滋肾益气、祛风解毒、调经止痛的功效。

【适宜人群】阴虚所致的消渴引饮、气短乏力，肝肾不足之妇女月经量少、闭经、月经不调，以及一切体虚之人。

【食用方法】可煮汤、烤制、炖煮、卤制等。

【搭配建议】与枸杞、红枣搭配炖汤，可增加滋补效果。与山药、茯苓搭配，适宜于病后调理。与菠菜、紫甘蓝等蔬菜搭配，能提供均衡膳食。

【食疗方案】

枸杞山药炖鸽肉：鸽肉切块，山药切块，枸杞洗净。锅中加水，放入鸽肉块，大火煮开后转小火慢炖至鸽肉熟烂，加入山药块和枸杞继续煮 10 分钟，调入适量盐。此汤补肾益气，适宜于肾虚者。

【食用注意】《食疗本草》载其"虽益人，缘恐食多减药力"。

9. 鹌鹑肉　又名鹑肉。

【营养价值】每 100g 鹌鹑肉约含有能量 110kcal，蛋白质 20.2g，脂肪 3.1g，维生素 A 40μg RAE，维生素 B 族和维生素 E，还含有一定量的镁、钙、铁、锌、硒等微量元素。

【性味归经】味甘，性平。归肺、脾、肝、肾经。

【食疗作用】鹌鹑肉是高蛋白、低脂肪、低胆固醇的肉类，具有润肺止咳、补中益气、强筋健骨、利水除湿的功效。

【适宜人群】脾胃虚弱、肝肾不足、腰膝酸软的人群。

【食用方法】可烤制、炖汤或炒食等。

【搭配建议】与枸杞、黄芪等中药材搭配炖汤，可增强滋补效果。与香菇、木耳搭配，能增加风味和营养。

【食疗方案】

鹌鹑肉炖枸杞：鹌鹑肉切块，枸杞洗净。锅中加水，放入鹌鹑肉块，大火煮开后转小火慢炖至鹌鹑肉熟烂，加入枸杞继续煮 10 分钟，加适量盐调味。此菜补中益气，适宜于体虚者食用。

鹌鹑肉香菇粥：鹌鹑肉切块，香菇切片，大米淘洗干净。锅中加水，放入大米煮至八成熟，放入鹌鹑肉块和香菇片，煮至鹌鹑肉熟烂，加适量盐调味。此粥补中益气，适宜于脾胃虚弱者。

【食用注意】外感、痰热未清时不宜食用。

八、乳类、蛋类

1. 牛奶　又名牛乳。

【营养价值】每 100mL 牛奶约含有能量 65kcal，蛋白质 3.3g，脂肪 3.6g，碳水化合物 4.9g，维生素 A5.4μg RAE，还有维生素 B 族、维生素 E，钙 107mg，钾 180mg。

【性味归经】味甘，性凉。归心、肺经。

【食疗作用】牛奶是钙和维生素 D 的良好来源，具有滋阴补虚、益肺胃、生津润肠的功效。

【适宜人群】大病久病之后形体羸瘦、虚弱劳损的人群。

【食用方法】可直接饮用，也可作为烹饪原料。

【搭配建议】与燕麦、水果搭配，可制作早餐谷物或水果奶昔。

【食疗方案】

牛奶燕麦粥：燕麦片放入锅中，加入牛奶和适量水，大火煮开后转小火煮至燕麦软糯，可加入适量蜂蜜调味。此粥滋阴补虚，适宜于早餐食用。

【食用注意】脾胃虚寒作泻、痰湿积饮者不宜食用。肠道缺乏乳糖酶者不宜食用。

2. 鸡蛋　又名鸡卵、鸡子。

【营养价值】每 100g 鸡蛋约含有能量 139kcal，蛋白质 13.1g，脂肪 8.6g，碳水化合物 2.4g，维生素 A 255μg RAE，维生素 E 1.14mg，维生素 B_1 0.09mg，维生素 B_2 0.2mg，钙 56mg，钾 154mg。

【性味归经】蛋清味甘，性凉；蛋黄味甘，性平。归心、肾经。

【食疗作用】滋阴润燥，养心安神，安胎。

【适宜人群】身体虚弱，热病后烦闷、燥咳声哑、目赤咽痛，血虚所致胎动不安，产后口渴、血晕，惊痫，消化不良等的人群。

【食用方法】可煮、炒、蒸、制作成蛋羹或蛋汤。

【搭配建议】与西红柿、菠菜等蔬菜搭配，可增加营养和口感。与全谷物如糙米、燕麦搭配食用，可提供均衡膳食。

【食疗方案】

鸡蛋西红柿汤：西红柿切块，鸡蛋搅散。锅中倒油，放入西红柿块炒至出汁，倒入适量清水煮开，慢慢倒入鸡蛋液搅拌成蛋花，加盐、生抽等调味。此汤滋阴润燥，适宜于热病后食用。

【食用注意】胆囊炎、胆结石患者不宜多食油煎鸡蛋。

3. 鸭蛋

【营养价值】每 100g 鸭蛋约含有能量 180kcal，蛋白质 12.6g，脂肪 13g，碳水化合物 3.1g，维生素 A 261μg RAE，维生素 D 5.0μg，维生素 B_1 0.17mg，维生素 B_2 0.35mg，维生素 B_6 0.25mg，维生素 B_{12} 5.4μg，维生素 E 4.98mg，钙 62mg，钾 135mg。

【性味归经】味甘，性凉。归肺、肾经。

【食疗作用】鸭蛋具有滋阴、清肺、止咳、止痢的功效。适用于阴虚肺燥咳嗽、痰少咽干者。可除胸膈肠胃伏热，咽喉肿痛、齿痛、泻痢之属热者均可食用。

【适宜人群】适宜于热病后期体虚、肺燥咳嗽、咽喉肿痛、目赤、便秘等人群。

【食用方法】可煮、炒、蒸，以及制作咸鸭蛋或皮蛋等。

【搭配建议】与蔬菜如苦瓜、冬瓜搭配，可增加营养和口感。与全谷物如糙米、燕麦搭配食用，可提供均衡膳食。

【食疗方案】

鸭蛋苦瓜汤：鸭蛋打入碗中搅散，苦瓜切片。锅中加水烧开，放入苦瓜片煮至熟软，倒入鸭蛋液搅拌成蛋花，加适量盐调味。此汤滋阴降火，适宜夏季食用。

【食用注意】脾阳不足、寒湿下痢及食后气滞痞闷者不宜食用。鸭蛋性凉，胃寒、腹泻者应少食。

4. 鹌鹑蛋　又名鹌鹑卵。

【营养价值】每 100g 鹌鹑蛋约含有能量 160kcal，蛋白质 12.8g，脂肪 11.1g，碳水化合物 2.1g，维生素 B_1 0.11mg，维生素 B_2 0.49mg，维生素 B_6 0.15μg，维生素 E 3.08mg，钙 47mg，钾 138mg，铁 3.2mg。

【性味归经】味甘，性平。归脾、胃、肝、肾经。

【食疗作用】具有补五脏、益中气、强筋骨的功效。对贫血、营养不良、神经衰弱、支气管炎、结核病等有一定的食疗作用。

【适宜人群】身体虚弱、贫血、营养不良、神经衰弱、支气管炎、结核病等的人群。

【食用方法】可煮、蒸、炒或制作蛋羹。煮食能较好地保留其营养价值。

【搭配建议】与菠菜、西红柿等蔬菜搭配，可增加营养和口感。与豆制品如豆腐搭配食用，可增强蛋白质的互补作用。

【食疗方案】

鹌鹑蛋菠菜汤：菠菜洗净，鹌鹑蛋煮熟剥壳。锅中加水，放入菠菜煮至熟软，加入鹌鹑蛋，加适量盐、香油调味。此汤补五脏，适宜于体虚者。

鹌鹑蛋炖银耳：银耳泡发撕小朵，鹌鹑蛋煮熟剥壳。将银耳放入锅中，加入适量清水，用大火煮开后转小火炖煮至银耳软烂，放入鹌鹑蛋，加入适量冰糖继续煮至冰糖融化。此汤滋阴润燥，适宜于干燥季节食用。

【食用注意】外感未清、痰热及痰湿甚者不宜食用。鹌鹑蛋胆固醇含量相对较高，高胆固醇者应适量食用。

九、水产类

1. 鲤鱼 又名赤鲤鱼、鲤子。

【营养价值】每100g鲤鱼约含有能量109kcal，蛋白质17.6g，脂肪4.1g，维生素A 25μg RAE，维生素D 24.7μg，维生素E 1.27mg，多种维生素B族，钙50mg，钾334mg。

【性味归经】味甘，性平。归脾、胃、肾经。

【食疗作用】具有补脾健胃、利水消肿、通乳安胎、退黄的功效。

【适宜人群】肾炎、肝炎、乳汁不足、黄疸、妊娠水肿等人群。

【食用方法】可煮汤、红烧或清蒸。

【搭配建议】与豆腐搭配煮汤，增强补钙效果。与冬瓜、薏苡仁搭配煮汤，利水消肿效果更佳。

【食疗方案】

鲤鱼豆腐汤：鲤鱼去鳞去内脏洗净，豆腐切块。锅中倒油，放入鲤鱼煎至两面金黄，加入适量清水，大火煮开后放入豆腐块，转小火慢炖至汤色奶白，加适量盐调味。此汤补脾健胃、补钙壮骨，适宜于水肿，以及缺钙与骨质疏松者。

鲤鱼冬瓜汤：鲤鱼去鳞去内脏洗净，冬瓜切块。锅中倒油，放入鲤鱼煎至两面金黄，加入适量清水，大火煮开后放入冬瓜块，转小火慢炖至鱼肉熟烂，调入适量盐。此汤利水消肿，肾炎水肿者适宜食用。

鲤鱼炖豆腐：鲤鱼去鳞去内脏洗净，豆腐切块。锅中倒油，放入鲤鱼煎至两面金黄，加入适量清水，大火煮开后放入豆腐块，转小火慢炖至鱼肉熟烂，加适量盐调味。此菜补钙壮骨，缺钙及骨质疏松者适宜食用。

【食用注意】鲤鱼为发物，过敏体质及患风疾、痰疾、疮疡者慎服。鲤鱼胆有毒，处理时需注意去除。

2. 鲫鱼 又名鲋、鲫瓜子。

【营养价值】每100g鲫鱼约含有能量101.1kcal，蛋白质18.4g，脂肪2.5g，维生素A 12μg RAE，维生素E 1.5mg，维生素D 4.0μg，维生素B_1 0.55mg，维生素B_2

0.14mg，维生素 B_6 0.11mg，维生素 B_{12} 5.50mg，叶酸 14μg，钾 340mg，镁 23mg，钙 100mg，铁 1.5mg，锌 1.9mg。

【性味归经】味甘，性平。归脾、胃、大肠经。

【食疗作用】具有健脾胃、利尿消肿、通乳的功效。

【适宜人群】妊娠水肿，肾炎水肿，产后乳汁不下或乳少，慢性胃炎等人群。

【食用方法】可煮汤、红烧或清蒸。

【搭配建议】与豆腐、豆芽等搭配食用，可增加营养。与白菜、萝卜等蔬菜搭配，能提供均衡营养。

【食疗方案】

鲫鱼豆腐汤：鲫鱼去鳞去内脏洗净，豆腐切块。锅中倒油，放入鲫鱼煎至两面金黄，加入适量清水，大火煮开后放入豆腐块，转小火慢炖至汤色奶白，调入适量盐。此汤健脾胃，适宜于产后妇女。

【食用注意】过敏体质及患风疾、痰疾、疮疡者慎服。

3. 鳝鱼 又名黄鳝、长鱼。

【营养价值】每 100g 鳝鱼约含有能量 89kcal，蛋白质 18g，脂肪 1.4g，维生素 A 50μg RAE，维生素 E 1.34mg，钙 42mg，磷 206mg，钾 263mg，铁 2.5mg。

【性味归经】味甘，性温。归肝、脾、肾经。

【食疗作用】具有补气血、强筋骨、祛风湿、止血的功效。

【适宜人群】素体及病后体虚之气血不足、足痿无力，风寒湿痹，产后淋漓不尽、腹中冷痛，内痔出血等的人群。

【食用方法】可炒、炖汤或蒸食等。

【搭配建议】与黄芪、枸杞等中药材搭配炖汤，增强滋补效果。与蔬菜如洋葱、青椒搭配，提供均衡膳食。

【食疗方案】

鳝鱼黄芪汤：鳝鱼切段，黄芪洗净。锅中加水烧开，放入鳝鱼段和黄芪，大火煮开后转小火慢炖至鳝鱼熟烂，调入适量盐。此汤补气血，适宜于体虚者。

【食用注意】感冒及热性病患者不宜食用。

4. 泥鳅 又名鳅、鳅鱼、鳛。

【营养价值】每 100g 泥鳅约含有能量 96kcal，蛋白质 17.9g，脂肪 2g，碳水化合物 1.7g，维生素 A 14μg RAE，维生素 E 0.79mg，维生素 D 4.0μg，少量维生素 B 族，钙 42mg，钾 263mg，还有镁、铁、锌、硒、锰等微量元素。

【性味归经】味甘，性平。归肝、脾、肺经。

【食疗作用】具有补脾益肾、除湿退黄的功效。

【适宜人群】消渴、肾虚阳痿、水肿、小便不利、黄疸湿热等人群。

【食用方法】可煮汤、红烧或蒸食。

【搭配建议】与豆腐、豆芽等搭配食用，可增加营养。与白菜、萝卜等蔬菜搭配，能提供均衡营养。

【食疗方案】

泥鳅豆腐汤：泥鳅去内脏洗净，豆腐切块。锅中倒油，放入泥鳅煎至两面金黄，加入适量清水，大火煮开后放入豆腐块，转小火慢炖至汤色奶白，调入适量盐。此汤补脾益肾，适宜于肾虚者食用。

泥鳅炖白菜：泥鳅去内脏洗净，白菜切段。锅中倒油，放入泥鳅煎至两面金黄，加入适量清水，大火煮开后放入白菜，转小火慢炖至汤色奶白，调入适量盐。此汤有助于清热利湿，适宜于湿热体质者。

【食用注意】泥鳅含较高的组氨酸，过敏体质者食用后可能会引起过敏反应，应谨慎食用。泥鳅可能带有寄生虫，烹饪时应确保充分煮熟。由于泥鳅含嘌呤较高，痛风患者应适量食用。

5. 鳖 又名团鱼、甲鱼、圆鱼。

【营养价值】每100g鳖肉约含有能量197kcal，蛋白质16.5g，脂肪13.4g，维生素A 94μg RAE，维生素D 3.6μg，维生素B_1 0.91mg，维生素B_2 0.41mg，维生素B_6 0.11mg，维生素B_{12} 1.2μg，叶酸16μg，钾150mg，镁10mg。

【性味归经】味甘，性平。归肝、肾经。

【食疗作用】具有滋阴补肾、清退虚热、止泻截疟、软坚散结的功效。

【适宜人群】肝肾阴虚导致的形体消瘦、骨蒸劳热、久疟久痢、崩漏带下、瘰疬、癥积等人群。

【食用方法】可炖汤、红烧或蒸食，可与其他食材搭配烹饪。

【搭配建议】与枸杞、黄芪等中药材搭配炖汤，能增强滋补效果。与山药、胡萝卜等蔬菜搭配食用，可提供均衡营养。

【食疗方案】

鳖枸杞汤：将鳖宰杀去内脏洗净，枸杞洗净。将鳖放入锅中，加入适量清水，大火煮开后转小火慢炖至鳖肉熟烂，放入枸杞继续煮10分钟，调入适量盐。此汤滋阴补肾，适宜于肝肾阴虚者食用。

【食用注意】脾胃阳虚、痰湿壅盛、感冒未愈者及孕妇不宜食用。食用时最好搭配温性食材。

6. 龟肉　又名元绪。

【营养价值】每100g龟肉约含有能量84kcal，蛋白质16.5g，脂肪1.1g，维生素A 10μg RAE，维生素E 0.25mg，钙1mg，磷41mg，钾215mg，还有多种微量元素。

【性味归经】味咸、甘，性平。归肝、肾经。

【食疗作用】具有滋阴补血、补肾健骨、清虚热、止泻的功效。

【适宜人群】阴虚骨蒸潮热、久嗽咯血、四肢拘挛、筋骨疼痛，阴虚血热之血痢、肠风痔血等的人群，以及多尿、久疟的老年人。

【食用方法】龟肉可炖汤、红烧或蒸食。

【搭配建议】与虫草花、枸杞等中药材搭配炖汤，能增强滋补效果。与山药、胡萝卜等搭配，可提供均衡营养。

【食疗方案】

龟肉虫草花汤：龟肉切块，虫草花洗净。锅中加水烧开，放入龟肉块和虫草花，大火煮开后转小火慢炖至龟肉熟烂，调入适量盐。此汤滋阴补血，适宜于阴虚体弱者食用。

【食用注意】胃有寒湿者忌服。

7. 带鱼　又名鞭鱼。

【营养价值】每100g带鱼约含有能量127kcal，蛋白质17.7g，脂肪4.9g，碳水化合物3.1g，维生素A 29μg RAE，维生素E 0.82mg，烟酸2.8mg，钙28mg，钾280mg，镁43mg，铁1.2mg，硒36.6μg。

【性味归经】味甘，性温。归肝、脾、胃经。

【食疗作用】和中开胃、下乳、养肝补血。

【适宜人群】脾胃虚弱、消化不良，肝血不足之倦怠、毛发枯黄、皮肤干燥、乳汁不足等的人群。

【食用方法】可煎、炖汤或红烧等。

【搭配建议】与豆腐、豆芽等搭配食用，可增加营养。与白菜、萝卜等蔬菜搭配，保证平衡膳食。

【食疗方案】

带鱼炖豆腐：带鱼切段，豆腐切块。锅中倒油，放入带鱼段煎至两面金黄，加入适量清水，大火煮开后放入豆腐块，转小火慢炖至汤色奶白，调入适量盐。此菜养肝补血，适宜于产后妇女。

【食用注意】带鱼古称发物，过敏体质者应慎用。

8. 黄花鱼　又名黄鱼、石首鱼。

【营养价值】每100g大黄花鱼（生）约含有能量97kcal，蛋白质17.7g，脂肪2.5g，维生素A 10μg RAE，维生素E 1.13mg，烟酸1.9mg，钙53mg，钾260mg，镁39mg，铁0.7mg，锌0.58mg，硒42.6μg。

【性味归经】味甘，性平。归胃、脾经。

【食疗作用】具有健脾开胃、补肾填精的功效。

【适宜人群】体虚食少，肾虚腰膝酸软、头晕耳鸣、脾虚下痢等人群。

【食用方法】可清蒸、红烧或煮汤。

【搭配建议】与香菇、豆腐搭配，增加营养。与蔬菜如青椒、洋葱搭配，提供均衡膳食。

【食疗方案】

黄花鱼香菇汤：黄花鱼切块，香菇切片。锅中倒油，放入黄花鱼块煎至两面金黄，加入适量清水，大火煮开后放入香菇片，转小火慢炖至鱼肉熟烂，调入适量盐。此汤健脾开胃，适宜于体虚者。

【食用注意】部分人对鱼类过敏，食用前应了解自己的体质，如有过敏史应避免食用。患风疾、痰疾、疮疡者慎服。

9. 海参　又名海鼠、刺参。

【营养价值】每100g海参约含有能量78kcal，蛋白质16.5g，脂肪0.2g，碳水化合物2.5g，维生素E 3.14mg，少量维生素B族，钙285mg，磷16mg，钾43mg，以及多种微量矿物质。海参还含有多种氨基酸、胶原蛋白、多糖、皂苷等生物活性物质。

【性味归经】味甘、咸，性温。归心、肾经。

【食疗作用】具有补肾益精、养血润燥、止血抗炎的功效，海参中的多糖和皂苷等活性物质具有增强机体免疫力、辅助促进伤口愈合的作用，以及抗疲劳、抗衰老、调节血脂等作用。

【适宜人群】肾虚导致的遗精、阳痿、小便频数、遗尿，老年体虚，病后及产后者，也适宜于免疫力低下、气血不足、皮肤干燥、高血压、高血脂等的人群。

【食用方法】可用炖汤、红烧或凉拌等方法烹饪食用。

【搭配建议】与枸杞子、红枣搭配炖汤，可增强滋补效果。与芦笋、西蓝花等蔬菜搭配，能保证膳食均衡。

【食疗方案】

海参枸杞汤：海参泡发切段，枸杞洗净。将海参段和枸杞放入锅中，加入适量清水，大火煮开后转小火炖煮30分钟，调入适量盐。此汤补肾益精，适宜于肾虚者食用。

海参豆腐汤：海参泡发切段，豆腐切块。锅中倒油，放入豆腐块煎至两面金黄，加入适量清水，大火煮开后放入海参段，转小火慢炖至豆腐熟烂，调入适量盐。此汤益气养血，适宜气血两虚者食用。

【食用注意】体内有热、感冒发热者应慎食。痛风患者应适量食用。海参不宜与含鞣酸的食物（如茶叶、柿子）同食，以免影响其消化吸收

10. 海蜇 又名水母、石镜。

【营养价值】每100g海蜇皮约含有能量33kcal，蛋白质3.7g，脂肪0.3g，碳水化合物3.8g，维生素E 2.13mg，钙150mg，钾160mg，镁124mg，铁4.8mg，锌0.55mg，硒15.5μg。

【性味归经】味咸，性平。归肝、肾、肺、肠经。

【食疗作用】海蜇是一种低热量、低脂肪的食物，具有清热化痰、消积润肠的功效。中医用海蜇治疗咳嗽、哮喘、便秘等症。

【适宜人群】痰热咳嗽、阴虚久咳、口干咽燥者，以及大便秘结、痞积胀满等的人群。亦适宜于需要清热解暑的人群。

【食用方法】凉拌、炒食或煮汤等。

【搭配建议】与黄瓜、荸荠搭配，可增加口感和营养。与芹菜、菠菜等蔬菜搭配，可提供均衡营养。

【食疗方案】

海蜇黄瓜丝：海蜇切丝，黄瓜切丝。将海蜇丝和黄瓜丝放入碗中，加入适量醋、生抽、香油、蒜末、盐搅拌均匀。此菜清热化痰，适合夏季食用。

【食用注意】海蜇在食用前需要彻底清洗，去除表面的盐分和杂质。脾胃虚寒者不宜食用。

11. 河虾 又名青虾、虾米、虾子。

【营养价值】每100g鲜河虾约含有能量87kcal，蛋白质16.4g，脂肪2.4g，维生素A 48μg RAE，维生素E 5.33mg，钙325mg，钾329mg，镁60mg，铁4.0mg，锌2.24mg，硒29.6μg。

【性味归经】味甘，性温。归肝、肾经。

【食疗作用】具有补肾壮阳、通乳、托毒的功效。

【适宜人群】肾阳虚衰所致的腰膝痿软、畏寒肢冷、阳痿、尿频，产后乳汁不下或乳少，寒性疮疡久不收口，风痰壅塞，疹豆透发不畅、水痘初期等的人群。

【食用方法】可煮、炒、蒸或制作成虾球等。

【搭配建议】与韭菜、青蒜等蔬菜搭配，可增加口感和营养。与糙米、燕麦等搭

配食用，能提供均衡营养。

【食疗方案】

河虾韭菜：韭菜切段。锅中倒油，放入河虾炒至变色，加入韭菜段继续翻炒至熟，加适量盐调味。此菜补肾壮阳，适宜于肾虚者。

【食用注意】皮肤疮疖及过敏体质者慎食。

12. 螃蟹 又名蟹、无肠公子、横行介士。

【营养价值】每100g河蟹（生）约含有能量103kcal，蛋白质17.5g，脂肪2.6g，维生素A 389μg RAE，维生素E 6.09mg，钙126mg，磷182mg，钾181mg。

【性味归经】味咸，性寒。归肝、胃经。

【食疗作用】具有活血散瘀、续筋接骨、清热利湿的功效。河蟹中有ω-3脂肪酸，有助于心脏健康。

【适宜人群】骨折、筋络损伤、瘀血肿痛、湿热黄疸者。

【食用方法】可蒸、炒或制作蟹肉料理等。

【搭配建议】与生姜、醋搭配，能增加口感和营养。

【食疗方案】

清蒸螃蟹：螃蟹洗净，腹部朝上放入蒸盘，蒸锅加水烧开后放入蒸盘，大火蒸至螃蟹熟透。此菜活血散瘀，适宜于骨折恢复期。

【食用注意】螃蟹性寒，脾胃虚寒者不宜多食，孕妇、过敏体质、痛风患者应慎食，避免与寒凉食物同食，且不宜生食。

13. 鲍鱼 又名鳆鱼、石决明肉、明目鱼。

【营养价值】每100g新鲜鲍鱼约含有能量84kcal，蛋白质12.6g，脂肪0.4g，碳水化合物6.6g，维生素A 24μg RAE，多种维生素B族，维生素E 2.2mg，钙226mg，磷77mg，钾136mg，镁59mg，铁22.6mg，锌1.75mg。

【性味归经】味咸，性温。归肝经。

【食疗作用】鲍鱼是高蛋白、低脂肪的海产品，含有丰富的微量元素和维生素，具有养血柔肝、滋阴清热、益精明目、行痹通络、下乳汁等功效。

【适宜人群】体质虚弱、病后及产后体虚，产后乳汁不足，血虚之月经量少、闭经及崩漏等的人群。也适宜于需要改善视力、缓解眼部疲劳的人群。

【食用方法】可蒸食、炖汤或制作成鲍鱼干等。

【搭配建议】与瘦肉、鸡肉搭配炖汤，能增加滋补效果。与蔬菜如香菇、胡萝卜搭配食用，保证均衡膳食。

【食疗方案】

鲍鱼瘦肉汤：鲍鱼洗净，瘦肉切块。锅中加水，放入鲍鱼和瘦肉块，大火煮开后转小火慢炖至瘦肉熟烂，调入适量盐。此汤养血柔肝，适宜于体质虚弱者食用。

【食用注意】鲍鱼体坚难化、脾弱者饮汁为宜。体内有热者及感冒发热期间应慎食。鲍鱼含嘌呤较高，痛风患者应适量食用。

14. 牡蛎肉　又名蛎黄、蚝子肉、生蚝。

【营养价值】每 100g 新鲜牡蛎约含有能量 73kcal，蛋白质 5.3g，脂肪 2.1g，碳水化合物 8.2g，维生素 A 27μg RAE，钙 131mg，钾 200mg，镁 65mg，铁 7.1mg，锌 9.39mg，硒 86.6μg，铜 8.13mg。

【性味归经】味甘、咸，性平。归心、肝经。

【食疗作用】牡蛎肉中锌和铁含量丰富，对免疫系统和造血功能有益，有养血安神、软坚消肿的功效。

【适宜人群】心神不安、烦热失眠、淋巴结核及体质虚弱等人群。

【食用方法】可生食、烤制或蒸食等。

【搭配建议】与柠檬汁、香草搭配，能增加风味。与菠菜、洋葱等蔬菜搭配食用，可提供均衡营养。

【食疗方案】

牡蛎柠檬蒸：牡蛎洗净，柠檬切片。将牡蛎和柠檬片放入蒸盘，蒸锅加水烧开后放入蒸盘，大火蒸至牡蛎熟透。此菜养血安神，适宜于心神不安者食用。

【食用注意】脾虚精滑者不宜食用。脾胃虚寒者、孕妇、过敏体质、痛风患者应慎食。

15. 淡菜　又名壳菜、红蛤、珠菜。

【营养价值】每 100g 新鲜淡菜中约含有能量 80.5kcal，蛋白质 11.4g，脂肪 1.7g，碳水化合物 4.7g，维生素 E 14g，钙 63mg，磷 197mg，钾 157mg，铁 6.7mg，锌 2.47mg，硒 57.8μg。

【性味归经】味咸，性温。归肝、肾经。

【食疗作用】淡菜是蛋白质、无机盐含量高的海产品，具有补肝肾、益精血、消瘿瘤的功效。

【适宜人群】肝肾不足之头晕目眩、妇女带下、经行量多等证，肾虚腰膝酸软、阳痿、虚劳羸弱、低热盗汗、甲状腺疾病等的人群。

【食用方法】可煮汤、炒食或制作淡菜干等。

【搭配建议】与豆腐、豆芽等搭配煮汤，可增加滋补效果。与芹菜、青椒等蔬菜搭配食用，能提供均衡膳食。

【食疗方案】

淡菜豆腐汤：淡菜洗净，豆腐切块。锅中倒油，放入豆腐块煎至两面金黄，加入适量清水，大火煮开后放入淡菜，转小火慢炖至豆腐熟烂，调入适量盐。此汤补肝肾，适宜于肾虚者。

【食用注意】湿热、皮肤病患者及过敏体质者应避免食用。体内有热及感冒者应慎食，痛风患者应限制食用。

十、调味品与茶饮

1. 食盐　又名盐、白盐。

【营养价值】食盐为日常生活中不可或缺的调味品，主要成分是氯化钠（NaCl）。每 100g 精盐含钠约 39100mg，还有少量镁、钾、钙、铁等微量元素。

【性味归经】味咸，性寒。归胃、肾、大肠、小肠经。

【食疗作用】具有清火、凉血、解毒、涌吐的功效。

【适宜人群】食多不消、心腹坚满、阴虚火旺、大便秘结，并需要引药入肾的人群。

【食用方法】作为调味品使用，用于烹饪各种菜肴。

【搭配建议】与各种食材搭配，增加食物风味。

【食疗方案】

盐水：取适量食盐，加入温水中搅拌至完全溶解。此盐水清火解毒，适宜夏季饮用。

【食用注意】肾炎、高血压、心力衰竭患者不宜多食，糖尿病患者宜采用低盐饮食。过量摄入食盐可能导致水肿、高血压等健康问题，应适量摄入。

2. 酱油　又名豉油。

【营养价值】每 100mL 酱油约含有能量 63kcal，蛋白质 5.6g，脂肪 0.1g，碳水化合物 10.1g，钠 57mg。酱油中含有一定氨基酸和维生素，包括但不限于谷氨酸、天冬氨酸、苯丙氨酸、维生素 B_1、维生素 B_2 等。氨基酸影响酱油的风味，其含量根据生产方法、原料和品牌的不同而有所差异。

【性味归经】味咸，性寒。归胃、脾、肾经。

【食疗作用】具有解热除烦、解毒止痛的功效，能增加食物的风味，可促进食欲。

【适宜人群】需要调味增香的人群。应适量使用。

【食用方法】酱油是常用的调味品，可用于炒菜、拌面或腌制等。

【搭配建议】与肉类如牛肉、猪肉搭配，可增加菜肴风味。与菠菜、豆芽等蔬菜搭配，能提升营养价值。

【食疗方案】

酱油炒面：将面条煮熟后过冷水备用，热锅冷油中，放入适量蔬菜（如洋葱丝、青椒丝）、肉类（如切好的猪肉片）等煸炒至熟，加入酱油、盐等调味，放入面条快速翻炒均匀，使酱油和调料均匀裹在面条上。此炒面中有丰富的碳水化合物和膳食纤维，有助于提供能量和促进消化。

酱油蒸鱼：将鱼清洗干净，在鱼身上划几刀，抹上适量酱油，腌制 15～20 分钟，放入蒸锅中大火蒸熟，撒上葱丝、姜丝，淋上热油。鱼肉富含优质蛋白质和 ω-3 脂肪酸，搭配酱油可以增加风味，有助于健康。

【食用注意】酱油中含钠较多，水肿、高血压患者不宜多食。

3. 麻油　又名香油、胡麻油。

【营养价值】每 100g 麻油约含有能量 898kcal，脂肪 99.7g，含有维生素 E 68.53mg，其他营养素含量很少或没有。

【性味归经】味甘，性凉。归大肠经。

【食疗作用】麻油中富含对人体健康有益的油酸和亚油酸。维生素 E 有助于抗氧化和保护细胞。麻油具有润肠通便、解毒生肌、抗氧化等作用。

【适宜人群】肠燥便秘、蛔虫、食积腹痛的人群。

【食用方法】可用于凉拌菜、炒菜或作为调味油。

【搭配建议】与蔬菜如黄瓜、生菜搭配，可增加风味。与海鲜如鱼、虾搭配，能提升营养价值。

【食疗方案】

麻油拌黄瓜：将黄瓜洗净，切成薄片或丝，放入碗中，加入适量麻油、盐、醋等调料，轻轻搅拌均匀。此菜润肠通便，适宜于便秘者。

【食用注意】脾虚泄泻者忌服。高脂血症及胆囊炎患者不宜多食。

4. 花椒　又名川椒、山椒。

【营养价值】每 100g 花椒约含有能量 316kcal，蛋白质 6.7g，脂肪 8.9g，碳水化合物 66.5g，膳食纤维 28.7g，维生素 A 23μg RAE，维生素 E 2.47mg，钙 639mg，钾 204mg，镁 111mg，铁 8.4mg。

【性味归经】味辛，性温。归脾、胃、肾经。

【食疗作用】具有温中散寒、除湿、止痛、杀虫、解毒等功效。

【适宜人群】脘腹冷痛、积食停饮、呕吐泄泻、痛痹、虫积腹痛者。适宜于需要温中散寒、除湿止痛的人群。

【食用方法】可作为调味品，用于炒菜、炖肉或制作花椒油等。

【搭配建议】与肉类如鸡肉、羊肉搭配，可增加风味。与土豆、茄子等蔬菜搭配，能提升营养价值。

【食疗方案】

花椒炖鸡：将鸡块焯水，花椒适量。热锅凉油，放入花椒粒炒香，放入鸡块煸炒至变色后，再加入适量清水没过鸡块，大火煮开后转小火慢炖至鸡块熟烂，加盐等调味。此菜温中散寒，适宜于胃寒者。

【食用注意】热性体质者应少食，阴虚火旺者忌服，孕妇慎用。过量食用可能导致上火，应适量食用。

5. 胡椒 又名浮椒。

【营养价值】每100g白胡椒约含有蛋白质10.4g，脂肪2.1g，还有一定量的钙、磷、钾等矿物质。胡椒含有的胡椒碱是其主要的生物活性成分，具有辛辣味。

【性味归经】味辛，性热。归胃、大肠经。

【食疗作用】具有温中散寒、下气消痰、解毒、和胃等功效。

【适宜人群】胃寒呕吐、腹痛、泄泻，食欲不振，痰气郁滞等的人群。

【食用方法】可用作调味品，研磨成粉或整粒使用。

【搭配建议】与肉类如牛肉、羊肉搭配，可增加风味。与土豆、胡萝卜等蔬菜搭配，能提升营养价值。

【食疗方案】

胡椒炖牛肉：先将牛肉切块，焯水备用。热锅凉油，放入适量胡椒粒炒香，放入牛肉块煸炒至变色，加入适量清水没过牛肉，大火煮开后转小火慢炖至牛肉熟烂，加盐等调味即可。此菜温中散寒，适宜于胃寒者。

胡椒猪肚汤：将猪肚洗净，切成条或块，放入锅中，加入适量清水，放入适量胡椒粒，用大火煮开后转小火慢炖至猪肚熟烂，加入适量盐调味。此汤温中散寒，适宜胃寒者食用。

【食用注意】热性体质者应少食，阴虚有火者忌服。孕妇慎用。

6. 八角茴香 又名茴香、大茴香、大料。

【营养价值】每100g八角茴香约含有能量281kcal，蛋白质3.8g，脂肪5.6g，碳水化合物75.4g，膳食纤维43g，钙41mg，钾202mg，铁6.3mg。

【性味归经】味辛、甘，性温。归肝、脾、肾、胃经。

【食疗作用】具有温阳散寒、理气止痛的功效。

【适宜人群】寒疝腹痛、寒凝腰痛、胃寒呕吐、脘腹冷痛等属于寒实或虚寒人群。

【食用方法】可用作调味品，用于炖肉、炒菜或制作卤水等。

【搭配建议】与肉类如猪肉、鸡肉搭配，可增加风味。与香料如桂皮、丁香搭配，能制作卤水。

【食疗方案】八角茴香炖肉：将肉切块，焯水备用。热锅凉油中，放入八角茴香粒炒香，再放入肉块煸炒至变色，加入适量清水没过肉块，大火煮开后转小火慢炖至肉块熟烂，调入盐等调味即可。此菜温阳散寒，适宜于寒疝腹痛者。

【食用注意】阴虚火旺者不宜食用。不宜长期大量食用。

7. 葱 又名葱叶、葱白头、香葱。

【营养价值】每 100g 小葱约含有能量 27kcal，蛋白质 1.6g，脂肪 0.4g，碳水化合物 4.9g，膳食纤维 1.4g，维生素 A 70μg RAE，胡萝卜素 840μg，维生素 C 21mg，钙 72mg，钾 143mg。葱中还含有硫化物、挥发油等成分，具有特殊的香气和味道。

【性味归经】味辛，性温。归肺、胃经。

【食疗作用】具有发汗解表、通阳散寒、驱虫、解毒之效。

【适宜人群】外感风寒、恶寒发热、头痛无汗的人群。

【食用方法】可生食、炒食或作为调味品。

【搭配建议】与姜、蒜等搭配，增强发汗解表效果。与肉类如牛肉、羊肉搭配，提升风味。

【食疗方案】

葱白姜汤：取葱白适量，生姜 3～4 片，将葱白和生姜一同放入锅中，加入约 300mL 清水，大火煮开后转小火煮 3～5 分钟，最后加入适量糖调味。此汤发汗解表，适宜于风寒感冒。

【食用注意】体虚自汗、阴虚内热、目疾、痔疮或有狐臭之人，不宜服用。葱有较强刺激性，患有胃肠道疾病特别是溃疡病者，不宜多食。葱对汗腺刺激作用较强，有腋臭的人在夏季应慎食。中国传统观念认为过多食用葱可能会损伤视力。

8. 生姜 又名老姜、老生姜。

【营养价值】每 100g 生姜约含有能量 80kcal，蛋白质 1.8g，脂肪 0.8g，碳水化合物 17.8g，膳食纤维 2.0g，维生素 C 5.0mg，叶酸 11μg，钙 16mg，镁 43mg，钾 415mg，铁 0.6mg。

【性味归经】味辛，性微温。归肺、胃、脾经。

【食疗作用】具有温中止呕、温肺止咳、发汗解表之效。

【适宜人群】伤风感冒，恶寒发热，脾胃虚寒或胃气不和，少食呃逆，胃痛，腹泻，肺寒或寒咳痰白的人群。

【食用方法】生姜可生食、煮汤或作为调味品等。

【搭配建议】与红糖搭配，制作成姜茶，适宜于冬季饮用。与海鲜如虾、蟹搭配，能去腥增鲜。

【食疗方案】

姜茶：准备生姜 3 ～ 4 片，加入适量红糖，用开水冲泡。此茶温中止呕，适宜于胃寒者。

【食用注意】感冒发热、胃火亢盛、口干口苦、便秘尿黄者，不可服用。不宜过量食用，以免引起上火。不宜与韭菜、牛肉等热性食物同食，以免加重内热。

9. 醋　又名苦酒、淳酢。

【营养价值】每 100mL 醋约含有能量 31kcal，蛋白质 2.1g，碳水化合物 4.9g，钾 2mg。醋是一种发酵的酸味液态调味品，含有少量的氨基酸、有机酸、维生素和微量元素。

【性味归经】味酸、苦，性温。归心、肝、肺、胃经。

【食疗作用】具有活血散瘀、消食开胃、解毒疗疮、杀虫等功效。醋外用可以用于消毒、抗炎、缓解肌肉疼痛等。

【适宜人群】需要消食开胃、软化血管的人群。

【食用方法】作调味品，用于凉拌菜、蘸料、腌制食品或烹饪。此外，醋也可以稀释后直接饮用，或与蜂蜜、水果等其他食材搭配，制成健康饮品。

【搭配建议】与蒜、姜搭配，可增加菜肴风味。与海鲜如螃蟹、虾搭配，能去腥提鲜。

【食疗方案】

醋泡姜：将生姜切成薄片，放入玻璃瓶中，倒入适量米醋，确保姜片完全浸泡在醋中，密封保存 3 天后即可食用。此醋泡姜活血散瘀，适宜于消化不良者。

【食用注意】脾胃湿盛、痿痹、筋脉拘挛及外感初起忌服。消化道溃疡患者不宜多食。

10. 白糖　又名蔗糖、白砂糖、石蜜。

【营养价值】每 100g 白糖约含有能量 400kcal。白糖的主要成分是蔗糖，经过精炼过程，去除了大部分的纤维和矿物质，因此它的营养价值主要在于提供能量。

【性味归经】味甘，性平。归脾经。

【食疗作用】具有润肺生津、补益中气的功效。

【适宜人群】脾胃虚弱之脘腹隐痛、胃阴不足之口渴咽干及肺燥咳嗽等的人群。

【食用方法】可用于烹饪或作为甜味剂。

【搭配建议】与茶叶搭配，制作甜味茶饮。与咖啡搭配，可增加风味。

【食疗方案】

白糖茶：取适量白糖，用开水冲泡。此茶润肺生津，适宜于口渴咽干者。

【食用注意】痰湿中满者不宜食。过多食糖会引起食欲减退、消化不良、肥胖症等。高血压、动脉硬化、冠心病、糖尿病患者，以及老年人不宜多食。

11. 冰糖　又名老冰糖、岩石糖、冰片糖。

【营养价值】每100g冰糖约含有能量397kcal，碳水化合物99.3g。其主要成分是蔗糖，几乎不含有蛋白质和脂肪。

【性味归经】味甘，性凉。归脾、肺经。

【食疗作用】具有补中益气、健脾和胃、润肺止咳、养阴止汗的功效。

【适宜人群】肺胃阴伤诸证，如肺燥咳嗽、胃阴亏虚之口燥咽干的人群。

【食用方法】可用于煮汤、泡茶或作为甜品的甜味剂等。

【搭配建议】与雪梨搭配煮汤，润肺止咳。与菊花、枸杞搭配泡茶，适合秋季饮用。

【食疗方案】

冰糖雪梨汤：将雪梨去核切块，放入锅中，加入适量冰糖和清水，大火煮开后转小火炖煮15～20分钟。此汤润肺止咳，适宜干燥季节饮用。

【食用注意】冰糖性质偏凉，脾胃虚寒者不宜多食。糖尿病患者应避免食用。

12. 红糖　又名赤砂糖、紫砂糖。

【营养价值】红糖是一种未经精炼的糖，保留了一些天然营养成分。每100g红糖约含有能量389kcal，碳水化合物96.6g，钾240mg，镁54mg，钙157mg，铁2.2mg，硒4.2μg。

【性味归经】味甘，性温。归脾、胃、肝经。

【食疗作用】具有补中缓急、活血化瘀、调经的功效。

【适宜人群】脾胃虚弱之腹痛呕哕、胃寒作痛、血瘀之月经不调、产后恶露不尽、风寒感冒等的人群。

【食用方法】可用于煮汤、泡茶或作为甜品的甜味剂。

【搭配建议】与姜搭配煮汤，适合冬季饮用。与红枣、龙眼肉搭配煮汤，可增加滋补效果。

【食疗方案】

红糖姜茶：准备生姜 3 ～ 4 片，加入适量红糖，用开水冲泡。此茶补中缓急，适宜于女性调经。

【食用注意】内热者不宜多食红糖，痰湿者忌食。糖尿病患者应避免食用红糖，控制摄入量以防导致肥胖和其他健康问题。

13. 蜂蜜　又名石饴、沙蜜。

【营养价值】每 100g 蜂蜜约含有能量 321kcal，碳水化合物 75.6g，维生素 C 3mg，钙 4mg，钾 28mg。

【性味归经】味甘，性平。归肺、脾、大肠经。

【食疗作用】具有补中润燥、缓急解毒、润肠通便的功效。

【适宜人群】脾虚气弱、肺燥咳嗽、肠燥便秘的人群。

【食用方法】用温水冲服或作为食品甜味剂。

【搭配建议】与柠檬搭配泡水，能增加维生素 C 的摄入。与牛奶、酸奶搭配，可制成蜂蜜奶昔。

【食疗方案】

蜂蜜柠檬水：将柠檬切片，放入杯中，加入适量蜂蜜，用温水冲泡。此饮品补中润燥，适合干燥季节饮用。

【食用注意】痰湿内蕴、中满痞闷及肠滑泄泻者不宜食用。糖尿病患者不宜食用。

14. 白酒　又名烧酒。

【营养价值】每 100mL 白酒约含有能量 231kcal，主要来源于酒精。酒精含量通常较高，而蛋白质、脂肪和碳水化合物的含量极低或无。

【性味归经】味甘、苦，性辛、温。归心、肝、胃经。

【食疗作用】具有通血脉、御寒气、行药势的功效。

【适宜人群】寒邪导致的腹痛、泄泻、肢冷等人群，或跌打损伤人群。

【食用方法】可作调味品或药酒。

【搭配建议】与药材搭配，制作药酒。

【食疗方案】

生姜肉桂药酒：将生姜切片，与肉桂一同放入瓶中，加入适量白酒浸泡，密封保存 7 天后即可饮用。此药酒通血脉，适宜于寒邪腹痛。

【食用注意】阴虚、失血及湿热甚者忌饮。肝病、消化道疾病患者及孕妇不宜饮酒。长期过量饮酒可能导致严重的健康问题，如肝脏疾病、心血管疾病等。

15. 茶叶　又称茗、香茗。

【营养价值】每100g茶叶（绿茶）约含有能量328kcal，蛋白质34.2g，脂肪2.3g，碳水化合物50.3g，膳食纤维15.6g，维生素A 967μg RAE，维生素C 19mg，钙325mg，钾1661mg，镁196mg，铁14.4mg，锌4.34mg，硒3.2μg，锰32.6mg。

【性味归经】味苦、甘，绿茶性凉，红茶性温。归心、肺、胃经。

【食疗作用】具有生津止渴、清心除烦、清利头目、清热解毒、化痰消食、利尿等功效。茶叶中的茶多酚、咖啡碱和氨基酸等有抗氧化、提神醒脑、助消化等多种益处。

【适宜人群】心烦口渴、头痛目昏善寐、食积痰滞、疮疡肿毒等人群。

【食用方法】泡水饮用。可将泡好的茶与牛奶混合，加入糖或蜂蜜调味。也可在泡茶过程中加入香料如肉桂、薄荷、柠檬等，增加风味。

【搭配建议】与菊花、枸杞等搭配，有养生效果。与蜂蜜搭配，蜂蜜的甜味可以平衡茶的苦涩，同时具有滋润喉咙的效果。与柠檬或柑橘类水果搭配，可增加茶叶的清新感，同时提供额外的维生素C。与牛奶或植物奶搭配，制作奶茶，适宜于喜欢浓郁口感的人群。与薄荷搭配，能清凉提神，适合夏日饮用。

【食疗方案】

蜂蜜柠檬绿茶：绿茶泡好后加入蜂蜜和新鲜柠檬汁，有助于提神醒脑、增强免疫力。

桂花乌龙茶：在泡好的乌龙茶中加入少量干桂花，轻轻搅拌均匀。此茶香气扑鼻，能调和乌龙茶的收敛性，适合在秋季饮用。

牛奶红茶：将红茶泡好后加入适量牛奶，可按个人口味加入少许糖。此奶茶有助于舒缓神经。

陈皮普洱茶：在泡好的普洱茶中加入陈皮丝，轻轻搅拌均匀。此茶有助于消化，适宜于餐后饮用。

枸杞白茶：在泡好的白茶中加入适量枸杞，轻轻搅拌均匀。饮用此茶可以提升免疫力。

【食用注意】失眠、甲状腺功能亢进者不宜饮用，胃及十二指肠溃疡者不宜多饮。不宜空腹饮用浓茶，以免刺激胃。某些草药茶可能与药物相互作用，如服用药物时应咨询医师。

16. 咖啡

【营养价值】每100g咖啡豆约含有能量203kcal，蛋白质17.1g，脂肪8.8g，碳水化合物68.9g，膳食纤维55.1g，维生素A 17μg RAE，维生素E 11.21mg，烟酸26.32mg，叶酸3μg，钙81mg，钾2013mg，镁132mg，铁4.2mg，锌1mg，硒

2.7μg。冲泡后咖啡饮料的营养成分会因冲泡方式（如浓缩、滴滤等）、添加物（如糖、奶等），以及咖啡豆的种类和烘焙程度等不同而有异。

【性味归经】味甘，性温。归心、肾、脾、胃经。

【食疗作用】具有提神醒脑、利尿消肿、开胃消食的功效。

【适宜人群】神萎嗜睡、水肿、小便不利等的人群。

【食用方法】可以通过多种方式享用，如传统的热冲泡、意式浓缩、冷萃或具有特色的土耳其咖啡。饮用时，可以品味其原味，也可与牛奶混合后饮用，或加入肉桂或豆蔻等香料，或与巧克力搭配，抑或加入新鲜水果。

【搭配建议】与牛奶搭配，可以制作拿铁或卡布奇诺，增加咖啡的丝滑感和营养。与香料搭配，在冲泡过程中加入肉桂、豆蔻等香料，能增添咖啡的香气和风味。与巧克力搭配，将黑巧克力加入咖啡中，可制成摩卡咖啡，增加甜度和能量。与水果搭配，将新鲜水果片或果汁加入冰咖啡中，可制成清爽的水果咖啡饮品。

【食疗方案】

蜂蜜咖啡：在冲泡好的咖啡中加入适量蜂蜜，既能增添风味，又有助于缓解喉咙不适，适宜于秋冬季节饮用。

肉桂咖啡：将肉桂粉撒在泡好的咖啡上，可以提升咖啡的香气，同时肉桂具有暖胃和促进血液循环的作用，适宜于寒冷天气饮用。

牛奶咖啡：将热咖啡与牛奶按个人口味混合，制成拿铁或卡布奇诺，有助于舒缓神经、提供热量，适宜于早餐或下午茶时饮用。

椰奶咖啡：用椰奶代替牛奶，与咖啡混合均匀制成。此咖啡适宜于乳糖不耐受者饮用，此饮料有热带风味，适宜于夏季饮用。

薄荷咖啡：在冰咖啡中加入几片新鲜薄荷叶，能清凉提神，适宜于炎热天气消暑解渴。

坚果咖啡：将磨碎的坚果（如杏仁、核桃）撒在泡好的咖啡上，增加咖啡的营养价值和丰富口感，适宜于追求健康饮食的人群。

【食用注意】长期饮用会产生依赖性。孕妇、哺乳期妇女及心悸者应慎服。注意适量饮用，过量易导致失眠或焦虑等不适。避免空腹饮用，防止刺激胃酸分泌。咖啡因敏感人群，应减少摄入量或选择低咖啡因或无咖啡因的咖啡。

17. 玫瑰花　又名刺玫花、蓓蕾花。

【营养价值】每100g玫瑰花（干）约含有能量255kcal，蛋白质8.5g，脂肪0.8g，碳水化合物76.0g，膳食纤维28.6g，维生素C 1200mg，还含有多种微量元素、氨基酸、多酚、挥发油等成分。

【性味归经】味甘、微苦，性温。归肝、脾经。

【食疗作用】具有疏肝解郁、行气活血、止痛等功效。含有的多酚类、类胡萝卜素、维生素 C、维生素 E 等有抗氧化作用，有助于保护细胞免受自由基的损害，预防心脏病和癌症等慢性疾病。挥发油有助于舒缓情绪，减轻压力和焦虑。

【适宜人群】肝气犯胃、胸胁脘腹胀痛、月经不调、经前乳房胀痛等的人群。

【食用方法】可泡水饮用或制作花茶、糕点等。

【搭配建议】与柠檬、蜂蜜搭配泡水饮用，可增加风味。与绿茶、红茶搭配，能制成花茶。

【食疗方案】

玫瑰花茶：将玫瑰花放入茶壶或杯中，用开水冲泡，盖上盖子焖 5 ~ 10 分钟。此茶疏肝解郁，有助于舒缓情绪。

【食用注意】孕妇及月经过多者应避免食用。体质偏热或阴虚火旺的人群应适量食用。

18. 茉莉花 又名萘花、木梨花、鬓华。

【营养价值】每 100g 茉莉花（干）约含有能量 254kcal，蛋白质 10.1g，脂肪 0.9g，碳水化合物 73.4g，膳食纤维 27.5g。茉莉花中还含有一定量的挥发油，如苯甲醇、茉莉酮等，这些成分赋予茉莉花特殊的香味。

【性味归经】味辛、甘，性温。归脾、胃、肝经。

【食疗作用】具有平肝解郁、理气止痛、辟秽和中的功效。

【适宜人群】肝郁气滞、抑郁、心烦易怒、食少纳呆、头晕头痛、失眠多梦等的人群。

【食用方法】可泡水饮用或用于制作花茶、糕点。

【搭配建议】与绿茶、蜂蜜搭配泡水，可增加风味。与柠檬、薄荷搭配，制作清凉饮品。

【食疗方案】

茉莉花茶：将茉莉花放入茶壶或杯中，用开水冲泡，盖上盖子闷 5 ~ 10 分钟。此茶平肝解郁，适宜于情绪烦躁者饮用。

【食用注意】体质虚寒者应少食。

19. 桂花 又名木犀花。

【营养价值】每 100g 桂花（干）约含有能量 270kcal，蛋白质 5.6g，脂肪 0.2g，碳水化合物 70.3g，膳食纤维 28.7g。桂花中还含有一定量的挥发油，如芳樟醇、丁香酚等，这些成分赋予桂花特殊的香味。

【性味归经】味辛，性温。无毒。归肝、胃经。

【食疗作用】具有温中散寒、温肺化饮、散瘀止痛的功效。现代研究表明，其挥发油具有抗菌、抗炎、抗氧化等作用。桂花常用于制作花茶和糕点，其香气清新，有助于提振精神、放松心情。

【适宜人群】胃寒胃痛、嗳气腹胀、纳谷不香、消化不良等的人群。

【食用方法】可泡水饮用或用于制作花茶、糕点。

【搭配建议】与蜂蜜、绿茶搭配饮用，可增加风味。与乌龙茶、红茶搭配，制作花茶。

【食疗方案】

桂花茶：将桂花放入茶壶或杯中，加入开水，盖上盖子焖 5～10 分钟。此茶温中散寒，适宜于胃寒者饮用。

桂花糯米藕：将藕洗净，切开一端，将泡好的糯米塞入藕孔，填满后盖上切下的藕段，用牙签固定。将填好糯米的藕放入锅中，加入适量清水，放入适量冰糖、桂花，大火煮开后转小火煮至藕熟软，捞出切片，淋上煮藕的糖汁。此菜润肺止咳。

【食用注意】肝胃气滞者宜泡饮。糖尿病患者应少食。

20. 菊花　又名黄菊、白菊、亳菊、滁菊、杭菊、贡菊、怀菊、甘菊。

【营养价值】每 100g 菊花约含有能量 242kcal，蛋白质 6.0g，脂肪 3.3g，碳水化合物 63.0g，膳食纤维 15.9g，少量维生素 E、维生素 C，以及钾、钙、镁、铁、硒等矿物质。菊花由于原料产地、品种、加工等不同，食物营养成分含量会有一定差异。

【性味归经】味甘、苦，性微寒。归肺、肝经。

【食疗作用】具有疏风清热、解毒消肿、疏肝明目、平抑肝阳等功效。

【适宜人群】风热感冒之咳嗽、发热、头痛，以及肝阳上亢之高血压、目赤肿痛、头痛、眩晕、心胸烦热等的人群。

【食用方法】菊花可泡水饮用或用于制作花茶、糕点等。

【搭配建议】与枸杞、蜂蜜搭配饮用，可增加风味。与绿茶、乌龙茶搭配，制作花茶。

【食疗方案】

菊花茶：将菊花放入茶壶或杯中，加入开水，盖上盖子闷 5～10 分钟。此茶疏风清热，适宜于风热感冒者饮用。

菊花枸杞茶：将菊花和枸杞放入茶壶或杯中，加入开水，盖上盖子闷 5～10 分钟。此茶有助于清肝明目。

【食用注意】脾胃虚寒者应少食、慎服。

第二节 药食两用材料食疗

药食两用材料指那些既可以作为食品日常食用，又具有一定的药用价值，可以在中医理论指导下用于保健和辅助改善疾病状态的物质。药食两用材料在传统中医和现代营养学中具有重要地位。其安全性高、便捷性好、蕴含文化价值，能适应不同体质，促进健康，还可提升生活质量。

药食两用材料涵盖了许多常见的食材和中药材，它们在日常饮食中既可以增加食物的风味，又对健康有益。使用药食两用材料需注意：因个体差异，应根据体质选择材料；遵循适量原则，避免过量使用产生不良反应；最好在专业人士指导下使用。还应注意材料多样性、季节性及相互作用，确保来源可靠。不同材料功效不同，可按需选择，如夏季用清凉材料，冬季用温补材料。这些材料的选择和使用，需要基于中医理论，考虑个体的体质和健康状况。多种材料同用或与药物并用时，需咨询专业医师。

1. 阿胶 别称驴皮胶。为马科动物驴的皮经煎煮、浓缩制成的固体胶。

【性味归经】性平，味甘。归肺、肝、肾经。

【主要有效成分】胶原蛋白、氨基酸、微量元素（铁、钙、锌、铜）。阿胶含有18种氨基酸，包括人体必需的多种氨基酸，如赖氨酸、精氨酸等；多糖类，如硫酸皮肤素和透明质酸。

【食疗作用】补血养颜，适用于血虚症状；滋阴润燥，缓解口干、大便干结；止血，用于出血性疾病；增强免疫力；调节肠道菌群。

【适宜人群】血虚、阴虚者；皮肤干燥、免疫力低下者。

【搭配建议】与黑芝麻、核桃仁搭配，可增强滋补肝肾、润肠通便作用；与红枣、龙眼肉搭配，能加强补血养颜效果。

【用法用量】每日 3～9g，烊化兑服或遵医嘱服用。

【食疗方案】

阿胶红枣汤：将阿胶与红枣一同炖煮，具有补血安神的效果。

阿胶核桃膏：阿胶与核桃仁、黑芝麻混合制成的膏，适宜于滋补肝肾、润肠通便。

【使用注意】脾胃虚弱者慎用。感冒发热期间不宜使用。孕妇及月经期女性应在医师指导下使用。

2. 八角茴香　别称大料、八角。木兰科植物八角茴香的成熟果实。

【性味归经】味辛，性温。归肝、肾、脾、胃经。

【主要有效成分】挥发油，主要成分包含茴香脑、黄樟脑等；莽草酸，具有抗炎、镇痛等生物活性；脂肪酸，包括棕榈酸、亚油酸等。

【食疗作用】温阳散寒，适用于胃寒呕吐、腹痛、泄泻等症状；理气止痛，可缓解脘腹胀痛、胸闷不适；促进食欲，用于提振食欲、改善消化不良。

【适宜人群】胃寒、消化不良的人群；因寒邪引起的腹痛、呕吐者。

【搭配建议】与肉豆蔻、桂皮等香料搭配，用于炖肉或制作卤水；与甘草、陈皮等药材搭配，用于调理脾胃。

【用法用量】作为调味品，适量使用，常用量为每人每餐 1～3g。

【食用方案】

八角茴香炖肉：与肉块、生姜等一同炖煮，有助于促进消化和缓解胃寒。

八角茴香茶：取少量八角茴香煎水，可缓解胃寒引起的不适。

【使用注意】阴虚火旺者不宜使用，可能会加重症状。孕妇和月经期女性应避免使用。应注意区分八角茴香与有毒的莽草，以免中毒。

3. 白扁豆　别称扁豆、菜豆。豆科植物扁豆的成熟种子。

【性味归经】味甘，性微温。归脾、胃经。

【主要有效成分】蛋白质、碳水化合物、维生素等。

【食疗作用】健脾化湿，适用于脾胃虚弱、食欲不振等；利尿消肿，有助于消除水肿，改善小便不利；清热解毒，对于暑湿引起的不适有一定缓解作用。

【适宜人群】脾胃虚弱、食欲不振的人群。需要利尿消肿、改善小便不利者。

【搭配建议】与薏苡仁、山药等药材搭配，增强健脾化湿的效果；与冬瓜、茯苓等药材搭配，用于利尿消肿。

【用法用量】煎汤或煮熟食用，常用量为 15～30g。

【食用方案】

白扁豆粥：将白扁豆与大米一同煮成粥，适宜于脾胃虚弱者。

白扁豆冬瓜汤：与冬瓜一同煮汤，有助于利尿消肿。

【使用注意】不宜生食，生白扁豆含有凝集素，需煮熟后食用。白扁豆多食易腹胀，消化功能不佳者应适量食用。选购时应挑选颗粒饱满、颜色均匀、无霉变的白扁豆。

附：白扁豆花

豆科植物扁豆的花。

【性味归经】味苦，性寒。归肺、脾、胃经。

【主要有效成分】含原花青素、花青素，具有抗氧化作用；黄酮类，具有（含抗氧化、抗炎等）多种生物活性；香豆素，具有抗菌、抗炎等活性。白扁豆花中还含有蛋白质、脂肪、粗纤维、微量元素、核黄素、硫氨酸、胡萝卜素等营养物质。

【食疗作用】清热解毒，适用于热毒引起的症状，如痈肿疮毒；利湿止泻，对于暑湿引起的腹泻有一定缓解作用；清肝明目，适用于肝热引起的目赤肿痛。

【适宜人群】热毒内盛、痈肿疮毒的人群；暑湿引起的腹泻者。

【搭配建议】与金银花、连翘等药材搭配，能增强清热解毒的效果；与茯苓、薏苡仁等药材搭配，可用于利湿止泻。

【用法用量】煎汤或研末服用，用量宜少，具体用量应根据医师建议使用。

【食用方案】

白扁豆花茶：将白扁豆花煎水代茶饮，适用于咽喉肿痛。

白扁豆花绿豆汤：与绿豆一同煮汤，有助于清热解毒。

【使用注意】脾胃虚寒者慎用，因为性寒可能会加重脾胃虚寒的症状。孕妇应在医师指导下使用。

4. 白果　别称银杏、公孙树子。银杏科植物银杏的成熟种子。

【性味归经】味甘、苦、涩，性平。归肺、肾经。

【主要有效成分】银杏酸，具有抗菌和抗炎作用；银杏内酯，具有改善脑部血液循环、抗氧化等作用；银杏黄酮，有助于清除自由基，抗氧化。本品还含维生素 C、核黄素、胡萝卜素，以及钙、磷、铁、硒、钾、镁等微量元素。

【食疗作用】敛肺平喘，活血化瘀，增强记忆。

【适宜人群】慢性咳嗽、哮喘等人群。希望改善脑部血液循环、增强记忆的人群。

【搭配建议】与核桃、莲子等搭配，能增强补脑益智的效果；与银耳、百合等搭配，可用于润肺止咳。

【用法用量】煮熟食用，成人1日食用量不宜超过10颗。

【食用方案】

白果银耳羹：将白果与银耳、百合一同炖煮，可润肺止咳。

白果薏米粥：与薏苡仁、山药一同煮成粥，有助于健脾利湿。

【使用注意】不宜多食或生食，因为含有银杏酸和银杏毒素。孕妇、月经期女性、体弱多病者应在医师指导下食用。儿童、过敏体质者应避免食用。选购时应挑选外壳光滑、种仁饱满、无霉变的白果。

5. 白芷　别称川白芷、杭白芷。伞形科植物白芷的根。

【性味归经】味辛，性温。归肺、胃经。

【主要有效成分】挥发油，包括正十二醇、正十四醇等，具有抗炎和抗菌的作用；香豆素类，具有抗炎、镇痛和解热的功效；白芷醚，具有抗菌和抑制中枢神经系统活动的作用。本品还含有胡萝卜苷、生物碱、谷甾醇，以及钙、铜、铁、锌、镁、镍等多种人体所需的微量元素。

【食疗作用】疏风解表，适用于感冒引起的头痛、鼻塞、流涕；消肿排脓，用于辅助改善疮疡肿痛、乳腺炎等；燥湿止带，适用于妇女白带异常。

【适宜人群】感冒、头痛、鼻塞等外感风寒的人群，以及疮疡肿痛、乳腺炎等人群。

【搭配建议】与薄荷、荆芥等药材搭配，增强疏风解表的效果；与金银花、连翘等药材搭配，可用于疮疡肿毒。

【用法用量】煎汤 3～10g，或入丸散。

【食用方案】

白芷薄荷茶：将白芷与薄荷、荆芥一同煎水，适用于感冒初起。

白芷金银花汤：与金银花、连翘等药材煎汤，有助于改善疮疡肿毒。

【使用注意】阴虚血热者不宜使用，因为其性温，可能会加重症状。孕妇及月经期女性应在医师指导下使用。选购时应挑选干燥、无霉变、香气浓郁的白芷。

6. 百合　别称野百合、山丹。百合科多年生草本植物的干燥肉质鳞叶。

【性味归经】味甘、微苦，性微寒。归心、肺经。

【主要有效成分】多糖类，具有免疫调节、抗氧化等多种保健作用；黄酮类，包括芦丁、槲皮素及槲皮苷、芹菜素、二氢黄酮、甲氧基黄酮等，具有抗氧化、抗炎等作用；皂苷类，具有调节免疫、抗炎等作用；生物碱，如秋水仙碱等，具有抗炎、镇痛等作用。

【食疗作用】养阴润肺，适用于肺热咳嗽、久咳痰少；清心安神，用于治疗心悸、失眠多梦；养胃生津，有助于改善胃阴不足引起的口渴、食欲不振。

【适宜人群】肺热咳嗽、久咳不愈的人群，心悸、失眠等心神不宁的人群，胃阴不足、食欲不振者。

【搭配建议】与银耳、雪梨等搭配，可增强养阴润肺的效果；与莲子、酸枣仁等搭配，能安神助眠。

【用法用量】煎汤，常用量为 9 ～ 30g；或煮粥食用。

【食用方案】

百合银耳羹：将百合与银耳、雪梨一同炖煮，可养阴润肺。

百合莲子粥：与莲子、大米一同煮成粥，有助于安神养胃。

【使用注意】风寒咳嗽、中寒便溏者慎用，因为其性微寒，可能会加重症状。孕妇及月经期女性应在医师指导下使用。选购时应挑选干燥、无霉变、鳞叶肥厚的百合。

7. 薄荷 别称银丹草、鱼香草。唇形科植物薄荷的全草或叶。

【性味归经】味辛，性凉。归肺、肝经。

【主要有效成分】挥发油，薄荷油是薄荷中的主要挥发性物质，含有醇、酮、酯、萜烯、萜烷和单萜类化学成分；黄酮类化合物，具有良好的抗病毒、抗氧化、抗炎等作用，主要包括蒙花苷、橙皮苷、香叶木苷和香蜂草苷等；酚酸类，是薄荷发挥抗炎、抗菌、抗病毒作用的重要组成部分。

【食疗作用】疏散风热，适用于风热感冒、头痛、咳嗽；清利头目，用于治疗头痛眩晕、眼红肿痛；疏肝解郁，有助于缓解肝气郁结、胸闷不适。

【适宜人群】风热感冒、头痛、咳嗽的人群，以及因肝气郁结引起的胸闷、情绪烦躁者。

【搭配建议】与菊花、桑叶等药材搭配，增强疏散风热的效果；与玫瑰花、佛手等药材搭配，用于疏肝解郁。

【用法用量】煎汤 3 ～ 6g，或泡茶饮。

【食用方案】

薄荷菊花茶：将薄荷与菊花一同泡水，适用于风热感冒初起。

薄荷绿豆汤：与绿豆、冰糖煮汤，有助于清凉解暑。

【使用注意】体虚多汗者不宜使用，因为其性凉，可能会加重症状。孕妇及月经期女性应在医师指导下使用。

8. 荜茇 植物荜茇的未成熟果穗。

【性味归经】味辛，性热。归胃、大肠经。

【主要有效成分】胡椒碱是荜茇中最主要的活性成分，具有抗炎、抗氧化、抗肿瘤、抗菌、抗惊厥等多种药理作用；荜茇挥发油对多种细菌和流感病毒有抑制作用，包括金黄色葡萄球菌、枯草杆菌、蜡样芽孢杆菌、结核分枝杆菌、痢疾杆菌、伤寒沙门菌等；荜茇还含有其他酰胺类生物碱，如派咤、N- 异丁基癸二烯酰胺等，这些成分也具有多种生物活性；其他成分，如四氢胡椒酸具有一定的抗炎和镇痛作用。

【食疗作用】温中散寒，适用于胃寒呕吐、腹痛、泄泻等症状；消食止痛，有助于改善消化不良、食欲不振；杀虫止痒，外用可治疗皮肤寄生虫引起的瘙痒。

【适宜人群】胃寒、消化不良者，因寒邪引起的腹痛、泄泻者。

【搭配建议】与高良姜、陈皮等药材搭配，增强温中散寒的效果；与木香、砂仁等药材搭配，用于消食止痛。

【用法用量】煎汤或入丸散，用量宜少，一般 1～3g。

【食用方案】

荜茇良姜汤：将荜茇与高良姜、陈皮一同煎汤，适用于胃寒腹痛。

荜茇丸：将荜茇与其他消食药材制成丸剂，有助于消食化积。

【使用注意】阴虚火旺者不宜使用，因为其性热，可能会加重症状。孕妇及月经期女性应在医师指导下使用。

9. 布渣叶 椴树科植物布渣叶的叶。

【性味归经】味淡、微苦，性凉。归脾、胃经。

【主要有效成分】生物碱，对心血管系统有保护作用；布渣叶的挥发油对多种细菌和流感病毒有抑制作用；有机酸，包括异香草酸、对香豆酸、阿魏酸、脱落酸等，具有多种生物活性。

【食疗作用】清热解暑，适用于夏季高温引起的中暑症状；利湿退黄，有助于改善湿热引起的黄疸；健脾止泻，对于脾虚引起的慢性腹泻有一定的缓解作用。

【适宜人群】夏季高温、容易中暑的人群；湿热体质、需要利湿退黄者。

【搭配建议】与荷叶、薏苡仁等药材搭配，增强清热解暑的效果；与茯苓、白术等药材搭配，用于健脾止泻。

【用法用量】煎汤或泡茶，适量，常用量为 6～15g。

【食用方案】

布渣叶茶：将布渣叶煎水代茶饮，适用于清热解暑。

布渣叶茯苓汤：与茯苓、白术一同煎汤，有助于健脾止泻。

【使用注意】脾胃虚寒者慎用，因为其性凉，可能会加重症状。孕妇及月经期女性应在医师指导下使用。

10. 草果 别称草果仁。姜科植物草果的成熟果实。

【性味归经】味辛，性温。归脾、胃经。

【主要有效成分】1,8-桉油精、柠檬醛、香叶醇、2-癸烯醛等挥发油，具有抗炎和抗菌的作用；邻苯三酚、对羟基苯甲酸、原儿茶酸等酚类化合物具有抗氧化作用；

芦丁、槲皮素等黄酮类具有抗氧化、抗炎和免疫调节等作用。

【食疗作用】温中散寒，消食化湿，行气止痛，对于脘腹胀痛、胸闷不适有一定的缓解作用。

【适宜人群】胃寒、消化不良的人群，以及因寒邪引起的腹痛、泄泻者。

【搭配建议】与高良姜、陈皮等药材搭配，能增强温中散寒的效果；与木香、砂仁等药材搭配，可用于消食化湿。

【用法用量】煎汤或入丸散，常用量为 3 ～ 6g。

【食用方案】

草果陈皮汤：将草果与陈皮、高良姜一同煎汤，适用于胃寒腹痛。

草果砂仁丸：将草果与其他消食药材制成丸剂，有助于消食化湿。

【使用注意】阴虚火旺者不宜使用，因其性温，可能会加重症状。孕妇及月经期女性应在医师指导下使用。

11. 赤小豆　别称红豆、红小豆。豆科植物赤小豆的干燥成熟种子。

【性味归经】味甘、酸，性平。归心、小肠经。

【主要有效成分】碳水化合物，赤小豆富含碳水化合物，是其主要的能量来源；膳食纤维，有助于促进肠道健康；维生素，含有多种维生素，如维生素 B_1、维生素 B_2 和烟酸等；矿物质，含有钙、磷、铁等矿物质，对维持身体健康至关重要；皂苷类，具有利尿、消肿的作用；多酚类，具有抗氧化、抗炎、抗菌等多种生物活性。

【食疗作用】利水消肿，适用于水肿胀满、脚气浮肿；清热解毒，有助于清除体内热毒，改善热病烦渴；补血安神，对于心血不足引起的失眠、多梦有一定的缓解作用。

【适宜人群】水肿胀满、脚气浮肿的人群；热病烦渴、疮疡肿毒者。

【搭配建议】与冬瓜、薏苡仁等药材搭配，能增强利水消肿的效果；与龙眼肉、酸枣仁等药材搭配，可用于补血安神。

【用法用量】煎汤或煮熟食用，常用量为 15 ～ 30g。

【食用方案】

赤小豆冬瓜汤：将赤小豆与冬瓜一同煮汤，适用于利水消肿。

赤小豆桂圆粥：与龙眼肉、大米一同煮成粥，有助于补血安神。

【使用注意】因为赤小豆有利水的作用，尿多者不宜多食。孕妇及月经期女性应在医师指导下使用。选购时应挑选颗粒饱满、颜色均匀、无霉变的赤小豆。

12. 大枣　别称红枣。鼠李科植物枣的成熟果实。

【性味归经】味甘，性温。归脾、胃、心经。

【主要有效成分】富含糖类（主要为葡萄糖、果糖）、维生素 C、维生素 P（芦丁）、蛋白质、有机酸、矿物质及多种氨基酸等。多糖类，具有增强免疫力、抗疲劳、延缓衰老等作用。

【食疗作用】补中益气，养血安神，健脾和胃。适量食用可辅助改善脾胃虚弱、食欲不振、倦怠乏力、失眠多梦等症状。

【适宜人群】脾胃虚弱、食欲不振、倦怠乏力、失眠多梦、贫血等的人群。同时，枣也是常见的滋补食材，适宜日常保健食用。

【搭配建议】与龙眼肉、山药、枸杞等中药材搭配使用，可以增强补脾益气、养血安神的效果；也可与粳米、糯米等食材一同煮粥食用，既美味又健康。

【用法用量】通常适量食用或煎汤内服，常用量为 10 ～ 30g（鲜品可适量增加）。也可研末冲服或作为调味品使用。糖尿病患者应适量食用，避免食用含糖量高的大枣制品。

【食用方案】

大枣山药粥：将大枣与山药、粳米一同煮粥食用，可滋补身体、改善脾胃虚弱症状。

大枣枸杞茶：将大枣与枸杞一同泡水代茶饮用，有助于养血安神、滋补肝肾。

【使用注意】湿盛中满、脘腹胀满、糖尿病患者及痰热咳嗽者慎用枣类食材，以免加重病情或引起不适。枣类食材含糖量较高，过量食用可能引起血糖升高或肥胖等问题，应适量食用。

13. 代代花　别称回青橙、玳玳。芸香科柑橘属植物。

【性味归经】味辛、甘、微苦，性平。归肝、胃经。

【主要有效成分】挥发油，包括柠檬烯、芳樟醇、牻牛儿醇、香茅醇、缬草酸等成分，在抗炎、抗菌、抗病毒等方面发挥作用；黄酮类化合物，包括橙皮苷、柚皮苷、新橙皮苷等，具有抗炎、抗氧化、辅助降血脂等作用；生物碱，如辛弗林、N-甲基酪胺等，具有拟交感作用，能够提高心肌收缩力和促进血管收缩，对维护心血管系统健康有积极作用。

【食疗作用】疏肝解郁，适用于肝气郁结引起的胸闷、胁痛；和胃理气，有助于缓解胃脘胀痛、食欲不振；调节内分泌，对女性月经不调、痛经有一定的调节作用。

【适宜人群】肝气郁结、情绪抑郁的人群；胃脘胀痛、食欲不振者；女性月经不调、痛经者。

【搭配建议】与玫瑰花、佛手等药材搭配，能增强疏肝解郁的效果；与陈皮、木香等药材搭配，可用于和胃理气。

【用法用量】3～5g，泡茶或煎汤。

【食用方案】

代代花茶：将代代花与玫瑰花、佛手等一同泡茶，适用于疏肝解郁。

代代花陈皮汤：与陈皮、木香等药材煎汤，有助于和胃理气。

【使用注意】因其可能影响胎儿，孕妇不宜使用。脾胃虚寒者应在医师指导下使用。

14. 淡豆豉　豆科植物大豆的干燥成熟种子（黑豆）的发酵加工品。

【性味归经】味苦、辛，性寒。归肺、胃经。

【主要有效成分】异黄酮类，包括游离型异黄酮苷元和结合型糖苷，主要有大豆素、黄豆素、染料木素等；大豆皂苷类，具有调节血脂、抗动脉硬化、抗骨质疏松、抗肿瘤、降低血糖，以及免疫调节等作用；蛋白质、脂肪、碳水化合物、维生素和矿物质，有助于维持身体健康；在淡豆豉中也存在黄嘌呤、次黄嘌呤，具有一定的生物活性。

【食疗作用】发散风寒，和中解毒，有促进消化的作用。

【适宜人群】感冒初起、有轻微发热的人群；消化不良、食欲不振者。

【搭配建议】与生姜、葱白等药材搭配，能增强发散风寒的效果；与山楂、神曲等药材搭配，可用于促进消化。

【用法用量】煎汤或入丸散，常用量为10～15g。

【食用方案】

淡豆豉姜汤：将淡豆豉与生姜、葱白一同煎汤，适用于感冒初起。

淡豆豉山楂丸：将淡豆豉与山楂、神曲等药材制成丸剂，有助于消食。

【使用注意】胃寒者不宜使用，因为其性寒，可能会加重胃寒症状。孕妇及月经期女性应在医师指导下使用。

15. 淡竹叶　别称竹叶麦冬、碎骨子。禾本科植物的干燥茎叶。

【性味归经】味甘、淡，性寒。归心、小肠、胃经。

【主要有效成分】黄酮类化合物，如芦竹素、印白茅素等，具有抗氧化、抗炎、抗病毒等作用；酚酸类化合物，具有抗氧化、抗炎等作用；蒽醌类化合物，具有抗菌、抗病毒等作用。

【食疗作用】清热泻火，利水通淋，清心除烦。

【适宜人群】热病烦渴、口舌生疮的人群；小便不利、尿路感染者；心火旺盛、失眠烦躁者。

【搭配建议】与金银花、连翘等药材搭配，增强清热泻火的效果；与车前子、滑石等药材搭配，用于利水通淋。

【用法用量】煎汤，常用量为 6 ～ 15g。

【食用方案】

淡竹叶茶：将淡竹叶煎水代茶饮，适用于清热泻火。

淡竹叶滑石汤：与滑石、车前子等药材煎汤，有助于利水通淋。

【使用注意】脾胃虚寒者慎用，因为其性寒，可能会加重脾胃虚寒的症状。孕妇及月经期女性应在医师指导下使用。

16. 当归　别称秦归、云归。伞形科植物当归的干燥根。

【性味归经】味甘、辛，性温。归肝、心、脾经。

【主要有效成分】挥发油类，如正丁烯呋内酯、香荆芥酚、马鞭草烯酮等，具有抗炎、镇痛、抗菌等作用；有机酸类，如阿魏酸、香草酸、琥珀酸等，具有抗氧化、抗炎、镇痛等作用；多糖类，当归多糖具有增强免疫力、抗衰老等作用；含有氨基酸、维生素、微量元素等成分，对身体健康有益。

【食疗作用】补血调经，活血止痛，润肠通便。

【适宜人群】血虚、月经不调的女性；血瘀引起的痛经、闭经者；肠燥便秘者。

【搭配建议】与熟地黄、白芍等药材搭配，能增强补血调经的效果；与川芎、桃仁等药材搭配，可用于活血止痛。

【用法用量】煎汤，常用量为 5 ～ 15g。

【食用方案】

当归生姜羊肉汤：将当归与生姜、羊肉一同炖煮，适用于补血调经。

当归红枣茶：将当归与红枣煎水代茶饮，有助于补血养颜。

【使用注意】湿阻中满、大便泄泻者慎用，因为其性温，可能会加重湿热症状。孕妇及月经期女性应在医师指导下使用。

17. 党参　别称东洋参、台参。桔梗科植物党参的干燥根。

【性味归经】味甘，性平。归脾、肺经。

【主要有效成分】含有己酸、庚酸、辛酸等多种挥发油成分，具有抗炎、镇痛、抗菌等作用；有机酸，如阿魏酸、香草酸、琥珀酸等，具有抗氧化、抗炎、镇痛等作用；党参多糖，具有增强免疫、抗疲劳作用；党参皂苷，具有抗炎等生物活性；生物碱，如党参碱，具有辅助改善神经系统的作用。

【食疗作用】补中益气，健脾益肺，增强免疫。

【适宜人群】气虚乏力、食欲不振的人群；脾气虚弱、肺虚咳嗽者；免疫力下降者。

【搭配建议】与黄芪、白术等药材搭配，增强补中益气的效果；与麦冬、五味子等药材搭配，用于健脾益肺。

【用法用量】煎汤，一般用量为 10 ～ 30g。

【食用方案】

党参黄芪鸡汤：将党参与黄芪、鸡肉一同炖煮，适用于补中益气。

党参麦冬茶：将党参与麦冬、五味子等药材煎水代茶饮，有助于健脾益肺。

【使用注意】实证、热证或肝火旺盛者慎用，因为党参性平，可能会加重实热症状。孕妇及月经期女性应在医师指导下使用。

18. 刀豆　别称挟剑豆、大刀豆。豆科植物刀豆的干燥成熟种子。

【性味归经】味甘，性温。归胃、肾经。

【主要有效成分】凝集素，刀豆中含有的凝集素具有强力的促有丝分裂作用，能较好地促淋巴细胞转化反应，能提高免疫力；含有氨丙基、氨丁基刀豆四胺、刀豆球蛋白 A、羽扇豆醇、没食子酸等成分。

【食疗作用】温中下气，补肾强身，调和脏腑。

【适宜人群】肾虚腰痛、胃寒呃逆者；脾胃虚弱、气血不和的人群，以及免疫力低下者。

【搭配建议】与肉桂、吴茱萸等药材搭配，有增强温中下气的效果。

【用法用量】煮熟食用或泡酒，具体用量视情况而定。

【食用方案】

刀豆炖肉：将刀豆与肉块一同炖煮，有助于温中下气。

刀豆泡酒：将刀豆泡入酒中，有助于补肾强身。

【使用注意】胃热者及阴虚火旺者不宜多食，因为其性温，可能会加重症状。孕妇及月经期女性应在医师指导下使用。

19. 地黄　玄参科植物地黄的新鲜或干燥块根。

【性味归经】味甘、苦，性寒。归心、肝、肾经。

【主要有效成分】环烯醚萜类，如梓醇、地黄苷等，具有改善疲劳、抗炎、调节免疫作用；地黄多糖、水苏糖等，具有增强免疫的生物活性；黄酮类，如香叶木素、芹菜素、木犀草素等，具有抗氧化、抑菌、保护神经等作用。

【食疗作用】滋阴补肾，生津止渴，清热凉血。

【适宜人群】肾阴虚、腰膝酸软的人群；热病伤津、口渴咽干者；血热引起的出血、发斑等的患者。

【搭配建议】与枸杞子、山茱萸等药材搭配，能增强滋阴补肾的效果；与玄参、牡丹皮等药材搭配，可用于清热凉血。

【用法用量】煎汤或入丸散，常用量为 10 ～ 30g。

【食用方案】

地黄枸杞茶：将地黄与枸杞子煎水代茶饮，适用于滋阴补肾。

地黄丹皮汤：与牡丹皮、玄参等药材煎汤，有助于清热凉血。

【使用注意】脾虚泄泻、胃寒者不宜使用，因为其性寒，可能会加重症状；孕妇及月经期女性应在医师指导下使用。

20. 丁香　别称公丁香、丁子香。桃金娘科蒲桃属丁子香由绿色转红时采摘、晒干的干燥花蕾。

【性味归经】味辛，性温。归脾、胃、肾经。

【主要有效成分】挥发油，主要成分为丁香油酚和丁香烯，具有抗菌、抗氧化和祛风的作用；黄酮类，具有抗炎、镇痛、抗菌等多种生物活性；其他成分，包括齐墩果酸、鞣质、脂肪油及蜡等。

【食疗作用】温中止痛，温肾助阳，抑菌抗炎。

【适宜人群】适宜于胃寒、消化不良的人群；由于肾虚引起的腰膝冷痛、性功能障碍者。

【搭配建议】与肉桂、干姜等药材搭配，能增强温中止痛的效果；与肉豆蔻、补骨脂等药材搭配，可用于温肾助阳。

【用法用量】煎汤或泡水，一般用量为 1 ～ 3g。

【食用方案】

丁香肉桂茶：将丁香与肉桂、干姜等煎水代茶饮，适用于改善胃寒腹痛。

丁香肉豆蔻丸：将丁香与肉豆蔻、补骨脂等药材制成丸剂，有助于温肾助阳。

【使用注意】热病及阴虚内热者不宜使用，因为其性温，可能会加重症状。孕妇及月经期女性应在医师指导下使用。

21. 杜仲叶　别称思仙、扯丝皮。杜仲科杜仲属的植物。

【性味归经】味苦，性温。归肝、肾经。

【主要有效成分】黄酮类，如芦丁、异槲皮苷、槲皮素、槲皮苷等；酚酸类，如绿原酸、4-羟基肉桂酸、紫丁香苷等；木脂素类，如松脂醇二葡萄糖苷、二氢脱氢二松柏醇等；环烯醚萜类，如桃叶珊瑚苷、京尼平苷酸、杜仲醇等；还含有维生素 B_2、β-胡萝卜素，以及微量元素如锌、铜、铁等。杜仲叶中的黄酮类和酚酸类化合物具有显著的抗氧化作用。杜仲叶中的黄酮类、酚酸类和环烯醚萜类化合物具有清除自由基和抗氧化作用，并对多种致病性真菌、球菌、链球菌、杆菌，以及流感病毒有抑制作用；木脂素类和酚酸类化合物具有降血压作用；杜仲叶提取物能够降低高脂血症大鼠的血脂，改善肠道菌群失调，能够改善缺血再灌注引起的细胞的凋亡，具有神经保护作用；杜仲叶中的有效成分可通过抑制炎症介质的产生，减轻炎症反应。

【食疗作用】补肝肾，强筋骨，降血压。

【适宜人群】肝肾不足、腰膝酸软的人群；筋骨疼痛、骨折恢复期的患者；血压偏高者。

【搭配建议】与桑寄生、牛膝等搭配，能增强补肝肾、强筋骨的效果；与夏枯草、菊花等搭配，有利于降血压。

【用法用量】煎汤，一般用量为 10 ～ 15g。

【食用方案】

杜仲叶牛膝汤：将杜仲叶与牛膝、桑寄生等共同煎汤，适用于补肝肾、强筋骨。

杜仲叶夏枯草饮：将杜仲叶与夏枯草、菊花等共同煎水代茶饮，能辅助控制血压。

【使用注意】阴虚火旺者慎用，因为其性温，可能会加重症状。孕妇及月经期女性应在医师指导下使用。

22. 榧子 别称香榧、玉榧。红豆杉科榧属的植物榧树的种子。

【性味归经】味甘，性平。归肺、大肠、小肠经。

【主要有效成分】榧子种子含脂肪油约 42%，其中亚油酸 70%，不饱和脂肪酸含量高达 74.88%，油酸 20%，硬脂酸约 10%，还含有多糖、挥发油、鞣质、草酸、葡萄糖等成分。榧子中脂肪酸和维生素 E 含量较高，经常食用可润泽肌肤、延缓衰老；含有较多的维生素 A 等有益于眼睛的成分，对眼睛干涩、易流泪、夜盲等症状有预防和缓解的作用；榧子油能有效驱除肠道中绦虫、钩虫、蛲虫、蛔虫、姜片虫等各种寄生虫，并且具有杀虫而不伤人体正气的特点，是有效的天然驱虫食品。

【食疗作用】润肺止咳，润肠通便，杀虫消积。

【适宜人群】肺燥咳嗽、肠燥便秘的人群；有肠道寄生虫病的人群。

【搭配建议】与杏仁、桑叶等搭配，能增强润肺止咳的效果；与火麻仁、郁李仁等搭配，可用于润肠通便。

【用法用量】煎汤或炒熟食用，常用量为 10 ～ 15g。

【食用方案】

榧子杏仁粥：将榧子与杏仁、桑叶等煎汤，与米一同煮成粥，适用于润肺止咳。

榧子火麻仁饮：将榧子与火麻仁、郁李仁等煎水代茶饮，有助于润肠通便。

【使用注意】脾胃虚寒者慎用，因为榧子含油量较高，可能加重脾胃负担。孕妇及经期女性应在医师指导下使用。

23. 粉葛　别称甘葛。豆科植物甘葛藤的干燥根。

【性味归经】味甘、辛，性凉，归脾、胃经。

【主要有效成分】淀粉，粉葛根块富含淀粉，有较多的纤维，煮透后软糯而粉，有助于提供人体所需的能量；黄酮类物质，粉葛中大约含有12%的黄酮类物质，如大豆苷、黄豆苷、大豆苷元和葛根素等10多种黄酮类物质，具有预防心脑血管疾病的作用；葛根素，粉葛中所含的葛根素具有扩张冠状动脉，改善心肌代谢，抗心律失常，改善微循环和脑循环，辅助控制血压、血糖、血脂等作用；氨基酸，粉葛含有人体必需的13种氨基酸，有助于维持身体正常生理功能。

【食疗作用】能解肌退热、生津止渴、升阳止泻。在生津止渴、升阳止泻以及解酒毒方面表现较好，适用于外感发热、热痢、消渴等症。

【适宜人群】适宜于外感发热头痛、项背强痛、口渴、消渴、热痢等人群。

【搭配建议】根块富含淀粉，有较多的纤维，煮透后软糯而粉，口感甘甜。可炒食、煲汤、制作葛粉等。

【用法用量】煮汤或蒸熟后食用，常用量为9～15g。

【食用方案】

葛根茶：将葛根切片，沸水冲泡，代茶饮用，可缓解高血压引起的头痛、眩晕等症状。

粉葛汤：取粉葛50g，水煎煮取汁，加入适量盐或醋调味后饮用。具有解肌退热、生津止渴的作用，适合外感发热、口渴等症。

葛根粥：将葛根粉与大米一同煮粥，可加入适量白糖调味。具有解表清热、升阳止泻的功效，适用于外感发热、腹泻等症。

【使用注意】暂未查到明确的禁忌人群，但因其性凉，脾胃虚寒者应适量食用。一般每日食用量不超过50g，过量可能引起消化不良等。粉葛在食用前应充分煮熟，以免影响消化吸收和功效发挥。

24. 蜂蜜　多种植物花蜜经过蜜蜂酿造的天然甜味物质。

【性味归经】味甘，性平。归肺、脾、大肠经。

【主要有效成分】糖类，主要包括葡萄糖和果糖，占蜂蜜总量的65%～80%，直接吸收快速补充能量，果糖有助于加速酒精代谢，保护肝脏；维生素，以维生素B族为主，还有维生素C和维生素K，有助于维持身体正常生理功能；矿物质，含有钙、磷、氯、镁、钾等20余种，对维持骨骼健康和神经及肌肉功能有重要作用；酶类，包括淀粉酶、葡萄糖氧化酶等，能助消化；有机酸，能促进消化液分泌，改善肠道功能；天然抗生素，有助于伤口愈合和感染控制。

【食疗作用】润肺止咳、润肠通便、解毒，有助于改善睡眠，缓解疲劳；外用可促进伤口愈合，抗炎抗菌。

【适宜人群】需要增强免疫力、改善睡眠、缓解便秘的人群；需要皮肤保养、美容养颜的人群。

【搭配建议】与柠檬搭配泡水，有助于提神醒脑，增强免疫力；与牛奶搭配，有助于改善睡眠质量；与生姜搭配，可缓解感冒引起的咳嗽、咽痛。

【用法用量】泡水或加入食品中，适量为宜。

【食用方案】

蜂蜜柠檬水：将蜂蜜与新鲜柠檬汁混合，加入温水饮用，可提神醒脑。

蜂蜜牛奶：睡前饮用，有助于改善睡眠。

【使用注意】糖尿病患者及湿阻中满者慎用。1岁以下的婴儿不宜食用蜂蜜。蜂蜜应避免与葱、蒜等辛辣食物同食，以免引起不适。应避免高温和潮湿环境保存，以防其发酵或变质。

25. 佛手　别称佛手柑、五指橘。芸香科植物佛手的果实。

【性味归经】味辛、苦、酸，性温。归肝、脾、胃、肺经。

【主要有效成分】挥发油，主要成分包括柠檬烯、香豆素等，具有芳香开窍、理气和胃的功效；黄酮类，如佛手黄酮、橙皮苷等，具有抗氧化、抗炎、抗病毒等作用；香豆素类，具有抗凝血、抗菌等生物活性。

【食疗作用】理气和中，疏肝解郁，燥湿化痰，调和脾胃。

【适宜人群】肝郁气滞、情绪不畅、消化不良的人群；适宜于咳嗽痰多、胸闷、胸腹胀满的人群。

【搭配建议】与陈皮、枳壳搭配，可增强理气和胃的效果；与桔梗、百部搭配，有助于治疗咳嗽痰多；与木香、砂仁搭配，可增强疏肝解郁的效果。

【用法用量】煎汤或泡水，常用量为3～10g。

【食用方案】

佛手茶：将佛手切片，沸水冲泡，代茶饮用，有助于缓解胸闷、胁痛。

佛手粥：将佛手与大米一同煮粥，适宜于消化不良、胃痛患者食用。

佛手蜜饯：将佛手切片，用蜂蜜腌制，可作零食，有助于疏肝解郁。

【使用注意】阴虚火旺者及孕妇不宜使用。佛手不宜与辛辣、油腻食物同食，以免加重病情。

26. 茯苓　别称云苓、白茯苓。多孔菌科真菌茯苓的干燥菌核。

【性味归经】味甘、淡，性平。归心、脾、肾经。

【主要有效成分】三萜类，如茯苓酸、猪苓酸 C、去氢土莫酸等，具有利水渗湿作用，有助于改善脾虚食少、大便溏泄；多糖类，如 β－茯苓聚糖、杂多糖等，具有增强免疫力作用；甾醇类，如豆甾醇、麦角甾醇等，具有保肝作用；挥发油类，如 α－柏木醇、龙脑、松油烯等，具有抗炎作用。

【食疗作用】利水渗湿，安神养心，健脾和胃。

【适宜人群】水湿停滞、水肿、小便不利的患者；适宜于心神不宁、心悸、失眠、多梦的人群；适宜于脾虚食少、消化不良、食欲不振的人群。

【搭配建议】与薏苡仁、泽泻搭配，可增强利水渗湿的效果；与酸枣仁、远志搭配，有助于安神养心；与党参、白术搭配，可增强健脾和胃的作用。

【用法用量】煎汤或泡水，常用量为 10～15g。

【食用方案】

茯苓粥：将茯苓粉与大米一同煮粥，适宜于脾虚食少、消化不良者食用。

茯苓茶：将茯苓切片，沸水冲泡，代茶饮用，有助于安神养心。

茯苓饼：将茯苓粉与面粉混合制成糕点，适宜作为日常保健食品。

【使用注意】无明显禁忌，但应适量使用。阴虚火旺者应慎用，以免加重症状。

27. 蕲蛇　别称蝮蛇、五步蛇。蝰科动物尖吻蝮的全体或除去内脏的全体。

【性味归经】味咸、甘，性温。有毒，归肝经。

【主要有效成分】蝮蛇血清中含有多种蛋白质，具有祛风通络作用，用于治疗风湿痹痛、麻风、瘰疬等症；微量元素，如锌、铁、铜等，对维持人体正常生理功能有益。

【食疗作用】活血化瘀，强筋骨。

【适宜人群】风湿性关节炎、风湿痹痛的患者；跌打损伤、瘀血疼痛的人群；筋骨无力、腰膝酸软的人群。

【搭配建议】与桑寄生、杜仲搭配，有助于强筋骨。

【用法用量】一般用量为 3～9g，多入丸散剂。

【食用方案】

蝮蛇酒：将蝮蛇干燥后泡入酒中，可祛风湿、强筋骨。

蝮蛇丸：将蝮蛇与其他药材制成丸剂，用于治疗风湿痹痛、跌打损伤等症。

蝮蛇散：将蝮蛇与其他药材研成细末，用于外敷治疗跌打损伤。

【使用注意】血虚生风者及孕妇忌用。蝮蛇有毒，使用时应严格掌握剂量，避免中毒。应遵医嘱使用，不宜自行服用。

28. 覆盆子　别称树莓、悬钩子。蔷薇科植物覆盆子的未成熟果实。

【性味归经】味甘、酸，性温。归肝、肾经。

【主要有效成分】维生素 C、维生素 A、糖类、黄酮类、有机酸等。黄酮类，如山奈酚、槲皮素、杨梅素等，具有抗炎、抗氧化、提高免疫力、抗突变、抗抑郁等作用，对心血管系统具有保护作用；酚酸类，如对羟基苯甲酸、鞣花酸等，具有抗炎、抗氧化、提高免疫力等作用；甾醇类，如 β-谷甾醇等，具有调节免疫、抗肿瘤等作用；多糖类，具有增强免疫力、抗肿瘤、抗衰老等作用；生物碱类，具有抗菌、抗病毒等作用。

【食疗作用】益肾固精，养肝明目，健脾胃。

【适宜人群】肾虚引起的腰膝酸软、遗精、尿频的患者；视力模糊、眼睛疲劳的人群；消化不良、食欲不振的人群。

【搭配建议】与枸杞子、桑椹搭配，可增强益肾固精的效果；与菊花、决明子搭配，有助于养肝明目；与山药、茯苓搭配，可增强健脾胃的作用。

【用法用量】煎汤或泡水，常用量为 6～10g。

【食用方案】

覆盆子茶：将覆盆子果实泡水，代茶饮用，有助于益肾固精。

覆盆子粥：将覆盆子与大米一同煮粥，适宜于消化不良、食欲不振者食用。

覆盆子酒：将覆盆子果实泡入酒中，可益肾固精、养肝明目。

【使用注意】覆盆子性温，过量食用可能导致上火。阴虚火旺者及孕妇不宜使用。

29. 甘草　别称国老、甜草。豆科植物甘草的根及根茎。

【性味归经】味甘，性平。归心、肺、脾、胃经。

【主要有效成分】三萜类，如甘草酸、甘草次酸、甘草甜素，具有抗炎、抗病毒、抗肿瘤、保肝、调节免疫等作用；黄酮类，如甘草素、异甘草素、甘草查耳酮等，具有抗炎、抗氧化、提高免疫力、抗抑郁等作用；多种微量元素，如铁、锌、锰等，对维持人体正常生理功能有益。

【食疗作用】和中益气，清热解毒，缓急止痛。

【适宜人群】脾胃虚弱、食欲不振的人群；咽喉肿痛、热毒疮疡的患者；胃痛、腹痛等需要缓急止痛的人群。

【搭配建议】与黄芪、党参搭配，可增强和中益气的效果；与金银花、连翘搭配，有助于清热解毒；与白芍、延胡索搭配，可增强缓急止痛的作用。

【用法用量】煎汤或泡水，常用量为 2～10g。

【食用方案】

甘草茶：将甘草切片，沸水冲泡，代茶饮用，有助于清热解毒。

甘草粥：将甘草与大米一同煮粥，适宜于脾胃虚弱、食欲不振的患者食用。

甘草汤：将甘草与其他药材一同煎汤，用于辅助改善胃痛、腹痛等。

【使用注意】甘草含有一定的钠，高血压患者应谨慎使用。湿阻中满者慎用。甘草具有类激素作用，长期大量使用可能导致水钠潴留。

30. 高良姜　别称良姜、蛮姜。姜科植物高良姜的根茎。

【性味归经】味辛，性热。归脾、胃经。

【主要有效成分】挥发油，如桉叶油醇、高良姜酚等，具有抗炎、镇痛、抗菌、抗胃溃疡、止泻、利胆等作用；黄酮类，如高良姜素、山奈酚等，具有抗炎、抗氧化、抗肿瘤、抗抑郁等作用。

【食疗作用】温中散寒，消食止痛。

【适宜人群】胃寒呕吐、脘腹冷痛的患者；食滞腹胀、消化不良的人群。

【搭配建议】与陈皮、砂仁搭配，可增强消食止痛的效果；与干姜、附子搭配，有助于温中散寒。

【用法用量】煎汤或泡水，常用量为 3 ～ 6g。

【食用方案】

高良姜茶：将高良姜切片，沸水冲泡，代茶饮用，有助于消食止痛。

高良姜粥：将高良姜与大米一同煮粥，适宜于胃寒呕吐、脘腹冷痛的患者食用。

【使用注意】阴虚内热、热病后期及孕妇不宜使用。

31. 葛根

【植物种属】豆科植物野葛的干燥根。

【性味归经】味甘、辛，性凉。归脾、胃、肺经。

【主要有效成分】异黄酮类，如葛根素、大豆苷、大豆素等，对心血管系统具有改善心肌代谢、扩张血管、抗心律失常及调节血压等作用，其中葛根素含量较高，可达 2.4%；三萜类，如葛根酸、葛根酮等，具有抗炎、抗病毒、保肝、调节免疫等作用。

【食疗作用】清热解肌，升阳止泻。

【适宜人群】外感风热、头痛、项强的患者；脾虚泄泻、热痢的人群。

【搭配建议】与薄荷、菊花搭配，可增强清热解肌的效果；与黄芩、黄连搭配，有助于升阳止泻。

【用法用量】煎汤或泡水，常用量为 9 ～ 15g。

【食用方案】

葛根茶：将葛根切片，沸水冲泡，加盖焖5～10分钟即可代茶饮用，有助于清热解肌。

葛根粉：将葛根洗净切片，加水浸泡，过滤后取淀粉，晒干备用。食用时，取适量葛根粉，用少量冷水调匀，再加入沸水搅拌成糊状即可。可单独食用，或加入蜂蜜、水果等调味后食用。具有清热解毒、生津止渴的功效，适用于热病口渴、消渴等症。可加入粥中或直接食用，适宜于脾虚泄泻、热痢者。

【使用注意】葛根性凉，脾胃虚寒者慎用。体寒湿重者，有低血压、低血糖病史者，孕妇及经期的女性应慎用。

32. 枸杞子　别称枸杞果、血杞子。茄科植物宁夏枸杞的干燥成熟果实。

【性味归经】味甘，性平。归肝、肾经。

【主要有效成分】多糖类，如枸杞多糖，具有抗氧化、抗肿瘤、抗辐射、调节免疫、减轻炎症反应等作用；黄酮类，如枸杞总黄酮，具有清除自由基、调血脂、降血糖、抗衰老、治疗心脑血管疾病等作用；类胡萝卜素，如 β‒胡萝卜素，具有保护视力、抗氧化、提高免疫力等作用；氨基酸和微量元素，含有多种维生素和氨基酸、微量元素（K、Na、Ca、Mg、Cu），对维持身体健康有重要作用。

【食疗作用】滋补肝肾，益精明目。

【适宜人群】肝肾阴虚、头晕目眩、视力减退、夜盲症的人群。

【搭配建议】与熟地黄、山药搭配，可增强滋补肝肾的效果；与菊花、决明子搭配，有助于益精明目。

【用法用量】日常食用量建议为10～20g。

【食用方案】

枸杞茶：将枸杞子泡水，代茶饮用，有助于滋补肝肾。

枸杞粥：将枸杞子与大米一同煮粥，适宜于肝肾阴虚、头晕目眩者食用。

【使用注意】感冒发热、痰湿体质者不宜食用，食用过量可能导致上火。

33. 荷叶　莲科植物莲的叶片。

【性味归经】味苦，性平。归肝、脾、胃经。

【主要有效成分】黄酮类，具有抗氧化、抗炎、抗病毒、提高免疫力等作用；生物碱类，如荷叶碱，具有减肥、调血脂、抗炎、抗过敏等作用；有机酸类，如酒石酸、柠檬酸、苹果酸等，具有调节体内酸碱平衡、促进消化等作用；多酚类，具有抗氧化、抗炎、抗菌、抗病毒等作用。

【食疗作用】清热解暑，利湿减肥。

【适宜人群】暑热烦渴、头痛的患者；肥胖、水肿的人群。

【搭配建议】与冬瓜、薏苡仁搭配，可增强利湿减肥的效果；与菊花、薄荷搭配，有助于清热解暑。

【用法用量】煎汤或泡水，常用量为 3 ～ 10g。

【食用方案】

荷叶茶：将荷叶泡水，代茶饮用，有助于清热解暑。

荷叶粥：将荷叶与大米一同煮粥，适宜于肥胖、水肿者食用。

【使用注意】孕妇不宜使用。

34. 黑胡椒　别称黑川、胡椒。胡椒科植物胡椒的果实。

【性味归经】味辛，性热，归脾、胃经。

【主要有效成分】挥发油，如胡椒碱，具有抗炎、抗氧化、抗菌、提高免疫力、促进消化等作用；黄酮类，具有抗氧化、抗炎、抗病毒、提高免疫力等作用；生物碱类，如胡椒碱，具有促进消化、抗炎、抗菌、提高免疫力等作用；酚类，具有抗氧化、抗炎、抗菌、抗病毒等作用；还含有脂肪油等。

【食疗作用】温中散寒，消食止痛。

【适宜人群】胃寒呕吐、脘腹冷痛、食滞腹胀、消化不良的人群。

【搭配建议】与高良姜、陈皮搭配，可增强温中散寒的效果；与豆蔻、砂仁搭配，有助于消食止痛。

【用法用量】作为调味品适量使用。

【食用方案】

黑胡椒牛排：在烹饪牛排时加入黑胡椒，可增加风味并温中散寒。

黑胡椒汤：在汤中加入适量黑胡椒，适宜于消化不良的人群食用。

【使用注意】热病及阴虚火旺者不宜使用。

35. 黑芝麻　别称胡麻、乌麻。芝麻科植物芝麻的种子。

【性味归经】味甘，性平。归肝、肾、大肠经。

【主要有效成分】脂肪酸，包括油酸、亚油酸等，具有降低血液中胆固醇、预防动脉硬化的作用；维生素 E，具有抗氧化、延缓衰老、保护细胞膜的作用；钙，对骨骼健康至关重要，有助于预防骨质疏松症；铁，有助于补血，预防贫血；膳食纤维，有助于肠道健康，促进排便；木脂素类，如芝麻素，具有抗氧化、抗炎、抗癌的作用；还含有蛋白质、脂肪油等。

【食疗作用】补肝肾，润肠燥。

【适宜人群】肝肾不足、须发早白的患者；肠燥便秘的人群。

【搭配建议】与核桃、黑豆搭配，可增强补肝肾的效果；与蜂蜜、杏仁搭配，有助于润肠燥。

【用法用量】适量食用，可磨粉或直接食用。

【食用方案】

黑芝麻糊：将黑芝麻磨成粉，加入热水调成糊状食用，适宜于肝肾不足、须发早白者。

黑芝麻丸：将黑芝麻与其他药材制成丸剂，用于改善肠燥便秘。

【使用注意】便溏者慎用。

36. 花椒 芸香科植物花椒的果皮。

【性味归经】味辛，性温。归脾、胃、肾经。

【主要有效成分】挥发油，如柠檬烯、月桂烯等，具有抗菌、抗炎、镇痛的作用；黄酮类，具有抗氧化、抗炎、抗病毒、提高免疫力的作用；生物碱类，如花椒碱，具有镇痛、抗炎、抗菌的作用；脂肪酸类，如亚麻酸，具有降低血脂、预防心血管疾病的作用。

【食疗作用】温中止痛，杀虫止痒。

【适宜人群】胃寒腹痛、呕吐的患者；肠道寄生虫、湿疹瘙痒的人群。

【搭配建议】与生姜、陈皮搭配，可增强温中止痛的效果；与苦参、蛇床子搭配，有助于杀虫止痒。

【用法用量】作为调味品适量使用。

【食用方案】

花椒炖鸡：在烹饪鸡肉时加入花椒，可增加风味并温中止痛。

花椒泡脚：将花椒煎汤后用于泡脚，适宜于治疗脚气瘙痒。

【使用注意】阴虚火旺者不宜使用。

37. 化橘红 芸香科植物化州柚或柚的未成熟或近成熟的干燥外层果皮。

【性味归经】味辛、苦，性温。归脾、肺经。

【主要有效成分】挥发油，如柠檬烯，具有祛痰、镇咳、抗炎的作用；黄酮类，如柚皮苷，具有抗氧化、抗炎、抗病毒、提高免疫力的作用；香豆素类，具有抗炎、镇痛、抗凝血的作用；多糖类，具有增强免疫力的作用。

【食疗作用】理气宽中，燥湿化痰。

【适宜人群】胸闷、咳嗽痰多的患者；湿痰咳嗽、脘腹胀满的人群。

【搭配建议】与半夏、茯苓搭配，可增强燥湿化痰的效果；与陈皮、枳实搭配，有助于理气宽中。

【用法用量】煎汤或泡水，常用量为 3 ～ 10g。

【食用方案】

化橘红茶：将化橘红切片，沸水冲泡，代茶饮用，适宜于咳嗽痰多的人群。

化橘红粥：将化橘红与大米一同煮粥，适宜于胸闷、脘腹胀满的患者食用。

【使用注意】阴虚燥咳、血虚者慎用。

38. 槐花　别称槐蕊、槐籽。豆科植物槐的干燥花及花蕾，前者习称"槐花"，后者习称"槐米"。

【性味归经】味苦，性微寒。归肝、大肠经。

【主要有效成分】黄酮类，如芦丁、槲皮素，具有抗炎、抗氧化、提高免疫力的作用；皂苷类，具有抗炎、抗氧化、提高免疫力的作用；脂肪酸类，如月桂酸、肉豆蔻酸，具有辅助控制血脂、预防心血管疾病的作用；多糖类，具有增强免疫力的作用。

【食疗作用】清肝泻火，凉血止血。

【适宜人群】头痛眩晕、目赤肿痛的患者；便血、痔血的人群。

【搭配建议】与菊花、决明子搭配，可增强清肝泻火的效果。

【用法用量】煎汤或泡水，常用量为 5 ～ 10g。

【食用方案】

槐花茶：将槐花泡水，代茶饮用，适宜于头痛眩晕、目赤肿痛的人群。

槐花粥：将槐花与大米一同煮粥，适宜于便血、痔血者食用。

【使用注意】脾胃虚寒者慎用。

39. 黄芥子　别称芥菜子。十字花科植物芥菜的种子。

【性味归经】味辛，性热。归肺、胃经。

【主要有效成分】芥子油，具有抗炎、镇痛、促进血液循环的作用；异硫氰酸苯酯类，具有提高免疫力、抗氧化的作用；脂肪酸类，如亚麻酸，具有辅助控制血脂、预防心血管疾病的作用。

【食疗作用】温肺祛痰，散结通络。

【适宜人群】寒痰咳嗽、胸胁胀痛、痰核瘰疬、风湿痹痛的人群。

【搭配建议】与白芥子、甘遂搭配，可增强温肺祛痰的效果；与桂枝、羌活搭配，有助于散结通络。

【用法用量】煎汤或入丸散，常用量为 3 ～ 10g。

【食用方案】

黄芥子茶：将黄芥子煎汤，代茶饮用，适宜于寒痰咳嗽的人群。

【使用注意】热病及阴虚火旺者不宜使用。

40. 黄精　别称鸡头黄精、玉竹黄精。百合科植物黄精的根茎。

【性味归经】味甘，性平。归脾、肺、肾经。

【主要有效成分】多糖类，如黄精多糖，具有增强免疫力、抗疲劳、延缓衰老等作用，有助于调节免疫，提高学习、记忆能力；皂苷类，如黄精皂苷，具有调节免疫、抗炎等作用；黄酮类，如黄精黄酮，具有抗氧化、抗炎、提高免疫力、抗抑郁等作用；还含有多种维生素、氨基酸、微量元素（K、Na、Ca、Mg、Cu），对维持身体健康有重要作用。

【食疗作用】补中益气，滋阴润肺。

【适宜人群】脾胃虚弱、体倦乏力、肺燥咳嗽、干咳少痰的人群。

【搭配建议】与党参、白术搭配，可增强补中益气的效果；与麦冬、沙参搭配，有助于滋阴润肺。

【用法用量】煎汤或泡水，常用量为 9 ～ 15g。

【食用方案】

黄精茶：将黄精切片，沸水冲泡，代茶饮用，适宜于脾胃虚弱的人群。

黄精粥：将黄精与大米一同煮粥，适宜于肺燥咳嗽者食用。

【使用注意】无明显禁忌，但应适量使用。

41. 黄芪　别称黄耆、北芪。豆科植物黄芪的根。

【性味归经】味甘，性微温。归脾、肺经。

【主要有效成分】黄芪多糖，具有调节免疫、抗病毒、抗疲劳等作用，有助于提高免疫力和抗应激能力；黄芪皂苷，具有调节免疫、抗炎、抗病毒等作用；黄酮类，如黄芪黄酮，具有抗氧化、抗炎、抗病毒等作用；微量元素，含有多种微量元素，有助于维持身体健康。

【食疗作用】补气固表，利尿消肿。

【适宜人群】气虚乏力、自汗的患者；水肿、小便不利的人群。

【搭配建议】与白术、防风搭配，可增强补气固表的效果；与茯苓、泽泻搭配，有助于利尿消肿。

【用法用量】煎汤，一般用量为 10 ～ 30g。

【食用方案】

黄芪茶：将黄芪切片，沸水冲泡，代茶饮用，适宜于气虚乏力的人群。

黄芪粥：将黄芪与大米一同煮粥，适宜于水肿、小便不利者食用。

【使用注意】外感实证、气滞湿阻者慎用。

42. 火麻仁　别称麻子、麻仁。桑科植物大麻的种子。

【性味归经】味甘，性平。归脾、胃、大肠经。

【主要有效成分】脂肪酸，如亚麻酸，具有降低血脂、预防心血管疾病的作用；植物甾醇，如 β－谷甾醇，具有降低血清胆固醇、抗菌、抗炎等作用；蛋白质，含有多种氨基酸，对维持身体正常生理功能有重要作用。

【食疗作用】润燥滑肠，滋养补虚。

【适宜人群】肠燥便秘、大便干结、体虚消瘦、头晕目眩的人群。

【搭配建议】与郁李仁、柏子仁搭配，可增强润燥滑肠的效果；与当归、肉苁蓉搭配，有助于滋养补虚。

【用法用量】煎汤或制成油，常用量为 9 ～ 15g。

【食用方案】

火麻仁茶：将火麻仁煎汤，代茶饮用，适宜于肠燥便秘的人群。

火麻仁粥：将火麻仁与大米一同煮粥，适宜于体虚消瘦者食用。

【使用注意】便溏者及孕妇慎用。

43. 藿香　别称广藿香、苏藿香。唇形科植物藿香的地上部分。

【性味归经】味辛，性微温。归脾、胃、肺经。

【主要有效成分】挥发油，如甲基胡椒酚，具有抗真菌、抗炎、镇痛的作用；黄酮类，如刺槐素，具有抗氧化、抗炎、抗病毒、提高免疫力的作用；还含有多种维生素、氨基酸、微量元素（K、Na、Ca、Mg、Cu），对维持身体健康有重要作用。

【食疗作用】解表化湿，和中止呕。

【适宜人群】适宜于感冒风寒、胸脘痞闷、呕吐、食欲不振的人群。

【搭配建议】与紫苏、白芷搭配，可增强解表化湿的效果；与半夏、陈皮搭配，有助于和中止呕。

【用法用量】煎汤或泡水，常用量为 5 ～ 10g。

【食用方案】

藿香茶：将藿香煎汤，代茶饮用，适宜于感冒风寒的人群。

藿香粥：将藿香与大米一同煮粥，适宜于胸脘痞闷者食用。

【使用注意】阴虚火旺者慎用。

44. 鸡内金　雉科动物家鸡的砂囊内膜。

【性味归经】味甘，性平。归脾、胃、小肠、膀胱经。

【主要有效成分】角蛋白，有助于胃黏膜的修复；多种消化酶，如胃蛋白酶、淀粉酶，促进食物分解，改善消化不良；还含有多种维生素、氨基酸、微量元素，对维持身体健康有重要作用。

【食疗作用】消食健胃，涩精止遗。

【适宜人群】食积不消、脘腹胀满、遗精、遗尿的人群。

【搭配建议】与莱菔子、神曲搭配，可增强消食健胃的效果；与龙骨、牡蛎搭配，有助于涩精止遗。

【用法用量】煎汤或研末服用，一般用量为 2 ～ 10g。

【食用方案】

鸡内金粉：将鸡内金研成粉末，可加入汤剂或直接服用，适宜于消化不良的人群。

鸡内金粥：将鸡内金与大米一同煮粥，适宜于食积不消者食用。

【使用注意】无特殊禁忌，但应适量使用。

45. 姜（生姜、干姜） 姜科植物姜的新鲜根茎（生姜）或干燥根茎（干姜）。生姜又称鲜姜；干姜又称老姜。

【性味归经】味辛，性温。归肺、脾、胃经。

【主要有效成分】挥发油，如姜烯、姜醇、姜脑等，具有抗炎、镇痛、抗菌的作用，有助于治疗感冒、咳嗽、胃肠疾病等；辛辣成分，如姜辣素，具有促进消化、抗炎、抗氧化的作用，有助于治疗消化不良、胃肠炎等。

【食疗作用】发汗解表，温中止呕。

【适宜人群】感冒风寒、恶寒发热、胃寒呕吐、腹痛泄泻的人群。

【搭配建议】与紫苏、葱白搭配，可增强发汗解表的效果；与半夏、陈皮搭配，有助于温中止呕。

【用法用量】煎汤、炒菜或研末服用，常用量为 3 ～ 10g。

【食用方案】

生姜红糖茶：将生姜切片，加入红糖煎汤，适宜于感冒风寒的人群。

干姜炖肉：将干姜与肉一同炖煮，适宜于胃寒呕吐者食用。

【使用注意】热病、阴虚内热者慎用。

46. 姜黄 别称郁金、黄姜。姜科植物姜黄的根茎。

【性味归经】味辛、苦，性温。归肝、脾经。

【主要有效成分】姜黄素类，如姜黄素、去甲氧基姜黄素、双去甲氧基姜黄素等，具有抗炎、抗氧化、提高免疫力的作用；挥发油，如姜黄酮、姜黄烯等，具有抗菌、抗炎的作用。

【食疗作用】活血化瘀，利胆退黄。

【适宜人群】胸腹胀痛、痛经的患者；黄疸、胆石症的人群。

【搭配建议】与丹参、川芎搭配，可增强活血化瘀的效果；与茵陈、栀子搭配，有助于利胆退黄。

【用法用量】煎汤或入丸散，常用量为 3 ～ 10g。

【食用方案】

姜黄粉：将姜黄研成粉末，可加入汤剂或直接服用，适宜于胸腹胀痛的人群。

姜黄粥：将姜黄与大米一同煮粥，适宜于痛经者食用。

【使用注意】孕妇及血虚无气滞血瘀者慎用。

47. 金银花　别称双花、忍冬花。忍冬科植物忍冬的花蕾或带初开的花。

【性味归经】味甘，性寒。归肺、心、胃经。

【主要有效成分】挥发油类，如芳樟醇、香叶醇等，具有抗炎、抗菌的作用；黄酮类，如木犀草苷、忍冬苷等，具有抗氧化、抗炎、抗病毒的作用；有机酸类，如绿原酸、异绿原酸等，具有抗菌、抗病毒的作用。

【食疗作用】清热解毒，凉血散瘀。

【适宜人群】外感风热、温病发热、热毒血痢、痈肿疔疮的人群。

【搭配建议】与连翘、薄荷搭配，可增强清热解毒的效果；与地黄、赤芍搭配，有助于凉血散瘀。

【用法用量】煎汤或泡水，常用量为 6 ～ 15g。

【食用方案】

金银花茶：将金银花泡水，代茶饮用，适宜于外感风热的人群。

金银花露：将金银花煎汤后冷藏，适宜于温病发热者饮用。

【使用注意】脾胃虚寒及气虚体弱者慎用。

48. 桔梗　别称苦桔梗、白桔梗。桔梗科植物桔梗的根。

【性味归经】味苦、辛，性平。归肺、胃经。

【主要有效成分】皂苷类，如桔梗皂苷，具有抗炎、镇痛、提高免疫力的作用；黄酮类，如桔梗黄酮，具有抗氧化、抗炎、抗病毒的作用。

【食疗作用】宣肺利咽，排脓解毒。

【适宜人群】咳嗽痰多、咽喉肿痛、肺痈吐脓、痈疽疮毒的人群。

【搭配建议】与百部、紫菀搭配，可增强宣肺利咽的效果；与黄芩、金银花搭配，有助于排脓解毒。

【用法用量】煎汤或入丸散，常用量为 3 ～ 10g。

【食用方案】

桔梗汤：将桔梗与其他药材一同煎汤，适宜于咳嗽痰多者。

桔梗粥：将桔梗与大米一同煮粥，适宜于咽喉肿痛的人群食用。

【使用注意】阴虚久咳、气逆及咯血者慎用。

49. 橘红 芸香科植物橘及其栽培变种的干燥成熟果皮。

【性味归经】味辛、苦，性温。归肺、脾经。

【主要有效成分】黄酮类，如橙皮苷，具有抗炎、抗氧化、提高免疫力的作用；挥发油，如柠檬烯、芳樟醇等，具有抗炎、抗菌的作用。

【食疗作用】理气宽中，燥湿化痰。

【适宜人群】胸闷、咳嗽痰多、脘腹胀满的人群。

【搭配建议】与半夏、茯苓搭配，可增强燥湿化痰的效果；与陈皮、枳实搭配，有助于理气宽中。

【用法用量】煎汤或泡水，常用量为 3 ～ 6g。

【食用方案】

橘红茶：将橘红切片，沸水冲泡，代茶饮用，适宜于咳嗽痰多的人群。

橘红粥：将橘红与大米一同煮粥，适宜于胸闷、脘腹胀满者食用。

【使用注意】阴虚燥咳、痰中带血者慎用。

50. 菊花 别称甘菊、杭菊。菊科植物菊的干燥头状花序。

【性味归经】味甘、苦，性微寒。归肺、肝经。

【主要有效成分】挥发油、黄酮类、氨基酸等。黄酮类，如槲皮素、芦丁等，具有抗炎、抗氧化、抗病毒、提高免疫力的作用，有助于治疗风热感冒、头痛眩晕、目赤肿痛、眼目昏花及疮痈肿毒。

【食疗作用】散风清热，平肝明目。

【适宜人群】风热感冒、头痛眩晕的患者；肝阳上亢、目赤肿痛的人群。

【搭配建议】与桑叶、薄荷搭配，可增强散风清热的效果；与枸杞子、决明子搭配，有助于平肝明目。

【用法用量】代茶饮或煎汤，常用量为 5 ～ 10g。

【食用方案】

菊花茶：将菊花泡水，代茶饮用，适宜于风热感冒的人群。

菊花粥：将菊花与大米一同煮粥，适宜于头痛眩晕者食用。

【使用注意】脾胃虚寒者慎用。

51. 菊苣 别称卡斯尼、咖啡草。菊科植物菊苣的根及叶片。

【性味归经】味微苦，性寒。归脾、肝经。

【主要有效成分】多糖类，如菊粉，具有促进肠道健康、辅助控制血糖和血脂的作用；萜类化合物，如山莴苣素、山莴苣苦素，具有降尿酸、抗炎、镇痛的作用。

【食疗作用】清肝利胆，利尿消肿。

【适宜人群】肝炎、胆囊炎、水肿、尿少的人群。

【搭配建议】与栀子、大黄搭配，可增强清肝利胆的效果；与茯苓、泽泻搭配，有助于利尿消肿。

【用法用量】煎汤或制成咖啡代用品，适量。

【食用方案】

菊苣茶：将菊苣切片，沸水冲泡，代茶饮用，适宜于肝炎、胆囊炎的人群。

菊苣咖啡：将菊苣根制成咖啡代用品，适宜于日常饮用。

【使用注意】脾胃虚寒者慎用。

52. 陈皮　别称橘皮、广陈皮。芸香科植物橘及其栽培变种的干燥成熟果皮。

【性味归经】味辛、苦，性温。归脾、肺经。

【主要有效成分】挥发油，如柠檬烯、香叶醇等，具有抗炎、抗氧化、抗菌的作用；黄酮类，如橙皮苷、川陈皮素、橘皮素，具有抗炎、抗氧化、提高免疫力的作用。

【食疗作用】理气调中，燥湿化痰。

【适宜人群】胸腹胀满、食欲不振的患者；咳嗽痰多、胸闷的人群。

【搭配建议】与木香、砂仁搭配，可增强理气调中的效果；与半夏、茯苓搭配，有助于燥湿化痰。

【用法用量】煎汤或泡水，常用量为 3 ～ 10g。

【食用方案】

陈皮茶：将陈皮泡水，代茶饮用，适宜于胸腹胀满的人群。

陈皮粥：将陈皮与大米一同煮粥，适宜于食欲不振者食用。

【使用注意】阴虚燥咳、无气滞者慎用。

53. 决明子　别称草决明、马蹄决明。豆科植物决明的种子。

【性味归经】味苦、甘，性微寒。归肝、大肠经。

【主要有效成分】蒽醌类，如大黄素、大黄酚、芦荟大黄素，具有润肠通便、降血压、抗炎、抗菌的作用。

【食疗作用】清肝明目，润肠通便。

【适宜人群】目赤肿痛、视力减退、便秘、肠燥的人群。

【搭配建议】与菊花、枸杞子搭配，可增强清肝明目的效果；与火麻仁、郁李仁搭配，有助于润肠通便。

【用法用量】煎汤或泡水，常用量为 9 ～ 15g。

【食用方案】

决明子茶：将决明子泡水，代茶饮用，适宜于目赤肿痛的人群。

决明子粥：将决明子与大米一同煮粥，适宜于视力减退者食用。

【使用注意】脾胃虚寒、气血不足者慎用。

54. 昆布　别称海带、江白菜。海带科植物海带的叶状体。

【性味归经】味咸，性寒。归肝、胃、肾经。

【主要有效成分】多糖类，如褐藻胶、岩藻糖等，具有辅助控制血脂、提高免疫力的作用；碘，维持甲状腺功能正常，有助于预防甲状腺肿大。

【食疗作用】软坚散结，利水消肿。

【适宜人群】瘰疬、瘿瘤、水肿、小便不利的人群。

【搭配建议】与冬瓜、薏苡仁搭配，可增强利水消肿的效果；与海藻搭配，有助于软坚散结。

【用法用量】适量食用，可煮汤或凉拌。

【食用方案】

昆布汤：将昆布与其他食材一同煮汤，适宜于水肿、小便不利者食用。

凉拌昆布：将昆布切丝，加入调料凉拌，有助于软坚散结。

【使用注意】脾胃虚寒者慎用。

55. 莱菔子　别称萝卜子。十字花科植物萝卜的成熟种子。

【性味归经】味辛、甘，性平。归肺、脾、胃经。

【主要有效成分】挥发油、脂肪酸、氨基酸等。挥发油，如甲硫醇等，具有抗菌、抗真菌的作用，有助于治疗皮肤真菌感染。

【食疗作用】消食化积，降气化痰。

【适宜人群】食滞、消化不良的患者；咳嗽痰多、胸闷的人群。

【搭配建议】与神曲、麦芽搭配，可增强消食化积的效果；与紫苏子、白芥子搭配，有助于降气化痰。

【用法用量】煎汤或入丸散，常用量为 5 ～ 10g。

【食用方案】

莱菔子茶：将莱菔子煎汤，代茶饮用，适宜于咳嗽痰多的人群。

莱菔子粥：将莱菔子与大米一同煮粥，适宜于消化不良者食用。

【使用注意】莱菔子辛散耗气，气虚无食积、痰滞者不宜使用。孕妇应避免食用莱菔子，可能会影响自身和胎儿。莱菔子有辅助降低血压的作用，低血压患者不宜食用。不宜与人参同用，以免降低人参补气效力。

56. 莲子　别称莲实、莲米。睡莲科植物莲的种子。

【性味归经】味甘、涩，性平。归脾、肾、心经。

【主要有效成分】多糖类，如 β－葡聚糖，具有增强免疫力的作用；含有多种维生素、氨基酸、微量元素，对维持身体健康有重要作用。

【食疗作用】补脾止泻，养心安神。

【适宜人群】脾虚泄泻、食欲不振、心悸、失眠的人群。

【搭配建议】与山药、茯苓搭配，可增强补脾止泻的效果；与酸枣仁、远志搭配，有助于养心安神。

【用法用量】煮熟食用或煎汤，常用量为 6 ～ 15g。

【食用方案】

莲子汤：将莲子与其他食材一同煮汤，适宜于脾虚泄泻者食用。

莲子粥：将莲子与大米一同煮粥，适宜于心悸、失眠的人群食用。

【使用注意】莲子具有收敛作用，可能加重便秘症状。莲子可能加重脾胃虚寒的症状。

57. 灵芝　别称瑞草、神芝。多孔菌科真菌赤芝或紫芝的干燥子实体。

【性味归经】味甘，性平。归心、肺、肝、肾经。

【主要有效成分】多糖、三萜、核苷类、生物碱等。多糖类，如灵芝多糖，具有增强免疫力、抗疲劳、延缓衰老等作用；三萜类，如灵芝酸，具有抗炎、抗氧化、提高免疫力的作用。

【食疗作用】增强免疫，养心安神。

【适宜人群】适宜于免疫力低下、心悸、失眠的人群。

【搭配建议】与黄芪、枸杞搭配，可增强免疫；与酸枣仁、远志搭配，有助于养心安神。

【用法用量】煎汤或泡酒，常用量为 6 ～ 12g。

【食用方案】

灵芝茶：将灵芝煎汤，代茶饮用，适宜于免疫力低下的人群。

灵芝酒：将灵芝与其他中药材一同泡酒，适宜于日常保健饮用。

【使用注意】无特殊禁忌，但应适量使用。

58. 龙眼肉　别称桂圆、圆眼、益智。无患子科植物龙眼的假种皮。

【性味归经】味甘,性温,归心、脾经。

【主要有效成分】葡萄糖、蔗糖、蛋白质、维生素、微量元素。本品含有多种维生素、氨基酸和微量元素,对维持身体健康有重要作用。

【食疗作用】补心益脾,养血安神。

【适宜人群】心悸、失眠、脾虚泄泻、贫血、神经衰弱的人群。

【搭配建议】与红枣、枸杞搭配,可增强补心益脾的效果;与酸枣仁、远志搭配,有助于养血安神。

【用法用量】煮熟食用或煎汤,常用量为 6 ～ 15g。

【食用方案】

龙眼肉汤:将龙眼肉与其他食材一同煮汤,适宜于心悸、失眠者食用。

龙眼肉粥:将龙眼肉与大米一同煮粥,适宜于脾虚泄泻的人群食用。

【使用注意】内有痰火、湿阻中满者慎用。糖尿病患者食用后可能导致血糖升高,需控制食用量。孕妇在孕期应尽量避免食用过多温热性质的食物,以免对胎儿产生不良影响。

59. 罗汉果　别称拉汗果、假苦瓜。葫芦科植物罗汉果的果实。

【性味归经】味甘,性凉。归肺、大肠经。

【主要有效成分】葫芦烷型四环三萜类,如罗汉果苷,具有清热润肺、利咽开音、润肠通便的作用。

【食疗作用】清热润肺,利咽开音。

【适宜人群】肺热咳嗽、百日咳、咽痛失音、声音嘶哑的人群。

【搭配建议】与金银花、菊花搭配,可增强清热润肺的效果;与薄荷、桔梗搭配,有助于利咽开音。

【用法用量】泡茶饮或煎汤,常用量为 5 ～ 10g。

【食用方案】

罗汉果茶:将罗汉果切片,沸水冲泡,代茶饮用,适宜于肺热咳嗽的人群。

罗汉果汤:将罗汉果与雪梨等食材一同煮汤,适宜于咽痛失音者食用。

【使用注意】脾胃虚寒者慎用。

60. 马齿苋　别称五行草、长命菜。马齿苋科植物马齿苋的全草。

【性味归经】味酸,性寒。归肝、大肠经。

【主要有效成分】多糖类、黄酮类、有机酸等。黄酮类,如槲皮素、芦丁等,具有抗炎、抗氧化、抗病毒、增强免疫力的作用,有助于治疗心血管疾病、提高免疫力;萜类,如马齿苋单萜等,具有抗炎、镇痛、抗菌的作用;有机酸,具有抗炎、抗氧化的作用；多糖类，具有增强免疫力的作用。

【食疗作用】清热解毒，凉血止血。

【适宜人群】痢疾、腹泻、便血、痔疮出血者。

【搭配建议】与黄连、黄芩同用，可加强清热解毒效果；与地榆、槐花搭配，有助于凉血止血。

【用法用量】煎汤或泡水饮用，常用量为 15 ～ 30g。

【食用方案】

马齿苋茶：煎汤代茶饮用，适宜于痢疾、腹泻人群。

马齿苋粥：与大米同煮成粥，适宜便血、痔疮出血者食用。

【使用注意】脾胃虚寒者及孕妇慎用。

61. 麦冬　百合科植物麦冬的块根。

【性味归经】味甘、微苦，性微寒。归肺、心、胃经。

【主要有效成分】甾体皂苷类，具有抗炎、抗氧化、抗肿瘤的作用；异黄酮类，具有抗氧化、抗炎、抗肿瘤的作用；多糖类，如麦冬多糖，具有增强免疫力、抗肿瘤的作用。

【食疗作用】养阴润肺，益胃生津。

【适宜人群】阴虚肺燥、干咳痰少者；津伤口渴、胃阴不足者。

【搭配建议】与沙参、玉竹同用，可增强养阴润肺效果；与石斛、山药搭配，有助于益胃生津。

【用法用量】煎汤或泡水饮用，常用量为 10 ～ 15g。

【食用方案】

麦冬茶：煎汤代茶饮用，适宜于阴虚肺燥人群。

麦冬粥：与大米同煮成粥，适宜津伤口渴患者食用。

【使用注意】脾胃虚寒、湿盛者慎用。

62. 麦芽　别称大麦芽、麦芽。禾本科植物大麦的成熟颖果经发芽干燥而成。

【性味归经】味甘、性平。归脾、胃经。

【主要有效成分】淀粉酶，促进淀粉分解，改善消化不良；转化糖酶，促进糖原分解，改善食欲；还含有多种维生素、氨基酸、微量元素，对维持身体健康有重要作用。

【食疗作用】消食和中，生津止渴。

【适宜人群】食滞、消化不良、津伤口渴、消渴者。

【搭配建议】与莱菔子、神曲同用，可增强消食和中的效果；与乌梅、山楂搭配，有助于生津止渴。

【用法用量】煎汤或泡水饮用，常用量为 10 ～ 15g。

【食用方案】

麦芽茶：煎汤代茶饮用，适宜于食滞、消化不良人群。

麦芽粥：与大米同煮成粥，适宜津伤口渴者食用。

【使用注意】由于麦芽有回乳的作用，哺乳期妇女应避免食用，以免影响乳汁分泌。因为麦芽具有下气、破血的作用，孕妇应慎食麦芽，过量食用可能导致流产。无积滞而脾胃虚者慎食。

63. 玫瑰花　别称徘徊花、刺玫花。蔷薇科植物玫瑰的干燥花蕾。

【性味归经】味甘、微苦，性温。归肝、脾经。

【主要有效成分】挥发油，如香叶醇、香茅醇等，具有抗炎、抗菌、抗抑郁的作用；黄酮类，如玫瑰黄酮，具有抗氧化、抗炎、提高免疫力的作用。

【食疗作用】行气解郁，和血止痛。

【适宜人群】肝气郁结、胸闷、月经不调、痛经者。

【搭配建议】与绿萼梅、佛手同用，可增强行气解郁的效果；与当归、川芎搭配，有助于和血止痛。

【用法用量】代茶饮或煎汤，常用量为 3 ～ 6g。

【食用方案】

玫瑰花茶：将玫瑰花泡水，代茶饮用，适宜于肝气郁结的人群。

玫瑰花露：将玫瑰花煎汤后冷藏，适宜于月经不调者饮用。

【使用注意】孕妇及月经过多者慎用。阴虚火旺者慎用。玫瑰花具有活血作用，可能会加剧出血情况，术后出血者、凝血功能不全者慎用。

64. 牡蛎　别称生蚝、海蛎子。牡蛎科动物牡蛎的贝壳

【性味归经】味咸、涩，性微寒。归肝、肾经。

【主要有效成分】碳酸钙、多种微量元素、多种氨基酸等。碳酸钙，具有重镇安神、潜阳补阴的作用。

【食疗作用】重镇安神，潜阳补阴。

【适宜人群】心悸、失眠、阴虚阳亢、头晕目眩者。

【搭配建议】与龙骨、磁石同用，可增强重镇安神的效果；与熟地黄、山茱萸搭配，有助于潜阳补阴。

【用法用量】煎汤或入丸散，常用量为 10 ～ 30g。

【食用方案】

牡蛎汤：将牡蛎煎汤，代茶饮用，适宜于心悸、失眠的人群。

牡蛎粉：将牡蛎研成粉末，可加入汤剂或直接服用，适宜于头晕目眩者。

【使用注意】脾胃虚寒、消化不良者慎用。

65.木瓜　别称番木瓜。番木瓜科番木瓜属植物木瓜的成熟果实。

【性味归经】味酸，性温。归肝、脾经。

【主要有效成分】木瓜酶（包含木瓜蛋白酶、木瓜酵素）、胡萝卜素、维生素C等。木瓜蛋白酶，具有促进消化、抗炎、提高免疫力的作用，有助于治疗消化不良、肌肉疼痛、免疫力低下等疾病；β-胡萝卜素，具有抗氧化、保护视力的作用，有助于预防夜盲症、提高视力；维生素C，具有抗氧化、增强免疫力、促进伤口愈合的作用，有助于预防感冒、促进皮肤健康；黄酮类，如槲皮素、芦丁等，具有抗炎、抗氧化、抗病毒、提高免疫力的作用，有助于维护心血管健康、提高免疫力。

【食疗作用】消食化滞，舒筋活络。

【适宜人群】消化不良、胃痛、风湿痹痛、筋脉拘挛的人群。

【搭配建议】与陈皮、茯苓同用，可加强消食化滞的功效；与桑枝、络石藤搭配，有助于增强舒筋活络的效果。

【用法用量】生食、榨汁或煎汤均可，常用量为15～30g。

【食用方案】

木瓜茶：将木瓜切片晒干后泡水代茶饮，适宜于消化不良者。

木瓜粥：木瓜与大米同煮成粥，适宜于胃痛者食用。

【使用注意】木瓜可能会引起子宫收缩，产生腹痛，胃酸过多者及孕妇应慎用。腹泻患者食后容易加重病情，应慎用。

66.胖大海　别称安南子、大海子。梧桐科植物胖大海的成熟种子。

【性味归经】味甘，性寒。归肺、大肠经。

【主要有效成分】胖大海素（多糖类）、有机酸、黏液质等。多糖类，具有润肠通便、利咽解毒的作用，有助于治疗便秘、咽喉肿痛；挥发油，具有清热润肺、利咽开音的作用，有助于治疗干咳无痰、咽喉干痛；脂肪酸，如亚麻酸、油酸和棕榈酸，具有辅助降低血脂、预防心血管疾病的作用。

【食疗作用】清肺利咽，润肠通便。

【适宜人群】咽喉肿痛、声音嘶哑、肠燥便秘的人群。

【搭配建议】与金银花、菊花同用，可增强清肺利咽的功效；与火麻仁、郁李仁搭配，有助于润肠通便。

【用法用量】泡水代茶饮或煎汤服用，常用量为 2 ～ 3 枚。

【食用方案】

胖大海茶：将胖大海泡水代茶饮，适宜于咽喉肿痛者。

胖大海雪梨汤：胖大海与雪梨等食材同煮成汤，适宜于声音嘶哑者。

【使用注意】脾胃虚寒者及风寒感冒患者应慎用。

67. 蒲公英　别称黄花地丁、婆婆丁。菊科植物蒲公英的全草。

【性味归经】味苦、甘，性寒。归肝、胃经。

【主要有效成分】蒲公英甾醇、胆碱、菊糖、绿原酸等。黄酮类，如槲皮素、芦丁等，具有抗炎、抗氧化、抗病毒、提高免疫力的作用，有助于预防心血管疾病、提高免疫力；酚酸类，具有抗炎、抗氧化、抗菌的作用，有助于治疗炎症性疾病、肠道感染；萜类，具有抗炎、镇痛、抗菌的作用，有助于治疗肌肉疼痛、关节炎；甾醇类和多糖，具有增强免疫力的作用。

【食疗作用】清热解毒，利湿通淋。

【适宜人群】痈肿疔毒、乳痈内痈、湿热黄疸、热淋涩痛的人群。

【搭配建议】与金银花、紫花地丁同用，可加强清热解毒的功效；与茵陈、栀子搭配，有助于利湿退黄。

【用法用量】煎汤内服或捣敷外用，常用量为 10 ～ 30g。

【食用方案】

蒲公英茶：将蒲公英煎汤代茶饮，适宜于痈肿疔毒者。

蒲公英凉拌：蒲公英洗净后凉拌食用，具有清热解毒的效果。

【使用注意】脾胃虚寒、大便泄泻者及过敏体质者慎用。

68. 芡实　别称鸡头米、鸡头实。睡莲科植物芡的成熟种仁。

【性味归经】味甘、涩，性平。归脾、肾经。

【主要有效成分】甾醇类，如 β-谷甾醇等，具有抗炎、抗氧化作用，有助于增强免疫力；黄酮类，如槲皮素、芦丁等，具有抗炎、抗氧化、抗病毒的作用，辅助改善心血管疾病、提高免疫力；环肽类，具有抗氧化、延缓衰老、抗疲劳、抗心肌缺血、提高免疫力等作用；脂类，含有不饱和脂肪酸，有助于控制血脂，预防心血管疾病。

【食疗作用】益肾固精，补脾止泻。

【适宜人群】肾虚遗精滑精、腰膝酸软，以及脾虚久泻久痢、带下的人群。

【搭配建议】与莲子、山药同用，可增强补脾止泻、益肾固精的功效；与白术、茯苓搭配，有助于健脾止泻。

【用法用量】煎汤内服或煮粥食用，常用量为 10 ～ 15g。

【食用方案】

芡实粥：将芡实与大米同煮成粥，适宜于脾虚久泻者。

芡实山药汤：芡实与山药等药材一同煎汤，适宜肾虚遗精者。

【使用注意】芡实有较强的收涩作用，便秘、尿赤者及妇女产后皆不宜食。

69.青果　别称橄榄、白榄。橄榄科植物橄榄的果实。

【性味归经】味酸、涩，性平。归肺、胃经。

【主要有效成分】挥发油、香树脂醇、鞣质、油脂，以及多种维生素和矿物质。酚类，如没食子酸、鞣花酸等，具有抗炎、抗氧化、抗病毒的作用，有助于改善心血管疾病、提高免疫力；黄酮类，如表儿茶素、槲皮素、芦丁、柚皮苷、金丝桃苷等，具有抗炎、抗氧化、抗病毒、提高免疫力的作用；香豆素类，具有抗炎、镇痛、抗凝血的作用；三萜类，具有抗炎、抗氧化作用。

【食疗作用】清热生津，解酒毒、利咽喉。

【适宜人群】咽喉肿痛、烦渴及肺热咳嗽；酒精中毒、胃肠型感冒、急性扁桃体炎等人群。

【搭配建议】与罗汉果、金银花同用，可加强清热生津、解毒利咽的功效；与芦根、天花粉搭配，有助于生津止渴。

【用法用量】生食、榨汁或煎汤均可，常用量为 5 ～ 15g。

【食用方案】

青果茶：将青果切片或捣碎，泡水代茶饮，适宜于咽喉肿痛者。

青果炖肉：青果与猪肉等一同炖煮，适宜于烦渴及肺热咳嗽者。

【使用注意】脾胃虚寒、胃酸过多者不宜多食。

70.人参　别称棒槌、神草。五加科植物人参的根。

【性味归经】味甘、微苦，性微温。归脾、肺、心、肾经。

【主要有效成分】人参皂苷、多糖、挥发油、氨基酸、肽类及微量元素等。人参皂苷，如 Rg1、Re、Rb1 等，具有抗疲劳、抗衰老、增强免疫力的作用，有助于提高人体抗病能力；挥发油，具有抗炎、镇痛、抗菌的作用，有助于治疗感冒、咳嗽、胃肠疾病等；多糖，人参多糖具有增强免疫力的作用。

【食疗作用】大补元气，补脾益肺，生津止渴，安神益智等。

【适宜人群】气虚欲脱、脉微欲绝的危重患者；脾肺气虚、食少倦怠、久咳虚喘的人群；津伤口渴、内热消渴及失眠多梦者。

【搭配建议】与黄芪、白术同用，可增强大补元气、补脾益肺的功效；与酸枣仁、龙眼肉搭配，有助于安神益智、改善睡眠。

【用法用量】煎汤内服或研末吞服，常用量为3～9g（大剂量10～30g）。

【食用方案】

人参茶：将人参切片，沸水冲泡代茶饮，适宜于气虚体弱者。

人参炖鸡：将人参与鸡肉一同炖煮，适宜于脾肺气虚、久咳虚喘者。

【使用注意】实证、热证、湿邪壅滞及正气不虚者慎用。不宜与藜芦、五灵脂同用。

71. 肉苁蓉　别称大芸、肉松蓉。列当科植物肉苁蓉带鳞叶的肉质茎。

【性味归经】味甘、咸，性温。归肾、大肠经。

【主要有效成分】肉苁蓉多糖、甘露醇、氨基酸、生物碱及微量元素等。松果菊苷、毛蕊花糖苷等，具有保护神经、调节免疫、抗衰老、抗骨质疏松的作用；环烯醚萜类，具有抗炎、抗氧化、抗疲劳、抗心肌缺血等作用；木脂素类，具有抗炎、抗氧化的作用；多糖，具有调节免疫活性、抗氧化、抗衰老等作用。

【食疗作用】补肾阳、益精血，用于治疗肾阳不足、精血亏虚所致的阳痿、不孕、腰膝酸软等症状；润肠通便，适用于肠燥便秘者。

【适宜人群】肾阳不足、精血亏虚所致的阳痿、不孕、肠燥便秘的人群。

【搭配建议】与锁阳、菟丝子同用，可增强补肾助阳、益精血的功效；与火麻仁、郁李仁搭配，有助于润肠通便、改善便秘。

【用法用量】煎汤内服或泡酒饮用，常用量为6～15g。

【食用方案】

肉苁蓉酒：将肉苁蓉浸泡于酒中，适量饮用，适宜于肾阳不足者。

肉苁蓉粥：将肉苁蓉与大米同煮成粥，适宜于肠燥便秘者食用。

【使用注意】阴虚火旺、大便溏泄及实热便秘者慎用。

72. 肉豆蔻　别称肉果、玉果。肉豆蔻科植物肉豆蔻的种子。

【性味归经】味辛，性温。归脾、胃、大肠经。

【主要有效成分】挥发油（主要成分为肉豆蔻醚）、肉豆蔻酸、脂肪油等。挥发油，具有抗炎、抗菌、抗抑郁的作用，有助于治疗皮肤真菌感染、抑郁症；多酚类，具有抗炎、抗氧化、抗菌的作用；木脂素类，具有抗炎、抗氧化、提高免疫力的作用；脂肪酸，具有降低血脂、预防心血管疾病的作用。

【食疗作用】温中行气，消食止痛，涩肠止泻。

【适宜人群】胃寒呕吐、脘腹胀痛、食积不消、久泻不止的人群。

【搭配建议】与砂仁、陈皮同用，可增强温中行气、消食止痛的功效；与诃子、五味子搭配，有助于涩肠止泻、改善腹泻。

【用法用量】煎汤内服或入丸散，常用量为 3 ～ 6g。

【食用方案】

肉豆蔻茶：将肉豆蔻煎汤代茶饮，适宜于胃寒呕吐者。

肉豆蔻粥：将肉豆蔻与大米同煮成粥，适宜于脘腹胀痛、食积不消者食用。

【使用注意】湿热泻痢及阴虚火旺者慎用。

73. 肉桂　别称官桂、玉桂。樟科植物肉桂的干燥树皮。

【性味归经】味辛、甘，性大热。归肾、脾、心、肝经。

【主要有效成分】挥发油（主要含肉桂醛）、鞣质、黄酮类化合物、多糖等。挥发油，如肉桂醛，具有抗氧化、抗炎、解热镇痛、提高免疫力、抗菌、降糖、抗肥胖和保护神经等多种药理作用。

【食疗作用】补火助阳，散寒止痛，温通经脉，引火归原。

【适宜人群】肾阳不足、阳痿宫冷、腰膝冷痛、虚寒腹痛、痛经经闭及寒湿痹痛的人群。

【搭配建议】与附子、干姜同用，可增强补火助阳、散寒止痛的功效；与吴茱萸、小茴香搭配，有助于温通经脉、引火归原。

【用法用量】煎汤内服或研末冲服，常用量为 1.5 ～ 4.5g（大剂量可用至 9g）。

【食用方案】

肉桂茶：将肉桂研末，沸水冲泡代茶饮，适宜于虚寒腹痛者。

肉桂炖肉：将肉桂与肉类一同炖煮，适宜于肾阳不足、腰膝冷痛者食用。

【使用注意】阴虚火旺、里有实热、血热妄行者及孕妇慎用。

74. 桑椹　别称桑果、桑实。桑科植物桑的果穗。

【性味归经】味甘、酸，性寒。归心、肝、肾经。

【主要有效成分】多酚类、多糖类、生物碱及多种矿物质等。多酚类，如芦丁、花青素、白藜芦醇等，具有抗氧化、保护血管、促进肠胃消化、调血脂、增强免疫等作用；多糖类，具有提高免疫力、降血糖、降血脂、抗衰老、抗诱变、促进造血细胞生长等作用；生物碱类，具有抗菌、调血脂与调节血糖的作用。

【食疗作用】滋阴补血，生津润燥，润肠通便。

【适宜人群】肝肾阴虚、血虚萎黄、眩晕耳鸣及须发早白的患者；肠燥便秘的人群。

【搭配建议】与黑芝麻、枸杞子同用，可增强滋阴补血、养肝明目的功效；与何首乌、核桃仁搭配，有助于补肾乌发、润肠通便。

【用法用量】生食、榨汁、泡酒或煎汤均可，常用量为 9 ～ 15g。

【食用方案】

桑椹酒：将桑椹浸泡于酒中，适量饮用，适宜于肝肾阴虚者。

桑椹粥：将桑椹与大米同煮成粥，适宜于血虚萎黄、肠燥便秘者食用。

【使用注意】脾胃虚寒、便溏腹泻者慎用。

75. 桑叶　别称家桑叶、桑椹叶。桑科植物桑的叶。

【性味归经】味苦、甘，性寒。归肺、肝经。

【主要有效成分】黄酮类化合物（如芦丁、槲皮素等）、挥发油、氨基酸、维生素及多种微量元素等。黄酮类，如槲皮素、异鼠李素、山奈酚等三种苷元及其苷，具有抗炎、抗氧化、抗病毒、提高免疫力的作用。

【食疗作用】清肺润燥，平肝明目，凉血止血。

【适宜人群】肺热咳嗽、干咳少痰的患者；头晕目眩、目赤肿痛及高血压人群。

【搭配建议】可与菊花、枸杞子等中药材搭配泡水饮用，以增强清肺润燥、平肝明目的功效。

【用法用量】煎汤内服或泡水代茶饮，常用量为 5 ～ 10g。

【食用方案】

桑叶菊花茶：桑叶、菊花各 10g，沸水冲泡代茶饮，适用于肺热咳嗽、头晕目眩者。

【使用注意】脾胃虚寒、泄泻者慎用。

76. 沙棘　别称醋柳、酸刺。胡颓子科植物沙棘的果实。

【性味归经】味酸、涩，性温。归脾、胃、肺、心经。

【主要有效成分】维生素C、脂肪酸（主要为不饱和脂肪酸）、黄酮类化合物、氨基酸及多种矿物质等。维生素C具有抗氧化、保护视力、促进生长发育的作用；三萜、甾醇类化合物，如谷甾醇、羊毛甾醇、麦角甾烯二醇、熊果酸等，具有抗炎、抗氧化作用。

【食疗作用】健脾消食，止咳化痰，活血化瘀。

【适宜人群】消化不良、食积腹痛、咳嗽痰多、肺脓肿及心血管疾病患者。

【搭配建议】可与蜂蜜、山楂等食材搭配食用，以增强健脾消食、止咳化痰的功效。

【用法用量】适量食用或泡水饮用，常用量为 6 ～ 12g（鲜品可适当增加用量）。

【食用方案】

沙棘蜂蜜茶：沙棘果 10g（鲜品可适当增加），蜂蜜适量，沸水冲泡代茶饮，适用于消化不良、咳嗽痰多者。

【使用注意】沙棘具有活血化瘀的作用，孕妇食用可能对胎儿产生不良影响。沙棘性温，可能会加重阴虚火旺的症状。沙棘可能会刺激胃酸分泌，加重反酸、胃痛等症状。

77. 砂仁 别称春砂仁、阳春砂。姜科砂仁属植物阳春砂或绿壳砂仁的干燥成熟果实。

【性味归经】味辛，性温。归脾、胃、肾经。

【主要有效成分】挥发油（主要含龙脑、樟脑等）、皂苷类化合物、黄酮类化合物及多种微量元素等。挥发油，如樟脑、柠檬烯、樟烯、α-蒎烯、β-蒎烯、龙脑、β-榄香烯、β-丁香烯、β-香柑油烯等，具有抗炎、抗菌、抗氧化的作用。

【食疗作用】理气和胃，温中止痛，安胎。

【适宜人群】胃寒呕吐、食欲不振、消化不良的人群；脾胃虚寒、腹痛腹泻者；孕妇胎动不安者。

【搭配建议】可与陈皮、木香、白术等中药材搭配煎汤，以增强理气和胃、温中止痛的功效。

【用法用量】煎汤内服或入丸散，常用量为 3～6g（孕妇使用需遵医嘱）。

【食用方案】

砂仁陈皮茶：砂仁 3g，陈皮 6g，沸水冲泡代茶饮，适用于胃寒呕吐、食欲不振者。

【使用注意】阴虚火旺、胃火亢盛者慎用。

78. 山奈 别称沙姜、山辣。姜科山奈属植物山奈的干燥根茎。

【性味归经】味辛，性温。归胃、脾经。

【主要有效成分】挥发油（主要含山道年、柠檬烯等）、姜黄素类化合物及多种矿物质等。挥发油，如对甲氧基肉桂酸乙酯、山奈酚等，具有抗炎、抗菌、抗氧化的作用，有助于改善炎症性疾病、肠道感染。

【食疗作用】温中散寒，理气止痛。

【适宜人群】胃寒腹痛、胸膈胀满人群。

【搭配建议】可与生姜、陈皮、厚朴等中药材搭配煎汤，以增强温中散寒、理气止痛的功效。

【用法用量】煎汤内服或作为调味品入菜，常用量为 3～6g（作为调味品时可根据口味适量添加）。

【食用方案】

山柰生姜汤：山柰 3g，生姜 6g，煎汤饮用，适用于胃寒腹痛、胸膈胀满者。

【使用注意】阴虚火旺、胃火亢盛者慎用。

79. 山药　薯蓣科植物山药的根茎。

【性味归经】味甘，性平。归脾、肺、肾经。

【主要有效成分】蕴含丰富的蛋白质、多糖（特别是山药多糖）、尿囊素、氨基酸、多种维生素，以及钾、钙、镁等多种矿物质。多糖类，如山药多糖，具有增强免疫力、抗疲劳、延缓衰老等作用；黄酮类，如槲皮素、芦丁等，具有抗炎、抗氧化、抗病毒的作用，有助于治疗心血管疾病、提高免疫力。

【食疗作用】补脾养胃，生津益肺，补肾涩精及止泻。

【适宜人群】脾胃虚弱、食少便溏、肺虚喘咳、肾虚遗精、带下、尿频及虚热消渴等人群。

【搭配建议】可与枸杞、红枣、莲子等食材搭配，共煮以增强滋补效果。

【用法用量】通常煮熟食用或煎汤内服，常用剂量为 15 ～ 30g，大剂量时可达 60 ～ 250g。

【食用方案】

山药枸杞红枣粥：将山药、枸杞、红枣与大米一同煮粥食用。

【使用注意】山药含有丰富的膳食纤维，可能会加重胃炎、胃溃疡等消化系统疾病患者的病情。对山药过敏的人群应避免食用，以免引起过敏反应。湿盛中满或有积滞者忌服。

80. 山银花　别称忍冬花、银花。忍冬科植物山银花的花蕾或带初开的花。

【性味归经】味甘，性寒。归肺、心、胃经。

【主要有效成分】含有绿原酸、木犀草素、异绿原酸及挥发油等活性物质。黄酮类，如木犀草素、槲皮素、芦丁等，具有抗炎、抗氧化、抗病毒的作用，有助于改善心血管功能、提高免疫力；挥发油，如芳樟醇、香叶醇等，具有抗炎、抗菌、抗抑郁的作用，有助于改善皮肤真菌感染、抑郁症。

【食疗作用】清热解毒，凉散风热。

【适宜人群】风热感冒、温病发热、咽喉肿痛、痈肿疮疖及热毒血痢等的人群。

【搭配建议】可与连翘、薄荷、荆芥等中药材搭配，共同发挥清热解毒、疏散风热的作用。

【用法用量】通常煎汤内服，常用剂量为 6 ～ 15g，鲜品时可达 30 ～ 60g。亦可泡水代茶饮。

【食用方案】

山银花茶：将山银花用沸水冲泡饮用。

山银花煎剂：将山银花加水煎煮至药液浓缩后服用。

【使用注意】脾胃虚寒及气虚疮疡脓清者慎用，以免加重病情。

81. 山楂　别称山里红、红果。蔷薇科植物山楂或野山楂的成熟果实。

【性味归经】味酸、甘，性微温。归脾、胃、肝经。

【主要有效成分】富含有机酸（如柠檬酸、苹果酸）、黄酮类化合物（如山楂黄酮）、脂肪酸、维生素C及多种矿物质。黄酮类，如槲皮素、芦丁、金丝桃苷等，具有抗炎、抗氧化、抗病毒的作用，有助于改善心血管功能、提高免疫力；有机酸类，如枸橼酸、苹果酸、亚麻酸、棕榈酸和亚油酸等，具有促进胃肠蠕动、软化心脑血管的作用。

【食疗作用】消食化积，活血化瘀，降脂减肥。

【适宜人群】食积不化、脘腹胀满、高脂血症、肥胖症及心血管疾病人群。

【搭配建议】可与麦芽、神曲、莱菔子等搭配，共同发挥消食化积的作用；与丹参、红花等搭配，可增强活血化瘀的效果。

【用法用量】适量食用或煎汤内服，常用量为9～12g，大剂量时可达30g。

【食用方案】

山楂茶：将山楂切片后泡水代茶饮用。

山楂粥：将山楂与大米一同煮粥食用。

【使用注意】胃酸过多者及孕妇应慎用山楂，以免刺激胃黏膜或影响胎儿健康。

82. 山茱萸　别称蜀枣、枣皮。山茱萸科植物山茱萸的成熟果肉。

【性味归经】味酸、涩，性微温。归肝、肾经。

【主要有效成分】含有鞣质、苹果酸、酒石酸、维生素A、维生素C，以及多种氨基酸和矿物质。鞣质，具有抗氧化、抗炎、抗菌等作用，有助于降低心血管疾病风险、提高免疫力；糖苷，如山茱萸裂苷等，具有抗炎、抗氧化、抗病毒的作用；脂肪酸，如亚油酸、油酸、棕榈酸等，有助于降低血脂，预防心血管疾病。

【食疗作用】补益肝肾，固精缩尿，敛汗固脱。

【适宜人群】肝肾不足、腰膝酸软、头晕目眩、遗精滑精、尿频遗尿及虚汗不止等的人群。

【搭配建议】与熟地黄、枸杞子、山药等搭配，共同发挥补益肝肾的作用；与五味子、牡蛎等搭配，可增强敛汗固脱的效果。

【用法用量】煎汤内服或入丸散，常用量为6～12g。

【食用方案】

山茱萸酒：将山茱萸浸泡在白酒中制成药酒饮用。

山茱萸炖肉：将山茱萸与猪肉或鸡肉一同炖煮食用。

【使用注意】火旺、肾中有热者及湿热内蕴者慎用山茱萸，以免加重病情。

83. 松花粉　松科植物马尾松、油松等的干燥花粉。

【性味归经】味甘，性温。归肝、脾经。

【主要有效成分】富含高质量的蛋白质、多种必需氨基酸、维生素（如维生素 A、维生素 E、维生素 C）、微量元素（如锌、硒、铜）及生物活性物质。蛋白质含量高，是牛肉、鸡蛋的 7～10 倍，有助于增强机体免疫力；脂肪酸，如油酸、亚油酸等，占脂肪酸总量的 72.5%，有利于降低心血管疾病风险；维生素，包括维生素 C、维生素 E 等，有助于维持身体健康；矿物质，含有铁、锌、硒等多种微量元素，对维持身体健康有重要作用。

【食疗作用】具有补中益气、养血安神、增强免疫力等多重功效。

【适宜人群】特别适合体质虚弱、贫血、营养不良、失眠多梦及免疫力低下的人群。

【搭配建议】可与蜂蜜、蜂王浆、枸杞等搭配，共同发挥滋补养生的作用。

【用法用量】适量食用或泡水冲服，常用量为 5～10g，可根据个人体质和需求调整。

【食用方案】

松花粉蜜：将松花粉与蜂蜜混合后食用。

松花粉茶：将松花粉泡水代茶饮用。

【使用注意】松花粉属于花粉类物质，过敏体质的人应谨慎食用，以免引起过敏反应。长期大量食用松花粉可能导致内分泌系统功能异常，应适量食用。

84. 酸枣仁　别称山枣仁、棘酸枣仁。鼠李科植物酸枣的种子。

【性味归经】味酸，性平。归肝、胆、心经。

【主要有效成分】酸枣仁皂苷、脂肪油、蛋白质、黄酮类化合物、微量元素及多种氨基酸。皂苷及三萜类化合物，如酸枣仁皂苷 A、酸枣仁皂苷 B 等，具有镇静催眠、抗惊厥、抗抑郁、抗焦虑等作用；黄酮类，如斯皮诺素、当药素等，具有抗炎、抗氧化、抗病毒、提高免疫力的作用；脂肪酸，如花生酸、花生烯酸、豆蔻酸等，能辅助降低血脂，降低心血管疾病。

【食疗作用】养心安神，敛汗生津，镇静催眠。

【适宜人群】心悸失眠、多梦易醒、自汗盗汗、神经衰弱及更年期综合征等的人群。

【搭配建议】可与龙眼肉、远志、茯苓等中药材搭配，共同发挥养心安神、镇静催眠的作用。

【用法用量】煎汤内服或入丸散，常用量为 10 ～ 15g，可根据个人体质调整。

【食用方案】

酸枣仁茶：将酸枣仁研磨后泡水代茶饮用。

酸枣仁粥：将酸枣仁与大米一同煮粥食用。

【使用注意】脾胃虚寒、湿热内蕴、大便稀溏者慎食。

85. 桃仁　别称毛桃仁、桃核仁。蔷薇科植物桃或山桃的种子。

【性味归经】味苦、甘，性平；有小毒。归心、肝、大肠经。

【主要有效成分】含有苦杏仁苷、脂肪油（主要为油酸、亚油酸）、蛋白质、维生素 B_1、维生素 E 及多种矿物质。苦杏仁苷，是桃仁的有效成分之一，具有止咳平喘、润肠通便的作用，但过量可能有毒；脂肪酸，如油酸、亚油酸等，能辅助降低血脂、降低心血管疾病风险。

【食疗作用】活血祛瘀，润肠通便，止咳平喘。

【适宜人群】血瘀经闭、痛经、产后瘀阻腹痛、跌打损伤、肠燥便秘及咳嗽气喘等的人群。

【搭配建议】可与红花、当归、川芎等搭配，共同发挥活血化瘀的作用；与火麻仁、郁李仁等搭配，可增强润肠通便的效果。

【用法用量】煎汤内服或入丸散，常用量为 6 ～ 10g，但需注意其有小毒，不宜过量使用。

【食用方案】

桃仁粥：将桃仁与大米一同煮粥食用。

桃仁茶：将桃仁研磨后泡水代茶饮用。

【使用注意】孕妇、便溏者及月经过多者慎用桃仁，以免加重病情或引发不良反应。

86. 天冬　别称天门冬、明天冬、地门冬。百合科植物天门冬的干燥块根。

【性味归经】味甘、苦，性寒。归肺、肾经。

【主要有效成分】含有天门冬素、黏液质、β - 谷甾醇、甾体皂苷、多种氨基酸及微量元素等。甾体皂苷类，具有抗炎、抗氧化作用，有助于降低心血管疾病风险、提高免疫力；氨基酸类，如天冬酰胺，具有镇咳平喘、抗菌、抗炎、增强免疫、改善胃肠功能、降血糖、抗衰老等作用。

【食疗作用】滋阴润肺，清肺降火，生津止渴。

【适宜人群】阴虚肺热、干咳少痰、咽喉肿痛、口渴咽干及热病伤津等的人群。

【搭配建议】可与麦冬、沙参、百合等中药材搭配，共同发挥滋阴润肺的作用；与知母、黄柏等搭配，可增强清热降火的效果。

【用法用量】煎汤内服或入丸散，常用量为 10 ～ 15g，可根据病情和个人体质调整。

【食用方案】

天冬茶：将天冬切片后泡水代茶饮用。

天冬粥：将天冬与大米一同煮粥食用。

【使用注意】脾胃虚寒、食少便溏者慎用天冬，以免加重病情。

87. 天麻　别称赤箭、定风草。兰科植物天麻的块茎。

【性味归经】味甘，性平。归肝经。

【主要有效成分】含有天麻素、天麻多糖、挥发油、氨基酸及多种微量元素等。天麻素，具有抗癫痫、抗惊厥、改善睡眠等功效，还具有改善记忆、抗焦虑、抗疲劳等作用；天麻多糖，具有调节免疫、辅助降血压、抗菌、清除自由基等作用。

【食疗作用】息风止痉，平肝潜阳，祛风通络。

【适宜人群】适用于头痛眩晕、肢体麻木、小儿惊风、癫痫抽搐及中风后遗症等的人群。

【搭配建议】可与钩藤、石决明、牛膝等搭配，共同发挥平肝息风、祛风通络的作用；与川芎、白芷等搭配，可增强治疗头痛眩晕的效果。

【用法用量】煎汤内服或入丸散，常用量为 3 ～ 10g，但需注意不宜用高温炖煮，以防有效成分损失。

【食用方案】

天麻炖鸡：准备一只鸡，洗净切块，焯水备用。取适量天麻，洗净后切成薄片。将鸡肉块和天麻片放入炖盅内，加入适量清水。可根据个人喜好加入红枣、枸杞、党参等食材。将炖盅放入锅中隔水炖煮，一般炖煮 1.5 ～ 2 小时，炖至鸡肉熟烂、汤汁浓郁。加入适量盐调味后即可食用。

天麻茶：取适量天麻，切成薄片。将天麻片放入茶壶或杯中，用沸水冲泡。可反复冲泡多次，但需注意泡茶时有效成分可能不易完全析出。可根据个人口味加入蜂蜜、冰糖等调味。

【使用注意】孕妇、儿童及对天麻过敏者不宜食用。过量使用天麻可能引起不良反应，需遵医嘱使用。

88. 铁皮石斛　别称黑节草、云南铁皮。兰科植物铁皮石斛的茎。

【性味归经】味甘，性微寒。归肺、肾、胃经。

【主要有效成分】富含石斛多糖、石斛碱、氨基酸、微量元素及多种生物活性物质。多糖类，如铁皮石斛多糖，具有增强机体免疫功能、抗疲劳、降血糖等作用；生物碱，如石斛碱，具有抗炎、抗氧化等的作用。

【食疗作用】益胃生津，滋阴清热，增强免疫力。

【适宜人群】特别适用于热病伤津、口干烦渴、病后虚热不退、胃阴不足、食少干呕等症状的人群。

【搭配建议】与麦冬、沙参、玉竹等滋阴材料搭配，可增强滋阴生津、润肺养胃的效果。

【用法用量】煎汤内服，常用量为 6～12g；亦可研末入丸散或熬膏服用。

【食用方案】

铁皮石斛茶：取适量铁皮石斛鲜条或干品，放入茶壶或杯中。用沸水冲泡，可反复冲泡多次。若使用干品，可先将其稍微冲洗浸润后冲泡。可根据个人口味加入枸杞、菊花等搭配饮用。

铁皮石斛粥：先将大米洗净，加水煮粥。在粥煮至七八分熟时，加入适量铁皮石斛鲜条（切段）或铁皮石斛干品（提前浸泡变软）。继续煮至粥熟烂，可加入少量冰糖或蜂蜜调味。

铁皮石斛炖瘦肉：准备适量瘦肉，洗净切块，焯水备用。取适量铁皮石斛鲜条或干品，鲜条切段。将瘦肉块、铁皮石斛放入炖盅内，加入适量清水。可根据个人喜好加入红枣、龙眼肉、枸杞等食材。将炖盅放入锅中隔水炖煮，一般炖煮 1.5～2 小时，炖至瘦肉熟烂、汤汁浓郁即可，加入适量盐调味后即可食用。

【使用注意】脾胃虚寒者慎用，以免加重症状。湿温病未化燥者禁服，以免助湿生痰。

89. 乌梅　别称酸梅、黄仔。蔷薇科植物梅的干燥近成熟果实。

【性味归经】味酸、涩，性平。归肝、脾、肺、大肠经。

【主要有效成分】含有柠檬酸、苹果酸、琥珀酸、糖类、维生素 C、多种矿物质。有机酸类，如枸橼酸、苹果酸、琥珀酸等，具有抗炎、抗氧化、抗菌、抗血栓等多种作用，有助于改善哮喘及溃疡性结肠炎，并有调节免疫、抗氧化、抑菌等作用。

【食疗作用】收敛止泻，止咳止渴，涩肠安蛔。

【适宜人群】久泻久痢、烦渴不止、虚热口渴、蛔虫腹痛等症状的人群。

【搭配建议】可与五味子、人参、麦冬等搭配，能增强生津止渴、益气养阴的效果。

【用法用量】煎汤内服，常用量为 3 ～ 10g；亦可制成丸散或乌梅膏服用。

【食用方案】

乌梅茶：取适量乌梅干，放入杯中，用沸水冲泡，可根据个人口味加入适量冰糖或蜂蜜调味。浸泡 5 ～ 10 分钟后即可饮用。

乌梅汤：准备乌梅若干，洗净后放入锅中，加入适量清水，大火煮开后转小火慢煮 30 分钟～ 1 小时。可加入冰糖、山楂、陈皮等共煮，能增加风味。煮好后过滤掉残渣，汤汁即可饮用。

乌梅粥：先将大米洗净，加水煮粥。在粥煮至七八分熟时，加入适量乌梅干，继续煮至粥熟烂。可根据个人喜好加入红枣、龙眼肉等食材。

【使用注意】外有表邪、内有实热积滞者慎用，以免加重病情；胃酸过多者不宜多食，以免刺激胃黏膜。

90. 乌梢蛇 别称乌蛇、黑梢蛇。游蛇科动物乌梢蛇除去鳞片的全体。

【性味归经】味甘、咸，性平。有毒，归肝经。

【主要有效成分】富含蛋白质、脂肪、微量元素（如锌、铁、钙等）及多种人体必需氨基酸。乌梢蛇还含有原肌球蛋白等生物活性成分，这些成分可能与其药理作用密切相关。

【食疗作用】祛风湿，通经络，止痉。

【适宜人群】风湿痹痛、筋脉拘急、肢体麻木、口眼㖞斜、半身不遂的人群，以及小儿惊风、破伤风者。

【搭配建议】可与羌活、独活、防风等中药材搭配，以增强祛风湿、通经络的效果；亦可与当归、桂枝等搭配，加强养血活血、温通经脉的作用。

【用法用量】煎汤内服，常用量为 3 ～ 9g；亦可研末入丸散。外用时，适量研末调敷或浸酒搽。

【食用方案】

乌梢蛇酒：将乌梢蛇除去内脏，干燥后切段，泡入高度白酒中，密封浸泡数周至数月后饮用，具有祛风通络的功效。

乌梢蛇汤：将乌梢蛇与当归、桂枝等中药材一同煎煮，取汤服用，可用于治疗风湿性关节炎、中风后遗症等。

【使用注意】血虚生风、内无瘀滞者及孕妇忌用。乌梢蛇使用时需谨慎，应在医师指导下进行。

91. 西红花 别称藏红花、番红花。鸢尾科植物番红花的干燥柱头。

【性味归经】味甘，性平。归心、肝经。

【主要有效成分】含有丰富的番红花苷、番红花苦苷、番红花醛、番红花酸、挥发油以及多种维生素和矿物质。西红花苷类，如西红花苦苷、西红花苷等，具有抗抑郁、抗焦虑和改善强迫症的作用。

【食疗作用】活血化瘀，凉血解毒，解郁安神，美容养颜。

【适宜人群】经闭癥瘕、产后瘀阻、温毒发斑、忧郁痞闷、跌打损伤，以及面色晦暗、色素沉着等的人群。

【搭配建议】可与丹参、郁金、桃仁等中药材搭配，以增强活血化瘀的效果；亦可与玫瑰花、合欢花等搭配，用于改善忧郁情绪及睡眠。

【用法用量】煎汤内服，常用量为 1 ～ 3g；亦可泡水代茶饮，但需注意用量不宜过大。

【食用方案】

西红花茶：将适量西红花泡入热水中，静置几分钟后饮用，可加入适量蜂蜜调味。

西红花粥：将西红花与大米一同熬煮成粥，加入红枣、枸杞等食材，具有活血化瘀、滋补养颜的功效。

【使用注意】西红花具有活血作用，可能导致流产，孕妇禁用。月经过多者、有出血倾向者慎用。

92. 西洋参

【性味归经】味甘、微苦，性凉。归心、肺、肾经。

【主要有效成分】含有人参皂苷、多糖、挥发油、氨基酸、微量元素等多种活性成分。人参皂苷，如 Rg1、Re、Rb1 等，具有抗疲劳、抗衰老、增强免疫力等作用；多糖类，具有增强机体免疫功能、抗疲劳、延缓衰老等作用。

【食疗作用】补气养阴，清热生津，提高免疫力，抗疲劳。

【适宜人群】气虚阴亏、内热消渴、咳喘痰血、虚热烦倦、神疲乏力、口干咽燥等的人群。

【搭配建议】可与麦冬、五味子、枸杞子等中药材搭配，以增强养阴生津、滋补肝肾的效果；亦可与黄芪、白术等搭配，用于提高机体免疫力、抗疲劳。

【用法用量】煎汤内服，常用量为 3 ～ 6g；亦可切片泡水代茶饮或研末吞服。

【食用方案】

西洋参茶：将西洋参切片后泡入热水中，静置几分钟后饮用，可加入适量蜂蜜或枸杞子调味。

西洋参炖鸡：将西洋参与鸡肉一同炖煮，加入红枣、枸杞子等食材，具有补气养血、滋补强身的功效。

【使用注意】脾胃虚寒、腹泻者慎用；西洋参性凉，不宜与藜芦同用。

93. 夏枯草　别称夏枯球、枯草穗。唇形科植物夏枯草的果穗。

【性味归经】味苦、辛，性寒。归肝、胆经。

【主要有效成分】含有三萜皂苷、黄酮类化合物、有机酸、挥发油及多种微量元素。甾体皂苷类化合物，如夏枯草苷，具有抗炎、抗氧化作用，有助于降低心血管疾病风险、提高免疫力；黄酮类化合物，如五羟黄酮、芸香苷等，具有抗炎、抗氧化、抗病毒、提高免疫力的作用。

【食疗作用】清肝火，散郁结，降血压，抗菌抗炎。

【适宜人群】头痛眩晕、目赤肿痛、乳痈肿痛、高血压、淋巴结炎等的人群。

【搭配建议】可与菊花、决明子、蒲公英等材料搭配，以增强清肝明目、抗菌抗炎的效果；亦可与夏枯球（夏枯草的地上部分）一同使用，效果更佳。

【用法用量】煎汤内服，常用量为 9～15g；亦可泡水代茶饮或研末外用。

【食用方案】

夏枯草茶：将夏枯草煎煮或泡水，代茶饮用，可加入适量冰糖调味，有助于缓解肝火旺盛引起的不适。

夏枯草菊花茶：将夏枯草与菊花一同煎煮，具有清肝明目、抗菌抗炎的功效，适宜于长期用眼疲劳、眼部不适的人群饮用。

【使用注意】脾胃虚寒、大便泄泻者慎用。夏枯草性寒，不宜过量服用。

94. 白茅根　别称茅根、甜草根。禾本科植物白茅的根茎。

【性味归经】味甘，性寒。归肺、胃、膀胱经。

【主要有效成分】含有糖类、脂肪、蛋白质、钾盐、多量纤维素、芦竹素及印白茅素等多种成分。

【食疗作用】清热生津，凉血止血，利尿通淋。

【适宜人群】热病烦渴、吐血、衄血、肺热咳嗽、胃热呕吐、水肿尿少、热淋涩痛等人群。

【搭配建议】与芦根搭配，共同发挥清热生津、除烦止渴的作用，适用于热病伤津、烦热口渴等症状；与麦冬搭配，增强滋阴润肺、生津止渴的效果，适用于肺热咳嗽、肺燥干咳等症状；还可与车前草等利尿药材搭配，用于水肿尿少、热淋涩痛等症状。

【用法用量】煎汤内服，常用量为 15～30g（鲜品可适量增加），可根据病情和个人体质调整。也可泡水代茶饮。

【食用方案】

白茅根茶：将鲜白茅根或干白茅根洗净后，加水煎煮，取汁饮用，可缓解热病烦渴、肺热咳嗽等症状。

白茅根甘蔗汁：将白茅根与甘蔗一同榨汁饮用，甘甜可口，具有清热生津、润肺止咳的功效。

白茅根粥：将白茅根煎煮取汁，与大米一同煮粥食用，适用于热病伤津、口渴多饮等症状。

【使用注意】脾胃虚寒者慎用，因白茅根性寒，易伤脾胃。溲多不渴者也不宜使用，以免加重症状。孕妇及哺乳期妇女应在医师指导下使用。

95. 芦根 别称苇根、芦苇根。禾本科植物芦苇的根茎。

【性味归经】味甘，性寒。归肺、胃、膀胱经。

【主要有效成分】含有糖类、脂肪、蛋白质、钾盐、多量纤维素、芦竹素及印白茅素等多种成分。

【食疗作用】清热生津，凉血止血，利尿通淋。

【适宜人群】热病烦渴、吐血、衄血、肺热咳嗽、胃热呕吐、水肿尿少、热淋涩痛等的患者。

【搭配建议】与天花粉搭配，共同发挥清热生津、除烦止渴的作用，适用于热病伤津、烦热口渴等症状；与麦冬搭配，增强滋阴润肺、生津止渴的效果，适用于肺热咳嗽、肺燥干咳等症状；还可与车前草等利尿药材搭配，用于改善水肿尿少、热淋涩痛等症状。

【用法用量】煎汤内服，常用量为 15 ～ 30g（鲜品可适量增加），可根据病情和个人体质调整。也可泡水代茶饮。

【食用方案】

白茅根茶：将鲜白茅根或干白茅根洗净后，加水煎煮，取汁饮用，可缓解热病烦渴、肺热咳嗽等症状。

白茅根甘蔗汁：将白茅根与甘蔗一同榨汁饮用，甘甜可口，具有清热生津、润肺止咳的功效。

白茅根粥：将白茅根煎煮取汁，与大米一同煮粥食用，适用于热病伤津、口渴多饮等症状。

【使用注意】脾胃虚寒者慎用，因白茅根性寒，易伤脾胃。溲多不渴者也不宜使用，以免加重症状。孕妇及哺乳期妇女应在医师指导下使用。

96. 香薷　别称香茹、石香薷。唇形科植物香薷的全草。

【性味归经】味辛，性微温。归肺、脾、胃经。

【主要有效成分】挥发油（含香薷酮等）、黄酮类等。挥发油，如香薷挥发油，具有抗炎、抗菌、抗氧化的作用。

【食疗作用】发汗解表、和中利湿。

【适宜人群】适用于感冒发热、胸闷不适、呕吐腹泻等的人群。

【搭配建议】可与藿香、佩兰等搭配，增强解表化湿的效果。

【用法用量】煎汤或泡水，常用量为 3 ～ 10g。

【食用方案】

香薷茶：将香薷煎煮或泡水，代茶饮用，可缓解感冒引起的发热症状。

香薷饮：将香薷与藿香、佩兰等中药材一同煎煮，取汁饮用，具有解表化湿的功效。

【使用注意】表虚自汗、阴虚火旺者慎用。

97. 香橼　别称枸橼、香圆。芸香科植物香橼或枸橼的成熟果实。

【性味归经】味辛、微苦，性温。归肝、脾、肺经。

【主要有效成分】挥发油（含柠檬烯等）、橙皮苷、黄酮类等。挥发油类，如柠檬烯、柠檬醛等，具有抗氧化、抗炎、抗过敏、抗菌的作用；黄酮类，如柚皮苷、橙皮苷等，具有抗炎、抗氧化、抗病毒、提高免疫力的作用。

【食疗作用】理气宽中，消胀止痛，化痰止咳。

【适宜人群】肝气郁结、胸闷胀痛、脾胃不和、呕吐食少、咳嗽痰多等的人群。

【搭配建议】与木香、枳壳、半夏等材料搭配，可增强理气和胃、化痰止咳的功效。

【用法用量】煎汤内服或泡水饮用，常用量为 3 ～ 10g，根据个人体质可适当调整。

【食用方案】

香橼茶：将适量香橼切片，加水煎煮或泡水，代茶饮用，有助于缓解胸闷胀痛、脘腹胀满。

香橼煎剂：将香橼与其他材料一同煎煮，取汁饮用，适用于肝气郁结、脾胃不和等症的辅助治疗。

【使用注意】阴虚血燥者及孕妇应慎用香橼，以免加重病情或对胎儿造成不良影响。

98. 小茴香　别称茴香、谷茴香。伞形科植物茴香的成熟果实。

【性味归经】味辛，性温。归肝、肾、脾、胃经。

【主要有效成分】富含挥发油（主要成分为茴香脑等）、脂肪油、蛋白质、膳食纤维及多种微量元素。挥发油，如茴香脑、茴香醛等，具有抗炎、抗菌、抗氧化的作用，有助于改善炎症性疾病、肠道感染。

【食疗作用】温肾散寒，理气止痛，和胃止呕。

【适宜人群】寒疝腹痛、睾丸偏坠、少腹冷痛、痛经、胃脘疼痛等的人群。

【搭配建议】可与肉桂、吴茱萸、附子等搭配使用，以增强温肾散寒、理气止痛的效果。

【用法用量】通常煎汤内服或作为调味品入菜，常用量为 3 ～ 6g。也可研末冲服或泡酒饮用。

【食用方案】

小茴香茶：将适量小茴香煎煮或泡水，代茶饮用，有助于缓解寒疝腹痛、胃脘疼痛。

小茴香炖肉：将小茴香与肉一同炖煮，不仅可增加香味，还可温肾散寒、和胃止呕。

【使用注意】阴虚火旺者及孕妇应慎用小茴香，以免加重病情或对胎儿造成不良影响。

99. 小蓟　别称刺儿菜、野红花。菊科植物小蓟的全草或根。

【性味归经】味苦，性寒。归心、肝经。

【主要有效成分】含有生物碱、黄酮类化合物、酚类化合物、多糖及多种氨基酸等。黄酮类，如槲皮素、芦丁等，具有抗炎、抗氧化、抗病毒的作用，有助于降低心血管疾病风险。

【食疗作用】凉血止血，散瘀消肿，清热解毒。并具有抗菌、抗炎、抗氧化等作用。

【适宜人群】血热出血、尿血、血淋、吐血、崩漏等症，以及热毒疮痈、咽喉肿痛等人群。

【搭配建议】可与地榆、白茅根、蒲黄等中药材搭配使用，以增强凉血止血、散瘀消肿的效果。

【用法用量】通常煎汤内服或泡水饮用，常用量为 10 ～ 15g。也可研末冲服或捣汁外敷。

【食用方案】

小蓟茶：将适量小蓟煎煮或泡水，代茶饮用，有助于缓解血热出血症状。

小蓟凉血汤：将小蓟与地榆、白茅根等一同煎煮，取汁饮用，具有凉血止血、散瘀消肿的功效。

【使用注意】脾胃虚寒、无瘀血者及孕妇应慎用小蓟，以免加重病情或对胎儿造成不良影响。

100. 薤白　别称薤根、小根菜。百合科植物薤的地下部分。

【性味归经】味苦，性寒。归心、肝经。

【主要有效成分】含大蒜氨酸、甲基大蒜氨酸、大蒜糖等。

【食疗作用】通阳散结，行气导滞。

【适宜人群】胸痹心痛、脘腹痞满胀痛、泻痢后重者。

【搭配建议】可与瓜蒌、半夏等搭配，增强通阳散结、行气祛痰的功效。

【用法用量】内服煎汤，常用量为 5 ～ 10g；亦可入丸、散。外用适量，捣敷或捣汁涂。

【食用方案】

薤白粥：粳米煮粥待大火煮开后转小火煮至粥稠。在粥快熟时加入薤白碎，继续煮几分钟即可。

薤白炒鸡蛋：锅中倒油烧热，放入薤白段翻炒几下，倒入鸡蛋液，待鸡蛋凝固后翻炒均匀，炒熟即可。

【使用注意】气虚者慎用。久痢、滑泄者不宜食用。

101. 苦杏仁、甜杏仁　蔷薇科植物杏或山杏的种子。

【性味归经】苦杏仁味苦，性微温；归肺、大肠经。甜杏仁味甘，性平；归肺、大肠经。

【主要有效成分】苦杏仁含有苦杏仁苷、脂肪油、蛋白质及多种矿物质；甜杏仁富含脂肪油、蛋白质、维生素及多种微量元素。苦杏仁苷，具有止咳平喘、润肠通便的作用，但过量可能有毒。

【食疗作用】苦杏仁具有降气止咳平喘、润肠通便的功效；甜杏仁则更注重于润肺止咳、滋养肌肤，适量食用可辅助改善咳嗽气喘、胸满痰多、肠燥便秘等症状。

【适宜人群】咳嗽气喘、胸满痰多、肠燥便秘人群。甜杏仁也是日常滋养肌肤、润肺止咳的食疗佳品。

【搭配建议】苦杏仁可与贝母、前胡等材料搭配使用，可增强止咳平喘的效果；甜杏仁可与粳米、蜂蜜等食材一同熬煮成粥或饮品，能滋养肌肤、润肺止咳。

【用法用量】苦杏仁需炮制后使用，常用量为 5 ～ 10g；甜杏仁可直接食用或作为调味品使用，适量即可。

【食用方案】

杏仁茶：将甜杏仁磨成粉，冲水饮用，具有润肺止咳、滋养肌肤的功效。

杏仁粥：将甜杏仁与粳米一同熬煮成粥，适量食用，可缓解肠燥便秘、滋养肌肤。

【使用注意】苦杏仁有毒，需炮制后食用，且不宜过量食用。孕妇、大便溏泄者及婴幼儿应慎用杏仁。

102. 芫荽 别称香菜、胡荽。伞形科植物芫荽的全草。

【性味归经】味辛，性温。归肺、脾、胃经。

【主要有效成分】富含挥发油（主要包括芫荽醇、芫荽醛等）、维生素C、胡萝卜素及多种矿物质。挥发油，如芳樟醇、月桂醛、柠檬烯等，具有镇痛、杀菌等作用。芫荽精油能够刺激胃肠道，促进消化液分泌，有助于缓解食欲不振、腹胀等症状，芫荽精油还可以加速血液循环，帮助驱散寒冷，对感冒有辅助治疗作用。

【食疗作用】发汗透疹，消食开胃，醒脾和中。适量食用可辅助改善风寒感冒、麻疹不透、饮食积滞、纳差食少等症状。

【适宜人群】风寒感冒、麻疹不透、饮食积滞、纳差食少等的人群。

【搭配建议】可与葱白、生姜、紫苏等材料搭配使用，能增强发汗解表、散寒通阳的功效。

【用法用量】通常作为调味品适量食用，或煎汤内服，常用量为5～10g。

【食用方案】

芫荽汤：将芫荽与葱白、生姜一同煎煮，取汁饮用，有助于缓解风寒感冒、恶寒发热等症状。

芫荽拌豆腐：将芫荽与豆腐等食材拌食，既可开胃消食，又能补充营养。

【使用注意】口臭、体臭者及有胃溃疡、十二指肠溃疡等消化系统疾病者应慎食芫荽，以免加重病情。

103. 益智仁 别称益智子。姜科植物益智的成熟果实。

【性味归经】味辛，性温。归脾、肾经。

【主要有效成分】含有挥发油、多糖类、氨基酸、脂肪酸、维生素E及多种矿物质等。

【食疗作用】温肾固精，健脾止泻，益智安神。

【适宜人群】肾虚遗精、尿频尿急、脾虚泄泻、食欲不振、失眠健忘等的人群。

【搭配建议】可与山药、莲子、芡实等材料搭配使用，可增强健脾止泻、补肾固精、益智安神的效果。

【用法用量】通常煎汤内服或入丸散，常用量为 3 ～ 9g。

【食用方案】

益智仁山药粥：将益智仁、山药、粳米一同熬煮成粥，有助于温肾固精、健脾止泻。

益智仁炖肉：将益智仁与猪肉、鸡肉等食材一同炖煮，既可滋补身体，又能益智安神。

【使用注意】阴虚火旺者及孕妇应慎服益智仁，以免加重病情或对胎儿造成不良影响。

104. 薏苡仁　别称薏米、苡米。禾本科植物薏苡的成熟种仁。

【性味归经】味甘、淡，性凉。归脾、胃、肺、肾经。

【主要有效成分】富含蛋白质、脂肪、碳水化合物、薏苡仁酯、薏苡仁油、维生素 B 族及多种矿物质等。薏苡仁多糖具有增强机体免疫功能、抗疲劳、延缓衰老等作用。脂肪酸，如油酸、亚油酸等，具有辅助降低血脂、预防心血管疾病的作用。

【食疗作用】利水渗湿，健脾止泻，清热排脓，除痹解毒。

【适宜人群】水肿、脚气、小便不利、脾虚泄泻、湿痹拘挛、肺痈、肠痈等的人群。薏苡仁也适宜作为日常保健食材，尤其适宜于湿热体质者食用。

【搭配建议】与赤小豆、茯苓、白术等材料搭配使用，可增强利水渗湿、健脾止泻的效果；也可与冬瓜、山药等食材一同烹饪，既美味又健康。

【用法用量】通常煮熟食用或煎汤内服，常用量为 15 ～ 30g。也可研末冲服或作为调味品使用。

【食用方案】

薏苡仁粥：将薏苡仁与粳米一同煮熟食用，可健脾止泻、利水渗湿。

薏苡仁红豆汤：将薏苡仁与红豆一同煎煮成汤，有助于改善水肿、脚气等症状。

【使用注意】孕妇及滑精者慎用薏苡仁，以免对胎儿或病情造成不良影响。同时，薏苡仁性寒，脾胃虚寒者也不宜过量食用。

105. 余甘子　别称橄榄、滇橄榄。大戟科植物余甘子的果实。

【性味归经】味苦、甘、涩，性凉。归肺、胃、大肠经。

【主要有效成分】含有余甘子酚、黄酮类化合物、鞣质、维生素 C 及多种氨基酸等。酚酸类，如没食子酸、诃黎勒酸等，具有抗炎、抗氧化、抗菌的作用。

【食疗作用】清热凉血，消食健胃，生津止渴，润肺化痰。适量食用可辅助改善血热出血、食积不消、热病口渴、肺热咳嗽等症状。

【适宜人群】血热出血、食积不消、热病口渴、肺热咳嗽、咽喉不适、咳嗽痰多的人群。

【搭配建议】可与山楂、麦芽、陈皮等材料搭配使用，可增强消食健胃的效果；也可与冰糖一同泡水饮用，能生津止渴、润肺化痰。

【用法用量】通常适量食用或煎汤内服，常用量为 5 ～ 10g。也可研末冲服或作为调味品使用。

【食用方案】

余甘子茶：将余甘子煎汤或泡水代茶饮用，有助于清热凉血、生津止渴。

余甘子炖肉：将余甘子与猪肉、鸡肉等食材一同炖煮，可滋补身体、消食健胃。

【使用注意】脾胃虚寒者慎用余甘子，以免加重病情。同时，余甘子性凉，孕妇也不宜过量食用。

106. 鱼腥草 别称折耳根、臭菜。三白草科植物鱼腥草的全草。

【性味归经】味辛，性微寒。归肺、膀胱、大肠经。

【主要有效成分】含有挥发油（主要成分为鱼腥草素）、有机酸、黄酮类化合物及多种微量元素等。挥发油，如癸酰乙醛、月桂醛、α－蒎烯和芳樟醇等，具有抗炎、抗菌、抗病毒、提高免疫力的作用，有助于改善炎症性疾病、肠道感染。

【食疗作用】清热解毒，排脓消肿，利尿通淋。适量食用可辅助改善肺热咳嗽、热毒疮疡、热淋涩痛等症状。

【适宜人群】适用于肺热咳嗽、热毒疮疡、热淋涩痛等的人群。同时，鱼腥草也适宜作为日常保健食材，适宜于需要夏季消暑、清热解毒者。

【搭配建议】可与金银花、野菊花、蒲公英等材料搭配使用，可增强清热解毒的效果；也可与车前草、芦根、冬瓜皮等利尿类食材一同煎煮成汤，有助于利尿通淋。与桔梗、甘草等止咳化痰类材料搭配使用，可改善肺热咳嗽、痰黄稠浊等症状。

【用法用量】通常煎汤内服或泡水代茶饮用，常用量为 15 ～ 30g（鲜品可适量增加）。也可捣汁外用或捣敷患处。

【食用方案】

鱼腥草茶：将鱼腥草煎汤或泡水代茶饮用，适用于肺热咳嗽、热毒疮疡者。

鱼腥草凉拌：将新鲜鱼腥草洗净后切段，加入调料拌匀食用，既可清热解毒，又可开胃消食。

【使用注意】虚寒证及阴性外感者慎用鱼腥草，以免加重病情。鱼腥草具有一定的刺激性，食用过量可能引起胃肠道不适，应适量食用。

107. 玉竹 别称萎蕤、玉参。百合科植物玉竹的根茎。

【性味归经】味甘，性平。归肺、胃经。

【主要有效成分】富含玉竹多糖、甾体皂苷、生物碱、黄酮类化合物及多种氨基酸等。多糖类，如玉竹多糖，具有增强机体免疫功能、抗疲劳、延缓衰老等作用；异黄烷酮类，具有抗炎、抗氧化、抗病毒的作用。

【食疗作用】养阴润燥，生津止渴，清热除烦。适量食用可辅助改善阴虚燥咳、热病伤津、口渴咽干、心烦失眠等症状。

【适宜人群】阴虚燥咳、热病伤津、口渴咽干、心烦失眠等的患者。同时，玉竹也适宜作为日常保健食材，尤其适宜于秋季润燥、养阴生津。

【搭配建议】可与沙参、麦冬、百合等中药材搭配使用，以增强养阴润燥、生津止渴的效果；也可与粳米、冰糖等食材一同煮粥食用，既美味又健康。

【用法用量】通常煎汤内服或泡水代茶饮用，常用量为 10～15g。也可研末冲服或作为调味品使用。

【食用方案】

玉竹茶：将玉竹煎汤或泡水代茶饮用，有助于养阴润燥、生津止渴。

玉竹粥：将玉竹与粳米一同煮粥食用，既可滋补身体，又可改善阴虚症状。

【使用注意】痰湿内蕴、脾虚便溏者慎用玉竹，以免加重病情。玉竹虽性平，但过量食用也可能引起不适，应适量食用。

108. 郁李仁 别称李仁、小李仁。蔷薇科植物郁李的种子。

【性味归经】味辛、苦、甘，性平。归脾、大肠、小肠经。

【主要有效成分】含有苦杏仁苷、脂肪油、蛋白质、挥发油及多种微量元素等。苦杏仁苷，具有润肠通便、镇咳平喘、抗炎、抗菌的作用。

【食疗作用】润肠通便，下气利水。适量食用可辅助改善肠燥便秘、水肿胀满、脚气浮肿等症状。

【适宜人群】肠燥便秘、水肿胀满、脚气浮肿等的人群。

【搭配建议】可与火麻仁、柏子仁、杏仁等材料搭配使用，增强润肠通便的效果；也可与冬瓜皮、茯苓等食材一同煎煮成汤，有助于利水消肿。

【用法用量】通常煎汤内服或入丸散剂使用，常用量为 5～12g。也可研末冲服或作为调味品使用。但需注意用量不宜过大，以免引起腹泻等不适。

【食用方案】

郁李仁粥：将郁李仁与粳米一同煮粥食用，既可润肠通便，又可改善水肿症状。

郁李仁茶：将郁李仁研末后泡水代茶饮用，有助于润肠通便、下气利水。

【使用注意】孕妇及便溏者忌用郁李仁，以免对胎儿或病情造成不良影响。郁李仁具有滑肠作用，过量食用可能引起腹泻等不适，应适量食用。

109. 栀子　别称山栀子、黄栀子。茜草科植物栀子的成熟果实。

【性味归经】味苦，性寒。归心、肺、三焦经。

【主要有效成分】含有栀子苷、黄酮类化合物、藏红花素、挥发油及多种微量元素等。栀子苷，具有抗炎、抗氧化、保肝利胆、镇静及改善睡眠等作用。

【食疗作用】清热泻火，凉血解毒，消肿止痛。适量食用可辅助改善热病烦热、湿热黄疸、血热出血、目赤肿痛、疮疡肿毒等症状。

【适宜人群】热病烦热、湿热黄疸、血热出血、目赤肿痛、疮疡肿毒等的人群。同时，栀子也适宜作为日常保健食材，尤其适合夏季消暑、清热解毒。

【搭配建议】与金银花、连翘等清热解毒类材料搭配使用，可增强清热泻火、凉血解毒的效果；与大黄、黄连等泻下类材料搭配使用，有助于改善便秘、热结等症状；与菊花、决明子等清肝明目类材料搭配使用，可改善目赤肿痛、视物模糊等症状。

【用法用量】通常煎汤内服或入丸散剂使用，常用量为 6～12g。也可外用捣敷或研末调敷患处。

【食用方案】

栀子金银花茶：将栀子与金银花煎汤或泡水代茶饮用，适用于热病烦热、湿热黄疸者。

栀子粥：将栀子煎汤后去渣，加入粳米煮粥食用，可清热解毒、养胃生津。

【使用注意】脾虚便溏、素体虚寒者慎用栀子，以免加重病情。栀子性寒，过量食用可能引起胃肠道不适，应适量食用。

110. 枳椇子　别称枳实、枳壳。芸香科植物枸橘的未成熟果实。

【性味归经】味甘、酸，性平。归脾、胃经。

【主要有效成分】含有多种黄酮类化合物（如枳椇苷、枳椇黄酮等）、有机酸、多糖、维生素及多种微量元素等。这些有效成分具有辅助降低血脂、预防心血管疾病的作用，并具有抗炎、抗菌、抗氧化的作用。

【食疗作用】止渴除烦，解酒毒，通利二便。

【适宜人群】酒醉烦渴、呕吐、二便不利、水肿等的人群。

【搭配建议】与葛花、菊花等解酒类中药材搭配使用，可增强解酒毒的效果；与茯苓、泽泻等利水渗湿类中药材搭配使用，有助于改善水肿、二便不利等症状。

【用法用量】通常煎汤内服或研末冲服使用，常用量为 9～15g。也可直接嚼食或泡水代茶饮用。

【食用方案】

枳椇子葛花茶：将枳椇子与葛花煎汤或泡水代茶饮用，适用于酒醉烦渴、呕吐者。

枳椇子粥：将枳椇子研末后加入粳米煮粥食用，可解酒毒、养胃生津。

【使用注意】孕妇、哺乳期妇女及过敏体质者慎用枳椇子。枳椇子虽性平，但过量食用也可能引起不适，应适量食用。

111. 紫苏　唇形科植物紫苏的叶和嫩枝。

【性味归经】味辛，性温。归肺、脾经。

【主要有效成分】含有紫苏醛、柠檬烯、紫苏酮、芳樟醇等多种挥发油成分，以及维生素、矿物质等。挥发油，如紫苏醛、柠檬烯和 β - 丁香烯等，具有抗炎、抗菌、抗氧化的作用；黄酮类，如芹黄素和木犀草素等，具有抗炎、抗氧化、抗病毒、提高免疫力的作用。

【食疗作用】解表散寒，行气和胃，理气安胎。

【适宜人群】感冒风寒、胸腹胀满、恶心呕吐、胎动不安等的人群。

【搭配建议】与生姜、葱白等辛温解表类中药材搭配使用，可增强解表散寒的效果；与陈皮、砂仁等行气和胃类中药材搭配使用，有助于改善胸腹胀满、恶心呕吐等症状；与当归、白芍等养血安胎类中药材搭配使用，可改善胎动不安等症状。

【用法用量】通常煎汤内服或泡水代茶饮用，常用量为 5 ～ 10g（鲜品可适量增加）。也可外用捣敷或煎汤熏洗患处。

【食用方案】

紫苏姜茶：将紫苏与生姜煎汤或泡水代茶饮用，适用于感冒风寒、恶心呕吐者。

紫苏粥：将紫苏叶洗净后切碎，加入粳米煮粥食用，可解表散寒、和胃安胎。

【使用注意】表虚自汗、阴虚火旺及热病初期患者慎用紫苏，以免加重病情。紫苏辛温发散，过量食用可能易耗气伤阴，应适量食用。

112. 紫苏子　别称苏子。唇形科植物紫苏的成熟果实。

【性味归经】味辛，性温；归肺、大肠经。

【主要有效成分】含有蛋白质、脂肪油（主要为亚麻酸、亚油酸等不饱和脂肪酸）、维生素 B_1、氨基酸及多种微量元素等。脂肪酸，如 α - 亚麻酸，具有辅助降血脂及降血压的作用；黄酮类，具有抗炎、抗氧化、抗病毒、提高免疫力的作用。

【食疗作用】降气化痰，止咳平喘，润肠通便。

【适宜人群】咳嗽痰多、气喘、肠燥便秘等的人群。

【搭配建议】与莱菔子、白芥子等化痰止咳类中药材搭配使用，可增强降气化痰的效果；与苦杏仁、贝母等止咳平喘类中药材搭配使用，有助于改善气喘等症状；与火麻仁、郁李仁等润肠通便类中药材搭配使用，可改善肠燥便秘等症状。

【用法用量】通常煎汤内服或入丸散剂使用，常用量为 5 ～ 10g。也可研末冲服或外用捣敷患处。

【食用方案】

紫苏子粥：将紫苏子研末后加入粳米煮粥食用，可润肠通便、降气化痰。

紫苏子茶：将紫苏子炒至微黄后捣碎，煎汤或泡水代茶饮用，适用于咳嗽痰多者。

【使用注意】便溏、阴虚火旺及肺虚喘咳者慎用紫苏子，以免加重病情。紫苏子含油量较高，过量食用可能引起腹泻等不良反应，应适量食用。

第六章 代谢性疾病患者的营养支持与中医食疗调理

第一节 概 述

新陈代谢是人体生命活动的基础。通过新陈代谢，机体与环境之间不断进行物质交换和转化，体内物质又不断进行分解、利用与更新，为个体的生存、劳动、生长、发育、生殖和维持内环境恒定提供物质和能量。新陈代谢包括物质分解代谢和合成代谢两个过程，分解代谢是多糖、蛋白质和脂肪等大分子物质分解为小分子物质的降解反应，并伴随能量产生的变化过程；合成代谢是经由分解代谢进入体内的营养物质，参与众多化学反应，合成为较大的分子并转化为自身物质，是需要能量消耗的反应过程。其中三大营养物质以糖原、蛋白质和脂肪的形式在体内合成和储存。分解代谢和合成代谢又统称为中间代谢，它指营养物质进入人体后在体内经历的一系列化学反应。营养物质不足、过多或比例不当，都能引起营养疾病。中间某一环节的代谢出现障碍，则引起代谢性疾病。营养疾病和代谢性疾病关系密切，往往并存，彼此影响。如维生素 D 缺乏症属营养疾病，但常表现为钙磷代谢失常；糖尿病为代谢性疾病，常伴随蛋白质和能量缺乏。

简而言之，在体内生物化学过程发生障碍时，某些代谢物质如糖、脂肪、蛋白质、嘌呤、钙、铜等堆积或缺乏，从而引起代谢性疾病。代谢性疾病的症状轻重不一，其诊断依靠临床表现及血、尿等生物化学检查，大多数代谢性疾病目前尚无有效的根治方法，临床上主要是缓解症状和对症处理。其预后取决于病因、症状的轻重和治疗效果。

一、代谢性疾病的分类

代谢性疾病一般按中间代谢的主要途径分类，分为蛋白质代谢障碍、糖代谢障碍、脂类代谢障碍、水 – 电解质代谢障碍、无机元素代谢障碍、其他代谢障碍等类型。

1. 蛋白质代谢障碍

（1）继发性蛋白质代谢疾病：如严重肝病时的低白蛋白血症，淀粉样变性的免疫球蛋白代谢障碍。

（2）先天性蛋白质代谢缺陷：如白化病、血红蛋白病、先天性氨基酸代谢异常等。

2. 糖代谢障碍

（1）继发性糖代谢疾病：各种原因所致的糖尿病、葡萄糖耐量降低及低血糖症等。

（2）先天性糖代谢缺陷：主要由遗传导致，有果糖不耐受症、半乳糖血症、糖原贮积症等。

3. 脂类代谢障碍　主要表现为血脂或脂蛋白异常。可由原发性代谢紊乱所致，或继发于糖尿病、甲状腺功能减退症等。

4. 水－电解质代谢障碍　多为获得性，亦可见于先天性肾上腺皮质增生症等。

5. 无机元素代谢障碍　如铜代谢异常所致肝豆状核变性，铁代谢异常所致含铁血黄素沉着症等。

6. 其他代谢障碍　如嘌呤代谢障碍所致痛风，卟啉代谢障碍所致血卟啉病等。

二、代谢性疾病患者的食疗

食物疗法，指通过利用某种食物，辅助某些病证的治疗来达到防病治病的目的，促进病体康复，是一种以食品的形式来具体应用的治疗方法。它既不同于药物疗法，也与普通的膳食有很大的差别。利用食物（谷、肉、果、菜）的偏性，有针对性地用于某些病证的防治，调整阴阳，使之趋于平衡，以保持身心健康。正如张锡纯在《医学衷中参西录》中所说"病人服之，不但疗病，并可充饥，不但充饥，更可适口，用之对证，病自渐愈，即不对证，亦无他患"，食物疗法的材料为食物，其安全性好、适应范围较为广泛。

食物疗法寓治于食，不仅能达到保健强身、防治疾病的目的，而且还能给人以感官上、精神上的享受，使人在享受食物美味的同时，达到防病治病的目的。食物疗法因更容易被人们接受，可长期运用，对于慢性代谢性疾病的调理治疗尤为适宜。

中医药膳是从食疗学中分化出来的一种特殊形式的食疗食品。它是把药物和食物合理配伍，运用中国传统的烹调技术，结合现代食品加工技术，制作而成的有一定保健治疗作用，色、香、味、形俱全的特殊食品。药膳取药物之性、食物之味，借助食品的形式，食借药力，药助食功，相得益彰，共同起到保健强身、却病延年的目的。

中草药有"四气五味"——寒、热、温、凉四气（性）与酸、苦、甘、辛、咸五味。食物也具有一定的性味，但不如药物那么显著。

在选择药膳时，首先要辨明个体体质阴阳气血之平衡，脏腑之虚实，津液之盈亏等差异；其次应遵循中医辨证论治的基本原则——寒者热之、热者寒之、实者泻之、虚者补之；还要根据季节气候、男女老幼、体质禀赋等不同而选择食用。本章着重讨论几种常见代谢性疾病的营养支持，并结合食物疗法与中医理论，探讨代谢性疾病的中医食疗调养。

第二节 肥胖症

一、概述

（一）肥胖症的定义和影响

肥胖症指体内脂肪堆积过多和（或）分布异常、体重增加所引起的慢性代谢性疾病，肥胖症的产生包括遗传和环境在内的多种因素相互作用。超重和肥胖症在一些发达国家和地区人群中的患病情况已达到流行程度。据估计，在西方国家成年人中，约有半数人超重和肥胖。我国肥胖症患病率也迅速上升，国家卫生健康委员会发布的《成人肥胖食养指南（2024年版）》指出：我国18岁及以上居民超重率、肥胖率分别达到34.3%和16.4%，居民肥胖率呈上升趋势。预计到2030年，我国成年超重和肥胖人口将达到7.9亿，学龄期和青春期超重和肥胖人口将达到5892万，学龄前超重和肥胖人口也将高达1819万。肥胖症作为代谢综合征的主要表现形式之一，与2型糖尿病、血脂异常、高血压、冠心病、脑卒中及某些癌症等多种疾病密切相关。肥胖症及其相关疾病会损害患者身心健康，使生活质量下降，预期寿命缩短，因此成为重要的世界性健康问题之一。

肥胖症是一种病因较为复杂的内分泌代谢性疾病，在中医属于痰湿、脾虚、脾肾阳虚等范畴，历代医家对肥胖症的论述非常多。对肥胖病的最早记载见于《黄帝内经》，如其中有"肥贵人"及"年五十，体重，耳目不聪明矣"（《素问·阴阳应象大论》）的描述。在证候方面，《灵枢·逆顺肥瘦》记载"广肩腋项，肉薄厚皮而黑色，唇临临然，其血黑以浊，其气涩以迟"。《灵枢·卫气失常》根据人的皮肉气血的多少对肥胖进行分类，分为"有肥，有膏，有肉"三种证型，后世医家在此基础上对肥胖的分型即由此发展而来。此外，《素问·通评虚实论》曰"甘肥贵人，则膏粱之疾也"，《素问·奇病论》中有"食甘美而多肥也"，《素问·宣明五气论》有"久卧伤气，久坐伤肉"的记载，说明肥胖的发生与先天禀赋、过食肥甘、劳作运动太少等多种因素有关。后世医家在此基础上认识到肥胖的病机还与气虚、痰湿、七情及地理环境等因素有关，如《景岳全书》认为肥人多气虚，《丹溪心法》《医门法律》认为肥人多痰湿。

肥胖病机总体属于气虚痰湿偏盛。脾气虚则运化转输无力，水谷精微失于输布，化为膏脂和水湿，留滞体内而致肥胖；肾气亏虚，肾阳衰微，则血液鼓动无力，水液失于蒸腾气化，致血行迟缓，水湿内停，而成肥胖。

（二）中医对肥胖症的认识

肥胖症的病位主要在脾与肌肉，与肾气虚关系密切，亦与肝胆及心肺的功能失调有关。中医将肥胖症主要分为 6 种类型，并提出对应药膳食疗方法。

1. 痰湿内盛型　主要因脾失运化致水湿内停引起，临床表现为形体肥胖、肢体困倦、头晕目眩、口干不欲饮等症状。可以在医师的指导下服用陈皮、半夏、茯苓等药物调理。

2. 脾虚湿阻型　主要表现为体态肥胖、浮肿、面色萎黄、疲乏无力、肢体困重、脘腹不适、大便溏稀、白带清稀等。可以遵医嘱服用参苓白术散、归脾丸、附子理中丸等中药调理。

3. 胃肠积热型　主要表现为失眠、头晕、形体肥胖、多食善饥、口渴善饮、怕热多汗、大便秘结、小便短赤或兼有腹胀、口苦、口臭、心烦、舌苔黄、脉滑数。可以在医师的指导下服用牛黄清胃丸、枳实导滞丸、黄连清胃丸等中药调理。

4. 肝郁气滞型　其主要表现为体型肥胖、情志抑郁、心烦易怒、失眠多梦、口苦、妇女月经不调、量少或闭经、经前乳房胀痛、舌边尖红。可以遵医嘱服用逍遥丸、柴胡舒肝丸、龙胆泻肝丸等中药调理。

5. 脾肾阳虚型　此类人群运化饮食和水谷精微功能失调，调节水液代谢作用减弱，因此会出现水肿，看上去像肥胖，同时还会有久泻久痢、腰腹冷痛等症状。需要在医师的指导下服用无比山药丸、右归丸、脾肾双补丸等中药调理。

6. 气血不足型　也称气血两虚型肥胖，主要表现为体胖、面色苍白、疲乏无力、心悸气短、失眠多梦、舌质淡、舌苔薄、脉象细弱。饮食上多选补气血的食物，如红枣、黄豆、鸡肉、牛肉等。中药调理遵医嘱可以选择当归、黄芪、党参等中药调理。

（三）食疗药膳原则

肥胖症患者应注意三餐能量分配得当，限制饮食总热量，常吃饱腹感强、能量低的食物，少吃高胆固醇、高脂肪食物。少饮浓茶、酒、碳酸饮料，少食动物肝脏、蛋黄、鱼子、油腻食品。

二、食疗建议

（一）适合开发减肥药膳的食材

1. 魔芋 魔芋能吸收水分，增加粪便体积，改善肠道菌群组成，使肠内细菌酵解产生短链脂肪酸，刺激肠蠕动，这些都有利于排便。此外，还具有辅助降血糖、降血压、降血脂、减肥等功效。值得注意的是，生魔芋有毒，必须煎煮才能食用，且每次食用量不宜过多。

2. 莴苣 莴苣具有开通、消积的作用，富含维生素 C、天然叶酸和铁元素，常食用莴苣，能促进肠蠕动、预防便秘。

3. 萝卜 萝卜味辛、甘，性凉，有消除积滞、化痰解热、解毒等功效，对气管炎和咳嗽有疗效，所含木质素和辛辣味物质有预防肿瘤作用，且富含维生素 C。萝卜能通便、抗菌，预防胆结石的形成，降低胆固醇，可辅助预防高血压和冠心病。生吃萝卜可通便。

4. 莜麦 莜麦具有辅助降血糖、降胆固醇、清热解毒、补虚养心等功效，能有效辅助改善糖尿病、冠心病、高胆固醇血症等。莜麦含较多的亚油酸，可减少胆固醇积累、调节血脂，对预防动脉粥样硬化、高血压、心脏病、糖尿病均有较好效果。但需注意，莜麦性质寒凉且不易消化，多食易伤胃，凡脾胃虚寒而有消化不良者忌多食。

5. 黄瓜 黄瓜含有较多水分和纤维素，不仅能增强饱腹感，还能促进排便，属于低脂食物，糖分含量少，因此可作为减肥人群的日常饮食。但要注意黄瓜性质寒凉，有清热下气之力，多食易伤阳气。

6. 冬瓜 冬瓜是果蔬中唯一不含脂肪的蔬菜，含糖量较低，其所含的丙醇二酸可抑制糖类物质转化为脂肪，有利水消肿作用，能去除过剩堆积的体内脂肪，可用作减肥材料。其性偏寒凉，有清热下行之力，多食可影响脾胃之阳，故脾胃虚寒者不宜多食。

7. 丝瓜 丝瓜的能量含量比较低，含有丰富的膳食纤维，可增加机体饱腹感、避免摄入过多食物；膳食纤维可以软化粪便、促进粪便的形成，还能够机械性刺激肠道的蠕动，能预防和缓解便秘；适当地吃一些丝瓜能预防和控制超重与肥胖。但丝瓜性质偏凉，有滑肠致泻作用，多食、久食可损及脾胃。

8. 菠菜　菠菜又名菠棱菜、赤根菜，甘凉而滑，有下气调中、润肠通便之作用。菠菜几乎不含脂肪，含有丰富的维生素、矿物质、膳食纤维，不仅能增加胃的饱胀感、促进肠蠕动，还能减慢脂肪消化、延缓饥饿感，协助达到减肥的目的。

9. 油菜　油菜含有碳水化合物、蛋白质、脂肪，以及大量的膳食纤维、维生素A、维生素C、钙、钾等营养物质。它的低脂肪和高纤维特性使其成为减肥期间的理想食品。虽然油菜本身不能直接导致体重显著下降，但它可以通过促进消化、减少脂肪吸收和增强饱腹感等方式对减肥产生积极的辅助作用。膳食纤维可以与胆酸盐和食物中的胆固醇结合，有助于降低血脂，这对于患有高脂血症的人来说，是一种理想的食疗选择。油菜性凉滑润，便溏、腹泻者忌食。

10. 韭菜　韭菜有"洗肠草"之称。其性温，味甘、辛，具有温中行气、健胃提神、温肾阳、暖腰膝、散瘀解毒、活血止血、通便止泻、调和脏腑等功效。注意韭菜不宜多食，以免上火，胃虚有热、阴虚火旺者忌食。夏天的韭菜纤维过多，不易被消化吸收，易引起胃肠不适，胃病及大便稀溏者慎食。

11. 荷叶　荷叶是常见的中药材之一，有清暑利湿、升发清阳的作用，长于渗湿消肿，减肥降脂，尤其对于顽固性肥胖患者特别适用。荷叶中的生物碱具有很好的降血脂作用，也能够降低身体中的胆固醇。荷叶是天然药食两用材料，安全，没有不良反应，临床上常用于肥胖症的治疗，是"三高"人士、中老年人，以及爱美女士瘦身减肥、养生健体的理想选择。

12. 金银花　金银花是常见的一种清热降火的中药材，降肝火的效果尤其好。由于肝火过旺导致的肥胖可以使用金银花来调理，既能够为身体减去脂肪，也可以减轻肝火，有效地改善一系列不良症状。

13. 决明子　决明子为豆科植物决明的成熟种子，亦称为草决明。《神农本草经》记载决明子味甘、苦，性微寒，归肝、胆、肾三经，具有清肝明目、润肠通便、降脂瘦身的功效。其可用于头痛眩晕、目赤昏花、大便秘结等，近年来临床上又用于高血压的治疗。

14. 薏苡仁　薏苡仁有利水渗湿、健脾止泻、除痹、排脓、解毒散结的功效，可以促进体内水分的循环与新陈代谢。食用薏苡仁后，脂肪容易被消耗，有助于提升减肥的效果。

15. 赤小豆　赤小豆含有较多的皂角苷可刺激肠道，能清除体内毒素和多余的水分，促进血液和水分的新陈代谢，具有非常好的利水消肿、解毒排脓功效。红豆中含有多量纤维，可润肠通便，辅助降血压、降血脂、调节血糖、解毒抗癌、预防结石、健美减肥。有一些人身体肥胖是虚胖，主要是身体水肿，适当地服用赤小豆可以减轻体重。

16. 麦芽　麦芽具有行气消食、健脾开胃、回乳消胀等功效。饱食或肉食进食过多时，容易腹胀甚至不适。麦芽能消化宿食，破冷气，去心腹胀满，促进身体代谢恢复正常，美化身形，从而拥有健康的体重和优美的体形。

17. 山楂　山楂可消食健胃，行气散瘀，化浊降脂。现代研究表明，山楂中含山楂酸、鞣酸、皂苷、果糖、维生素C、蛋白质、脂肪油、氨基酸、酒石酸、柠檬酸、黄酮类、内酯、糖类，以及钙、磷、铁等活性物质，可扩张血管、减轻心脏负荷、增加冠状动脉血流量，改善心肌供血、供氧，缓解心绞痛，对胸闷、心悸有一定疗效。其通过消除脾胃食积而使血脂降低，具有轻身减肥作用。

18. 火麻仁　火麻仁主要含有脂肪油，油中主要有饱和脂肪酸、油酸、亚油酸及亚麻酸等，还含有葫芦巴碱、异亮氨酸甜菜碱、大麻酰胺等，具有润肠通便功效，可用于血虚津亏、肠燥便秘证。

19. 罗汉果　罗汉果具有清热润肺、滑肠通便功效，可用于肺火燥咳、咽痛失音，以及肠燥便秘等引起的肥胖。

20. 郁李仁　郁李仁含苦杏仁苷、脂肪油、挥发性有机酸、粗蛋白质、纤维素、淀粉、油酸等成分，具有润燥滑肠、下气行滞、利水消肿的功效，用于津枯肠燥、食积气滞、腹胀便秘、水肿、脚气、小便不利。郁李仁所含郁李仁苷对实验动物有强烈泻下作用；其泻下作用机制类似番泻苷，均属大肠性泻剂。

21. 紫苏子　紫苏全株均有很高的营养价值，它具有低糖、高纤维、高胡萝卜素、高矿物质元素等特点，紫苏子还有降气消痰、止咳平喘、润肺宽肠等功效。

22. 莱菔子　莱菔子主要含脂肪酸类和挥发油等成分，能消食除胀，善降气化痰，用于饮食停滞、脘腹胀痛、大便秘结、积滞泻痢功效显著，有"冲墙倒壁"之功。

23. 枳椇子　枳椇子含有葡萄糖、有机盐、脂类等，具有促进尿液排泄，加速肠道蠕动等作用，故能通利二便。

（二）推荐食疗方

1. 银耳蛋花羹

【材料】银耳、鸡蛋、冰糖各适量。

【做法】将银耳浸泡30分钟至变软成片，鸡蛋打散，备用；将银耳加适量水放入锅中煮，待水烧开之后调至小火熬煮至银耳熟透；放入冰糖，再加少许水熬煮至水再次沸腾时倒入打好的鸡蛋，搅拌一下即可出锅。

【食谱解析】银耳富含蛋白质和矿物质，是养颜首选，能提高肝脏排毒功能，补血补气；富含膳食纤维，助肠胃蠕动、减脂。鸡蛋富含蛋白质和人体所需氨基酸，能清热解毒、延缓衰老。

2. 杂菜瘦身汤

【材料】洋葱、西芹、卷心菜、西红柿、胡萝卜、甜椒、昆布、姜各适量，鸡汤一碗。

【做法】将上述蔬菜切块，将蔬菜、鸡汤、昆布和适量水放到锅中，用中火熬煮20分钟，中途若水分变少了可适当添加，待蔬菜煮熟之后加调味料即可。

【食谱解析】富含膳食纤维和维生素，排毒消脂。

3. 薏苡仁糙米粥

【材料】薏苡仁、糙米、猪肚、葱、姜、料酒各适量。

【做法】将猪肚洗净，并且切成丝；将猪肚加葱、姜、料酒预煮至半熟捞出，同薏苡仁和糙米一起放入锅中，加入适量水熬煮成粥即可。

【食谱解析】薏苡仁可健脾，渗湿，排脓；糙米含丰富维生素B族和维生素E，能提高抵抗力，促进新陈代谢，增加饱腹感；猪肚治虚劳羸弱，下痢，消渴，小便频数。

4. 瘦肉山药炒木耳

【材料】山药、黑木耳、瘦肉、淀粉、生抽、料酒、油、调料各适量。

【做法】将瘦肉切片，加少许淀粉、生抽、料酒和水腌制十几分钟，山药切片备用；用清水泡软黑木耳，并摘掉其根部，撕成小朵，清洗干净备用；待锅里的油热之后，放进瘦肉片翻炒至熟，盛出备用；向锅中重新放少许油翻炒山药和木耳，中途加入少许清水翻炒至熟；将炒好的瘦肉放入锅中和山药、木耳一起炒均匀，加入调味料即可。

【食谱解析】黑木耳能增强免疫力，吸附体内杂质，助消化；山药热量低，饱腹感好；瘦肉可增加口感，带出鲜味。

5. 荷叶粳米粥

【材料】鲜荷叶1张，粳米、白糖各适量。

【做法】将粳米淘洗干净之后，放入锅中加水煮成粥，待快要熟的时候，把新鲜的荷叶盖在粥上面，焖大概15分钟，揭去荷叶之后再煮沸片刻，加入白糖调味即可。

【食谱解析】粳米属滋补之物，能益脾胃，除烦渴，其维生素含量丰富，能辅助降低胆固醇，提高人体免疫力。

6. 糙米排骨汤

【材料】糙米、排骨、红枣、姜、调料各适量。

【做法】将红枣洗净，拍扁去核备用，将糙米淘洗干净，加水浸泡 2～3 小时，将排骨洗净并且斩成块状，焯水后捞起冲净备用；在锅中将清水煮沸，放入焯水后的排骨炖约 1 小时，然后放入其他材料，用武火煮 20 分钟之后再转小火煲炖至酥烂，最后下调味料即可。

【食谱解析】糙米含有丰富的膳食纤维，能促进肠道中有益菌的增殖、促进肠道蠕动、促进新陈代谢，并有很好的饱腹感，可有效控制食欲。

7. 荜茇鲤鱼汤

【材料】荜茇 5g，鲜鲤鱼 100g，生姜、香菜、料酒、葱、味精、醋各适量。

【做法】将鲤鱼去鳞，剖腹去内脏洗净，切成小块；姜、葱洗净，拍破备用；把荜茇、鲤鱼、葱及姜适量放入锅内，加水适量、后置武火上烧开，再于文火上炖熬约 40 分钟。最后加入香菜、料酒、味精、醋等调味即成。

【食谱解析】出自《饮膳正要》。《本草拾遗》称荜茇"温中下气，补腰脚，杀腥气，消食，除胃冷"；鲤鱼不仅营养价值非常丰富，还可以利尿消肿而减肥。

8. 银耳菊花粥

【材料】糯米、银耳、菊花、蜂蜜各适量。

【做法】银耳泡发后洗净，撕成小朵；菊花用水洗净，糯米洗净，浸泡 4 小时备用。取瓦煲，加适量清水，用中火烧沸，下糯米，用小火煲至糯米八成熟。放入银耳和菊花，用小火煲 15 分钟，稍凉，依据个人口味调入蜂蜜即可。

【食谱解析】银耳菊花粥能够清热，缓解上火所引起的不适。菊花气味清香、凉爽舒适，银耳滋阴养身，将它们与糯米同煮为粥，久服能美容轻体，还能起到消毒消肿、润肺清热、平肝明目的效果。

9. 冬瓜粳米粥

【材料】冬瓜 80～100g，粳米 100g。

【做法】将冬瓜用刀刮皮后洗净，切成小块，再同粳米一起置于砂锅内，一并煮成粥即可。或先用冬瓜仁煎水去渣，再加粳米煮成粥。

【食谱解析】具有利尿消肿及减肥等功效。冬瓜粳米粥富含维生素 C，钾盐含量高，钠盐含量低，适合高血压、肾脏病及水肿者食用，能够达到消肿不伤正气的作用。冬瓜粳米粥中含有羟基丙二酸，可以有效地抑制糖类转化为脂肪，从而达到抑制肥胖的目的，有助于体形健美。冬瓜粳米粥清热生津，建议暑热烦闷者食用。

10. 柠檬韭菜粥

【材料】柠檬 30g，韭菜 100g，粳米 200g，糯米 20g，白糖适量。

【做法】将柠檬洗净，切片；韭菜洗净，切段后入锅清炒。在锅中加水，将粳米、糯米放入锅中，待煮至八成熟时放柠檬片、白糖，煮至白糖完全溶化后即可。

【食谱解析】韭菜具有减肥养生的作用，与柠檬一同食用后可以养肌润肤、减肥养生。

11. 西瓜皮炒毛豆

【材料】西瓜皮、新鲜毛豆各 100g，精盐、味精、食用油各适量。

【做法】将西瓜皮洗净，削去外皮、红瓤后切丁，撒精盐腌 1 分钟，备用；新鲜毛豆去壳，备用。将油锅加热，放入西瓜皮、毛豆，翻炒片刻，加精盐、味精拌匀，炒熟即可。

【食谱解析】此菜色亮味佳，吃起来不易发胖，适宜于减肥人士食用。

第三节　糖尿病

一、概述

（一）糖尿病的定义和影响

糖尿病是一种以高血糖为临床表现的代谢性疾病。在传统中医学体系中，并没有"糖尿病"这一病名，通常将其归于中医学的"消渴"范畴。关于消渴的记载，最早可追溯至《素问·奇病论》。书中将消渴依据不同的病理表现，细分为上消、中消、下消三种类型：上消主要表现为肺热伤津、口渴多饮；中消则见胃火炽盛、消谷善饥；下消则体现为肾不摄水、小便频数。

（二）中医对糖尿病的认识

从临床表现来看，糖尿病患者的典型症状包括多饮、多食、多尿，以及体重下降等，这些症状与中医学对消渴症的描述高度一致，从而进一步验证了中西医对这一疾病认识的相通之处。通常，中医辨证将糖尿病分为以下几类。

1. 肺热津伤型　患有该类型糖尿病的患者主要表现是易口渴、饮水量增加、排汗加重。同时还会伴有口干舌燥、容易干咳但痰量不多，患者的尿量大且排尿的次数会增加，呈现出虚浮脉象。

2. 脾胃湿浊型 长久的饮食油腻会使患者出现脾胃湿浊的情况，就会导致脾胃湿浊型糖尿病的出现。该类患者的主要症状是头昏乏力、身体易疲倦、易腹胀且舌苔发黄。

3. 胃热肠燥型 消渴症与肠胃之外的燥热关系密切。患有此类糖尿病的患者通常情况下其燥热波及肠胃，主要表现为食量增加且容易饥饿、口渴、尿量增加、日渐消瘦且大便干结，此类患者的呈现出滑实而有力的脉象。

4. 气血失调型 常言道"久虚必病"，患者若出现气血长久的失调则会增加患有糖尿病的概率。该类患者最主要的表现是四肢瘦削，容易出现精神疲惫，四肢易酸麻，且舌苔经常会有紫色的斑点，呈虚且涩的脉象。

5. 阳虚阴寒型 该类糖尿病患者主要的特征为多饮、多尿且患者的尿液较浑浊；此类患者会出现畏寒、四肢冰冷的情况；乏力盗汗也是该类病证的一大表现。部分患者还会出现阳痿早泄的情况。患者的舌苔通常为淡白色，脉象沉细且无力。

6. 真阴亏损型 此类糖尿病患者的临床表现主要是尿量增加且浑浊，患者的身体逐渐消瘦，头晕耳鸣，舌头多为红色，脉象细数。

（三）食疗药膳原则

糖尿病患者在少油、少盐、限糖、限酒的基础上，应该保持食物多样性，保证营养素摄入全面和充足。这有利于糖尿病患者的血糖控制，养成和建立合理膳食习惯至关重要。

二、食疗建议

（一）适宜于糖尿病患者的普通食材

1. 海带 海带中含有的有机碘有类激素样作用，能提高人体内生物活性，促进胰岛素的分泌和葡萄糖的代谢，从而降低血糖。海带中含有 60% 的岩藻多糖，是较好的膳食纤维，能延缓胃排空和食物通过小肠的时间，避免餐后高血糖。

2. 洋葱 洋葱含有刺激胰岛素分泌的物质，可以提高胰岛素功能，对糖尿病患者降糖有帮助。洋葱中含硫氨基酸，如半胱氨酸和蛋氨酸，具有一定的抗氧化和解毒作用，能够增强机体的免疫力，预防疾病；槲皮素、山奈酚等类黄酮，具有抗氧化、抗炎、提高免疫力等作用，有助于预防多种慢性疾病；有机硒，具有抗氧化、增强免疫力等作用，对维持人体健康具有重要意义。

3. 南瓜　南瓜中含有果糖，可以抑制机体对葡萄糖的吸收，能有效防止胆固醇水平过高，有较好的预防动脉硬化效果。研究表明，南瓜中还含有腺嘌呤、戊聚糖、甘露醇等许多对人体有益的物质，有促进胰岛素分泌的作用。

4. 黄瓜　黄瓜含糖量低、有丰富的膳食纤维，能够促进胃肠道蠕动，增加饱腹感，可预防糖尿病患者便秘以及促进肠道内腐败物质和代谢废物的排出，对降低胆固醇有一定作用。

5. 苦瓜　苦瓜的维生素 C 含量比较高，还可以刺激胰岛素有效释放，对控制糖有明显的效果。

6. 菠菜　菠菜中含有丰富的胡萝卜素、维生素 C、维生素 E、钙、磷等多种营养物质。菠菜内还含有与胰岛素作用相似的物质，适量食用有辅助控制血糖作用。菠菜亦有止渴润燥作用，适合糖尿病患者口渴时食用。

7. 鸡肉　鸡肉脂肪含量较低、蛋白质含量高，很适合糖尿病患者补充优质蛋白质，提高免疫力。

8. 鸭肉　鸭肉能为人体提供大量的优质蛋白质，且脂肪含量低，维生素 B 族和矿物质含量较高，能够有效维持人体营养均衡。

9. 牛肉　牛肉是脂肪含量较低的肉类之一，因此很适合糖尿病患者和正在减肥的人群食用。牛肉中的锌元素含量极高，有益于防治糖尿病。

10. 绿豆　绿豆的能量较其他谷物低，有辅助改善肥胖者和糖尿病患者身体状况的作用。

11. 红豆　红豆的热量较低，而膳食纤维和维生素含量较高，与米饭搭配能增强饱腹感，可以降低餐后血糖。

12. 黑豆　黑豆含有膳食纤维、维生素与丰富矿物质，并含有一定的花青素，能够有效预防心血管疾病并发症，适合糖尿病患者食用。

13. 山药　山药含有黏蛋白，能延缓糖分吸收、抑制饭后血糖急剧上升，并避免胰岛素分泌过剩。山药还含有镁和锌，以及维生素 B_1、维生素 B_2，能促进血液中葡萄糖的代谢，有效控制血糖水平。

14. 桑叶　桑叶中含有生物碱和多糖，它们一方面能抑制小肠对双糖的吸收，降低食后血糖的高峰值；另一方面能通过促进 β 细胞分泌胰岛素、改善糖代谢，达到降血糖的效果。

15. 薏苡仁　薏苡仁味甘淡，性微寒，利于补肺健脾、利尿除湿，特别适合肥胖型糖尿病患者食用。薏苡仁作为消渴方组成药物，有悠久的历史。《本草拾遗》记载其"温气，主消渴"。现代研究发现，薏苡仁有降血糖、抗炎、镇静、抑制肿瘤细胞生长，以及增强免疫功能等作用。薏苡仁热量和大米相近，不宜多食。

16. 肉桂 肉桂味辛，性温，具有补元阳、暖脾胃的作用。研究表明，肉桂具有类似胰岛素的活性，能加强胰岛素作用，使胰岛素水平升高，对 2 型糖尿病患者有辅助治疗作用。

17. 葛根 葛根中提取的黄酮能增加脑及冠状动脉血管流量，降低血管阻力，具有辅助降压作用。研究发现，葛根素可使四氧嘧啶性的糖尿病鼠血糖明显下降，降糖作用持久。

（二）推荐食疗方

1. 山药焖萝卜

【材料】山药 100g，番薯 100g，白萝卜 400g，姜片、葱节少许，盐、味精、油适量。

【做法】将山药、番薯洗净去皮，白萝卜洗净，均切成小方块备用。将油烧热，下姜片、葱节爆香，加入山药、番薯、萝卜焖熟，加盐、味精调味即成。

【食谱解析】白萝卜熟食具有促进消化、止咳化痰、顺气利尿的作用。山药具有益气养阴、补脾肺肾、固精止带的功效，能固肾益精、聪耳明目、助五脏、强筋骨、长志安神、延年益寿。因其含有大量的黏液蛋白、维生素及矿物质，可辅助降血糖、降血脂、预防心血管疾病。

2. 肉桂炖鸡肝

【材料】肉桂 2 ～ 3g，新鲜鸡肝 1 ～ 2 副。

【做法】肉桂切细粒，新鲜鸡肝切小块，共装炖盅内拌匀，加适量清水，盖紧，隔水炖熟。

【食谱解析】温补肾阳，适用于肝肾不足，肾阳虚之人，适宜于小儿糖尿病、遗尿，以及成年人肾虚腰冷、夜多小便等。

3. 香菇木耳焖豆腐

【材料】香菇、木耳各 30g，金针菇 15g，豆腐 250g，绿豆粉丝、生姜、葱各适量。

【做法】香菇、木耳、金针菇洗净后充分浸泡。豆腐切块，起油锅煎香，加入适量清水，并加入香菇、木耳、金针菇，文火焖 30 分钟，再放入绿豆粉丝、葱，调味即成。

【食谱解析】清养肺胃，宽肠降浊。该食疗方适用于小儿肺胃阴虚型糖尿病，症状为口干口渴、多饮多食、能食而形瘦、大便干结、干咳无痰，尤宜于糖尿病并发肺结核或支气管炎出现的肺胃阴虚等。

4. 南瓜炒田鸡

【材料】田鸡 90g，南瓜 250g，大蒜、油、调料各适量。

【做法】将田鸡去内脏、外皮，切块；南瓜去皮、切块；大蒜少许去衣、捣烂。起油锅，投入大蒜煎香，再加入南瓜炒熟，加适量清水，放入田鸡，文火煮 30 分钟，加入调料即成。

【食谱解析】补气益阴，化痰排脓。该食疗方适用于小儿糖尿病，并发肺脓疡者尤宜。

5. 苦瓜蚌肉汤

【材料】蚌肉 100g，苦瓜 250g，盐、油适量。

【做法】活蚌用清水养 2 日除泥味后取蚌肉，同苦瓜煮汤，以盐、油调味。

【食谱解析】中医学认为苦瓜能清热、除烦、止渴，苦瓜粗提取物含类似胰岛素样物质，有利于血糖控制；蚌肉能清热滋阴、止渴利尿，二者均有降血糖作用。

6. 大麦黄鳝粥

【材料】黄鳝 90g，大麦 90g，薏苡仁 30g，大米适量，生姜（连皮）、油各适量。

【做法】黄鳝去内脏、切段，起油锅，将黄鳝煎香铲起，与大麦、薏苡仁、大米、生姜（连皮）同入瓦锅，加清水，武火煮沸后改文火煮至大麦熟烂，调味即成。

【食谱解析】黄鳝含丰富的营养物质，有补五脏、疗虚损的功效，其黄鳝素 A 和黄鳝素 B 有明显的降血糖作用。此药膳能健脾渗湿、通络除痹，适用于湿热阻滞经络型糖尿病，以及周围神经病变者。

7. 玉竹粥

【材料】玉竹 30g，粳米 100g，甜叶菊糖适量。

【做法】玉竹切片，加水煮汁去渣。粳米淘净，加入玉竹汁及适量清水煮粥，将熟时加入适量甜叶菊糖，略煮至沸。

【食谱解析】滋阴润肺，生津止渴。尤适于肺热阴虚型糖尿病。

8. 豆麦汤

【材料】黑豆 30g，浮小麦 30g，莲子 12g。

【做法】先将所有材料洗净，浸泡。浸泡好以后加入适量水，一起煮熟以汤代茶饮用。

【食谱解析】补益心肾，固摄敛汗。用于糖尿病心肾两虚，肌表不固见心烦失眠、健忘多梦、腰膝酸软、自汗盗汗、神疲乏力者。

9. 五汁饮

【材料】梨 100g，鲜荸荠 200g，鲜藕 200g，乌梅 100g，西瓜皮 200g。

【做法】梨切成块，藕切成条，西瓜皮切成条；将乌梅放入加好水的锅内，中火煮 10 分钟左右。煮乌梅的同时，将藕块、梨块、荸荠块和西瓜皮一起放入榨汁机中，打出汁。乌梅煮好后，捞出乌梅，把乌梅汤倒进碗里，加入榨好的汁即成。

【食谱解析】藕熟吃可补脾，生吃可养阴生津。乌梅为酸性食物，可敛汗、敛尿、调节血糖。生荸荠汁可清解郁热，养阴生津。血糖控制不好的患者，宜选择青梨，不宜选择特别熟的梨，可以选择京白梨。该药膳滋阴养血，活血祛瘀，通经活络，润燥止渴，适用于肺胃燥热证糖尿病。

10. 绿茶蒸鲫鱼

【材料】鲫鱼 1 条（约 500g），绿茶适量。

【做法】鲫鱼去内脏、鱼鳞，洗净备用。在鱼腹内装满绿茶，放入蒸盘中，隔水蒸熟即可。

【食谱解析】补虚，止消渴。适用于糖尿病。

11. 枸杞兔肉汤

【材料】兔肉 250g，枸杞子 15g。

【做法】将兔肉洗净，切块。将兔肉、枸杞子共置于煲中，加水炖至烂熟即可。

【食谱解析】滋肾阴，补肾阳。适用于阴阳两虚型糖尿病。

12. 乌鸡大米葱白粥

【材料】乌鸡腿 150g，大米 100g，葱白 10g，盐 3g。

【做法】将乌鸡腿洗净、切块、焯烫、沥干备用；大米洗净，浸泡 30 分钟；葱白切丝。锅置火上，倒入适量清水烧开，放入乌鸡腿用大火煮沸，转小火煮 15 分钟，放入大米继续煮，煮沸后转小火，待米熟时放入葱丝，用盐调味即可。

【食谱解析】乌鸡含有较多的维生素 B 族、维生素 E，其维生素 E 含量是普通鸡肉的 2 ～ 3 倍，能提高糖尿病患者免疫力，并有助于清除体内自由基，保护胰岛细胞。

13. 土茯苓猪骨汤

【材料】猪脊骨 500g、土茯苓 50 ～ 100g。

【做法】猪脊骨加水适量熬成 3 碗，去骨及浮油，入土茯苓，再煎至 2 碗即成。

【食谱解析】土茯苓有解毒除湿、通利关节的作用，而猪与人体的三焦相对应，中医学认为肾主骨、生髓，所以猪骨有补肾利尿的作用。二者合用有补肝肾、强筋骨、利尿通淋的作用，适用于糖尿病。

第四节 高脂血症

一、概述

（一）高脂血症的定义和影响

高脂血症是指由于脂肪代谢或运转异常使血浆中一种或多种脂质高于正常高限的病理状态，主要是胆固醇和甘油三酯水平异常。血浆中的脂蛋白分为乳糜微粒、极低密度脂蛋白、低密度脂蛋白、高密度脂蛋白等。高脂血症常表现为高胆固醇血症、高甘油三酯血症或两者兼有，同时还可能伴有高密度脂蛋白的降低，因此也被称为血脂异常。迄今为止，高脂血症仍是诱发高血压、冠心病、动脉硬化的元凶之一，其不仅严重危害人体健康，而且给社会、家庭带来了巨大的经济负担。

（二）中医对高脂血症的认识

高脂血症的发生与年龄、饮食、体质及遗传等因素有关，中医学认为，本病的产生与肝、脾、肾三脏关系最为密切，其中尤以脾、肾为要，属中医"痰浊""血瘀""湿阻"范畴，中医辨证治疗，一般分为8种类型，并采用不同的食疗方法。

1.脾虚湿盛型 患者经常脘腹胀闷，口淡不渴，不思饮食，泛恶欲呕，腹痛腹泻，头重头闷，身重困，舌胖、苔白腻，脉濡滑。

2.气血不足型 此类型的患者表现为少气懒言，乏力自汗，面色苍白或萎黄，心悸失眠，舌淡而嫩，脉细弱。

3.痰浊中阻型 患者常头目眩晕，头痛头重，胸闷心悸，食欲不振，呕恶痰涎，肢体困重，或见形体丰肥，或女子闭经，舌苔白腻，脉滑。

4.肝肾阴虚型 其主要症状为头晕目眩，健忘失眠，耳鸣如蝉，咽干口燥，胁痛，腰膝酸软，五心烦热，颧红盗汗，男子遗精，女子月经量少，舌红少苔，脉细数。

5.肝胆湿热型 其主要表现为胁肋胀痛，口苦纳呆，口气臭秽，呕恶腹胀，大便不调，小便短赤，或男子阴囊湿疹、睾丸肿胀疼痛，或女子带下黄臭、外阴瘙痒，舌苔黄腻，脉弦数。

6.肝火上炎型 其主要症状有头目眩晕，耳鸣如潮，面红目赤，口苦咽干，胁肋灼痛，烦躁易怒，不寐或噩梦纷纭，或吐血衄血，便秘尿赤，舌质红、苔黄糙，脉弦数。

7. 气滞血瘀型 其主要表现为情志抑郁，易怒，胸闷而喜太息，胸胁或乳房胀满，走窜疼痛，少腹疼痛，性情急躁，或月经不调，痛经，或咽中梗塞，吞之不下，吐之不出。舌质紫暗，或有瘀斑，脉涩或弦涩。

8. 脾肾阳虚型 其主要表现为血脂升高伴形寒肢冷，腹胀便溏，面浮肢肿。小便不利，面色㿠白，腰膝酸软，少腹冷痛，舌质淡、苔薄白滑，脉沉细弱。

（三）食疗药膳原则

在满足每日必需营养需要的基础上，通过改善膳食结构，限制总脂肪、饱和脂肪酸、胆固醇和反式脂肪酸的摄入是防治高胆固醇血症和动脉粥样硬化性心脏病的重要措施。高脂血症人群食物制作应选择少油烹饪方式，减少过度食品加工，避免油炸、煎炒等多油烹饪方法，选择蒸、煮等方式；在控制总能量及脂肪的基础上，应选择食物多样化的平衡膳食模式，还要控制盐和糖的摄入量。高脂血症产生的外因多是过食肥甘、醇酒厚味，导致痰浊内生，内因多是脏腑功能失调，气不化津，痰浊阻滞，或气机不畅，脉络瘀阻，常常有虚有实，虚实相兼。中医食养总则为"实则泻之，虚则补之"，即虚者选用具有补虚作用的食药物质与食养药膳，实者选用具有祛邪作用的食药物质与食养药膳。

二、食疗建议

（一）适宜于高脂血症患者的食材

1. 荞麦 荞麦含有丰富的维生素 E、可溶性膳食纤维、烟酸和芦丁，具有降低血脂、软化血管、保护视力、防止脑血管出血等作用。烟酸能够促进机体代谢、扩张小血管，预防脑血栓等疾病。常吃荞麦对高脂血症有一定的预防作用，可以有效降低血液中的总胆固醇和低密度脂蛋白水平，从而达到辅助降血脂的效果。

2. 马齿苋 马齿苋含钾盐、黄酮类等活性成分，还含有被称为"血管清道夫"的γ-亚麻酸，被称为长寿菜。多食马齿苋能有效抑制血清胆固醇和甘油三酯的生成、降低血液黏稠度、促进血管扩张，预防心脑动脉痉挛和血栓形成，预防心脏病。此外，马齿苋还有辅助降血压、调节血糖、清热解毒等功效。

3. 海带 海带具有去脂降压、清热利水、软坚化结、镇咳平喘等作用。海带中的褐藻胶是可溶性膳食纤维，能够和食物中的胆固醇结合，将其排出体外，达到降低血脂目的。

4. 辣椒 辣椒中含维生素 C、辣椒素。维生素 C 可以改善机体微循环、减低毛细血管脆性。辣椒素能促进脂肪的新陈代谢，防止体内脂肪的积存，因而有降脂和减肥的功效。但是，过量食用辣椒会刺激胃肠道，容易引发胃痛、胃溃疡等。

5. 苦瓜 苦瓜性凉味苦，含有较多的苦瓜皂苷，而且维生素 B_1、维生素 C 和多种矿物质的含量都比较丰富，能调节血脂、提高机体免疫力，适宜于高脂血症患者食用，慢性肠炎患者不宜多食苦瓜，食用时宜急火快炒，不宜长时间炖煮。

6. 芹菜 芹菜含有丰富的维生素、矿物质，膳食纤维含量高，能增强胃肠蠕动，有很好的通便作用，帮助排除肠道中多余的脂肪。经常食用芹菜的人，体内胆固醇的含量显著下降，而且还能降低血压。不过，年老体弱或胃病日久不愈的患者，应减少芹菜的摄入量。

7. 大蒜 大蒜被称为"药用植物中的黄金"，具有明显的辅助降血脂和预防动脉硬化的作用，并能有效防止血栓形成。经常食用大蒜，能够对心脑血管产生显著的保护作用。腌制大蒜时间不宜过长，以免有效成分遭到破坏。患有消化道疾病、肝病及眼病的患者不宜过多食用。

8. 茄子 茄子皮内含有丰富的芦丁，有显著的辅助降低血脂和胆固醇的功能。此外，茄子中还含有大量的皂草苷，也能降低血液中的胆固醇。油炸茄子会使芦丁大量丢失，因此应减少油炸的烹饪方法，或在其表面挂糊上浆后再炸。

9. 菜花 菜花又称花菜，有白、绿两种，绿色的即西蓝花。两者的营养价值基本相同，菜花热量低、食物纤维含量高，还含有丰富的维生素和矿物质。菜花含黄酮类化合物较多，该化合物是一种良好的血管清理剂，能有效地清除血管上沉积的胆固醇、抗血小板聚凝、降低心脏病和脑卒中的发生风险。

10. 绿豆芽 绿豆芽降血脂效果显著，维生素 C 含量可达 6mg/100g，可有效促进胆固醇排泄。绿豆芽中的膳食纤维也能帮助清除体内胆固醇。绿豆芽适宜烹炒，油与盐不宜放得太多，炒时最好加些生姜丝和醋，姜性热，能抵消豆芽的寒性，醋可减少豆芽中维生素的损失。

11. 银耳 银耳滋而不腻，为滋补良药，富含膳食纤维，可加强胃肠蠕动，减少脂肪吸收。银耳多糖属真菌多糖，有降低胆固醇、增强免疫力、抗衰老和美容润肤等作用。

12. 姜黄 姜黄的主要活性成分为挥发油，如姜黄精、去氢姜黄精、姜烯等。姜黄能宣通血中之气，使气行而血不壅滞，且有通经止痛之功效；能增加胆汁生成和分泌，使粪便中排泄的胆酸和胆固醇增加。虽然姜黄促进胆汁分泌的作用较弱，但较持久。姜黄还能增加纤维蛋白的溶解活性，有抗血栓形成的作用。姜黄有兴奋子宫的作用，能使子宫收缩，因此，怀孕妇女应慎用。

13. 灵芝　灵芝含甾醇、生物碱、蛋白质、多糖类等，具有益精气、强筋骨之功效，主治精神疲乏、心悸失眠、高血压、高胆固醇血症、脑血管硬化等。

14. 山楂　山楂果实含山楂酸、苹果酸、枸橼酸、咖啡酸、内酯、脂肪、金丝桃苷、解脂酶、鞣质、蛋白质、槲皮素、核黄素、胡萝卜素、糖类及维生素类等多种功效成分。药理研究发现，家兔连服山楂制剂 3 周后，血清胆固醇显著下降。山楂与菊花、丹参、延胡索、金银花、红花、麦芽等配伍，可用于改善高脂血症、高血压、冠心病所致之胸闷隐痛。

15. 决明子　决明子具有清热、明目、润肠之功效。决明子含蒽醌苷，分解后产生大黄素、大黄素甲醚、大黄酸、大黄酚及葡萄糖等，还含有维生素 A 类物质。实验证明，决明子具有辅助降血压、降血脂、抗菌等作用，用于改善高脂血症有一定效果。决明子性寒，脾胃虚寒的人不宜大量服用，有泄泻与低血压者慎用决明子制剂。

16. 桑叶　桑叶以秋后结霜的干桑叶最佳。现代药理研究发现，桑叶中黄酮类化合物，如芦丁、槲皮素、异槲皮苷，具有明显降血糖、降血压、降血脂等作用，对于"三高"人群来说，常用桑叶代茶饮，可以辅助降低血清脂肪水平和抑制动脉粥样硬化形成。

17. 槐花　槐花是药食同源的食品，是凉血要药，具有清热泻火、凉血止血、降压降脂的功效，可预防心脑血管疾病。

（二）推荐食疗方

1. 枸杞猪肉汤

【材料】枸杞子 15g，猪瘦肉 250g，精盐、黄酒、葱段、姜、胡椒粉、味精、猪肉汤各适量。

【做法】枸杞子去杂洗净，猪瘦肉切丝炒至白色，加入黄酒、葱段、姜、精盐煸炒，注入猪肉汤，放入枸杞子，煮至肉熟烂，出锅加入胡椒粉、味精，佐餐食用。

【食谱解析】滋补强壮，安神明目，降血脂。可用于肝肾不足，精血亏虚，头晕眼花，高脂血症等的辅助食疗。

2. 海带绿豆汤

【材料】海带 150g，绿豆 150g，盐少许。

【做法】将海带浸泡、洗净、切块，然后与绿豆共煮至豆烂，最后加入少许盐即可。

【食谱解析】绿豆可以清热解毒，辅助降血压、降胆固醇；海带中的硫酸多糖能促使胆固醇排出体外。常喝海带绿豆汤能起到很好的控制胆固醇水平作用。

3. 山楂冬瓜汤

【材料】干山楂 15g 或鲜山楂 25g，冬瓜 100g。

【做法】将山楂、冬瓜连皮切片，加水适量煎煮 20 分钟即可，吃山楂、冬瓜，喝汤。

【食谱解析】山楂有扩张冠状动脉和促进胆固醇排泄的作用，能辅助降血压、降血脂。冬瓜所含的丙醇二酸可抑制糖类转化为脂肪，有防止体内脂肪堆积、血脂增高的作用。常饮此汤有显著辅助降血脂的效果。

4. 黑芝麻桑椹糊

【材料】黑芝麻、桑椹各 60g，白糖 10g，大米 30g。

【做法】将黑芝麻、桑椹、大米分别洗干净后，同放进罐中捣烂。砂锅里放清水 3 碗，煮沸后加入白糖，待糖溶化，水再沸后，放进捣烂的 3 种材料，煮成糊状服食。

【食谱解析】黑芝麻桑椹糊香甜可口，可除病益身，滋阴清热，有降低血脂之良效。

5. 荞麦南瓜粥

【材料】荞麦 50g，粳米 25g，南瓜 100g。

【做法】将南瓜去皮除籽、洗净，切成小丁。将荞麦洗净，用清水浸泡两个小时。将荞麦、粳米置锅内，加水煮沸后转为小火，煮熟后再加入南瓜丁，煮至米和南瓜熟透即可。可代主食食用。

【食谱解析】南瓜里含有大量的亚麻酸、油酸、软脂酸、硬脂酸，荞麦含有的油酸、亚油酸，均为优质脂肪酸，有利于降血脂。食材中所含的烟酸能促进新陈代谢，扩张小血管和降低血清胆固醇；镁能促进人体纤维蛋白溶解，扩张血管。

6. 枸杞菊花饮

【材料】枸杞子 15g，菊花 10g。

【做法】沸水冲泡枸杞子、菊花，每日代茶饮用。

【食谱解析】菊花枸杞茶具有清热解毒的功效，可以帮助清除体内的热毒，枸杞子含有活性化合物和维生素，有助于调节血压水平。

7. 山楂消脂饮

【材料】鲜山楂 30g，生槐花 5g，嫩荷叶 15g，桑叶 10g。

【做法】将以上材料放入锅中煮，待将熟烂时，用大勺压碎，再煮 10 分钟，取汁代茶饮。

【食谱解析】山楂有消积食、消除体内脂肪和减少脂肪吸收的功效。炒焦的山楂偏重开胃消食，生山楂偏重消肉积、降血压和降血脂；荷叶中含有的生物碱可以分解体内的脂肪，并将脂肪排出体外，从而降低血脂；槐花中含有的槲皮素能保护心血管系统，还能降低血液中的胆固醇含量，起到抑制高血压、降血脂的效果；桑叶的 γ-氨基丁酸可以降血压、降血脂。

8. 菊花绿茶饮

【材料】杭菊花 10g，绿茶 3g。

【做法】以开水冲泡杭菊花、绿茶。

【食谱解析】菊花清肝明目，绿茶有增强血管弹性、降低胆固醇的功效，长期饮用，对预防高脂血症及动脉硬化有较好的效果。

9. 灵芝炖猪蹄

【材料】灵芝 15g，猪蹄 1 只，料酒、精盐、味精、葱段、姜片、植物油各适量。

【做法】将猪蹄去毛洗净，灵芝切片；锅内放油烧热，将葱段、姜片煸香，放入猪蹄，加水、料酒、灵芝，用武火烧开，再改用文火炖至猪蹄烂熟，加盐、味精调味，吃猪蹄喝汤。

【食谱解析】该药膳为用滋补强壮、补肺益肾、健脾安神的灵芝配健脾胃、生津益血的猪蹄，经烹制而成的健中安神的保健菜肴。该药膳有改善气血不足或阴血亏虚所致的虚劳怔忡、不思饮食或失眠健忘、神经衰弱等功效。对心血管疾病，如冠心病、高血压、高脂血症等有辅助改善作用。

10. 小米黄豆粥

【材料】小米 100g，黄豆 50g。

【做法】小米、黄豆淘洗干净，用水浸泡 4 小时。锅置火上，倒入适量清水，放入黄豆用武火煮沸，改用文火煮至黄豆将酥烂，再下入小米，用文火慢慢熬煮，至粥稠即可。

【食谱解析】黄豆富含卵磷脂，可除掉附在血管壁上的胆固醇，防止血管硬化，预防心血管疾病，保护心脏。

11. 红枣菊花粥

【材料】大米 100g，菊花 10g，红枣 6 枚，红糖 10g。

【做法】红枣洗净，去核；菊花洗净；大米淘洗干净，用水浸泡 30 分钟。锅置火上，加适量清水烧开，放入红枣、大米煮至粥黏稠，加菊花、红糖再煮 5 分钟即可。

【食谱解析】红枣富含多种维生素、铁等营养物质，可降低血液中胆固醇含量，保护心血管系统，预防脂肪肝；菊花富含蛋白质、多种维生素、膳食纤维等，具有辅助治疗冠心病、降低血压、预防高脂血症的作用。

12. 茵陈蚬肉汤

【材料】蚬子（黄蚬子、白蚬子、花蚬子）120g，土茵陈30g，生姜3g，盐3g。

【做法】将土茵陈洗净；生姜去皮切片；取新鲜蚬子，用开水略煮去壳，取肉用；把全部原料一齐放入锅内，加清水适量，武火煮沸后，文火煮1小时，汤成去渣。

【食谱解析】该药膳有清热祛湿之效。茵陈有绵茵陈与土茵陈之分，二者功用不尽相同，土茵陈主产于广东，气味芳香而浓郁，偏于芳香化湿而退热，绵茵陈偏于清热祛湿以退黄，故本汤宜选用土茵陈。

13. 山楂黄精粥

【材料】山楂15g，黄精15g，粳米100g，白糖适量。

【做法】山楂、黄精煎取浓汁后去渣，入粳米煮粥，粥成时入白糖调味即可。

【食谱解析】黄精能健脾开胃，山楂则能助消化，二者共同起到增进食欲、帮助消化的作用，可滋阴健脾祛瘀、降血脂。

14. 芪参鲤鱼汤

【材料】当归3g，黄芪3g，党参5g，鲤鱼60g，生姜2片，料酒、花生油、盐适量。

【做法】鲤鱼洗净，去腥线，沥干水分备用；当归、黄芪、党参洗净，放入纱布袋中备用；锅烧热后加花生油适量，鲤鱼稍煎至两面微黄，加水500mL、料酒和生姜，将黄芪、党参同时放入锅中，武火烧开后小火煨约40分钟，略微加盐调味即可。

【食谱解析】当归、黄芪合用具有补气补血的作用，适用于气虚血瘀型高脂血症。

15. 桃仁鸡

【材料】桃仁（去皮尖）3g，山药15g，大枣3g，龙眼肉5g，鸡肉50g，生姜1片，盐适量。

【做法】鸡肉焯水，清水冲洗干净，将桃仁（去皮尖）、山药、大枣、龙眼肉、生姜，同鸡肉一起放入汤煲，加水适量，武火烧开，文火煲60分钟，略微加盐调味。

【食谱解析】桃仁鸡补气活血，适宜于气虚血瘀型的高脂血症人群，有助于调治气短乏力、疲倦少言、胸胁刺痛、活动后诱发或加重、出汗多、舌有瘀点瘀斑等不适。

16. 归芪汤

【材料】当归10g，黄芪6g，生姜2片，鸡肉50g，盐适量。

【做法】鸡肉洗净，用水煮去血沫，沥干备用；将黄芪、当归清洗后放入纱布袋中，与鸡肉、生姜一起放入砂锅中，加水适量，煮1小时，略微加盐调味即可。

【食谱解析】归芪汤主要用于气血亏虚的人群。当归的主要作用是补血、活血、止痛、润肠，是非常好的补血药物，黄芪具有健脾补中、升阳举陷、益卫固表、利尿、托毒生肌的功效；鸡肉具有温中、益气、补精、填髓的功效。全方合用，即具益气健脾、活血补血的功效，适用于气血亏虚、瘀血内停所引起的头晕头痛、气短乏力等。

第五节　高血压

一、概述

（一）高血压的定义和影响

高血压是在未使用降压药物的情况下，非同日3次测量诊室血压，收缩压 ≥ 140mmHg 和（或）舒张压 ≥ 90mmHg 的心血管综合征。高血压是一种严重威胁人类健康的慢性疾病。据统计，全球约有10亿人患有高血压。在中国，高血压患者人数也在不断增加，并呈年轻化趋势。高血压的危害主要是对心脑血管、肾脏，以及眼底等身体系统器官的功能造成损害。长期血压升高会损伤各器官的血管，最终损伤这些器官，引发严重的并发症，如脑血管病、心力衰竭、冠状动脉粥样硬化性心脏病、慢性肾衰竭等。

高血压是心脑血管病的主要危险因素之一。如果不对高血压进行及时有效的治疗，会极大地增加心脑血管疾病的发生风险。控制高血压可以降低心肌梗死、心力衰竭等相关风险。同时，控制高血压能预防脑卒中和脑梗死，减少脑出血。治疗高血压不仅可提升生活质量，缓解头痛、头晕症状，还能降低医疗成本，减少治疗并发症费用。据统计，高血压治疗可使心血管事件发生率降低30%以上，脑卒中降低34%，医疗费用减少50%以上。

（二）中医对高血压的认识

中医没有高血压这个病名，高血压属于中医"眩晕""头痛""肝风""肝阳"等病证的范畴。因此，中医对高血压也主要从眩晕和头痛这两个方面来进行诊治。随着人们对健康的重视程度不断提高，食疗作为一种天然、安全的辅助治疗方法，受到了越来越多的关注。

1. 眩晕 从中医角度看，高血压属于肝胆系统疾病。中医学认为眩晕属肝所主，如《黄帝内经》就提到"诸风掉眩，皆属于肝"。"眩"是指眼花或者眼前发黑，"晕"则指自我感觉旋转，两者合并则为眩晕。中医诊断疾病除了辨病，还要辨证。就辨病而言，头晕、视物旋转，则可以诊断为眩晕。辨证在中医诊治中发挥更重要作用，眩晕型的高血压，中医学认为属虚实两端。虚者多是气、血、精不足；实者多有风、火、痰、瘀。

2. 头痛 从中医角度看，头痛也属于肝胆系统疾病。头痛型高血压除了辨病，还有辨证。首先，头痛要辨清是外感头痛还是内伤头痛。高血压的头痛多起病缓慢，疼痛轻微，故多属内伤头痛。其次，头痛还要辨清性质。结合高血压特点，头痛的性质有这几类：胀痛多属于肝阳上亢，刺痛且痛有定处的多属于瘀血，头痛重如裹的多属于痰湿，隐痛或空痛的多属虚证。总的来说，头痛型要比眩晕型的辨证复杂一些。

高血压是危害人类健康的常见病和多发病，可以引起严重的心、脑、肾并发症，是脑卒中和冠心病的主要危险因素。

临床中高血压主要包括以下几种类型。

1. 阴虚阳亢证 其主要表现为眩晕头痛、五心烦热、心悸失眠、耳聋健忘，舌红苔少、脉弦细而数等。治宜滋阴潜阳。

2. 阴阳两虚证 其主要表现为眩晕耳聋、心悸气短、腰膝酸痛、夜尿频多，舌红苔少、脉弦细等。治宜阴阳双补。

3. 肝阳上亢证 其主要表现为头痛眩晕、面红目赤、烦躁易怒、口苦口干，舌红苔黄、脉弦数等。治宜平肝潜阳。

4. 痰湿壅盛证 其主要表现为头晕耳鸣、头重如裹、心悸失眠、形体肥胖，舌胖苔腻、脉弦等。治宜祛痰化浊。

（三）食疗药膳原则

高血压患者的饮食以低盐、低脂、低热量，少甜、少酒、少饮茶，即"三低三少"为原则。提倡饮食以素食为主，宜清淡、低食盐，避免含钠较高的食品，如咸肉、香肠等，宜高维生素、高纤维素、高钙、低脂肪、低胆固醇饮食。建议多吃粗粮、杂粮、新鲜蔬菜、水果、豆制品、瘦肉、鱼、鸡等食物，建议用植物油，少吃猪油、油腻食品，以及白糖、辛辣、浓茶、咖啡等。建议少量喝茶和适量饮酒，尽量饮用硬水，如泉水、深井水、天然矿泉水等。总之，高血压患者的饮食以清淡为主，宁素勿荤，宁淡勿浓，宁饥勿饱，生活上做到调情志、益肾精、慎饮食。

二、食疗建议

（一）适宜于高血压人群的食材

1. 竹笋 竹笋特别是春笋，是高血压患者推荐食用的一道食物。竹笋具有低脂肪、低糖、高纤维素的特点，降血压效果非常好。

2. 海带 海带营养非常丰富，能够防止脂肪在动脉壁中沉积，防止动脉硬化，高血压患者经常吃海带炖豆腐，能够辅助控制血压。

3. 白菜 白菜含有丰富的钾元素，钾元素有利尿的效果，同时可以促进盐分排泄。白菜还含有丰富的维生素 C 及硫化物，如异硫氰酸酯，能够有效预防动脉粥样硬化及心血管疾病，高血压患者经常吃白菜，有利于控制血压。

4. 香菇 现代研究发现，香菇低脂肪、高蛋白，富含氨基酸、维生素、矿物质、膳食纤维、香菇多糖、香菇嘌呤、氧化酶等，具有降血脂、降血压和增强免疫力等多种作用，特别是预防心血管疾病的作用良好，适宜于高血压患者食用。

5. 冬瓜 冬瓜被列入控制血压食物的一个重要原因在于其含钠量低，是肾脏病、水肿及高血压患者一道非常健康的食物，控制血压功效非常好。

6. 西红柿 西红柿含有丰富的番茄素和纤维，能够结合人体胆固醇排泄，进一步起到降血压的作用，所以高血压患者多吃西红柿对稳定血压有很大的帮助。

7. 大蒜 大蒜中的硫化物等活性成分，可扩张血管、降低外周血管阻力、增加一氧化氮的合成等，从而降低血压。此外，大蒜素具有抗氧化、抗炎、抗血小板聚集等作用，有助于改善心血管健康。临床研究显示，长期食用大蒜对控制血压有很好的帮助作用。

8. 紫色茄子 紫色茄子含有大量的芦丁和皂苷等物质，能够控制血液中的胆固醇水平，还能提高毛细血管抵抗力，对心血管有很好的保护作用，建议高血压患者多食用紫色茄子。

9. 菠菜 菠菜营养丰富、热量低、纤维素含量高，并且含有促进心脏健康的叶酸、钾和镁等元素，对于降低血压、保持心脏健康都有一定的作用。

10. 圆白菜汁 圆白菜汁具有促进造血功能的恢复、抗血管硬化作用，有助于阻止糖类转变成脂肪、防止胆固醇沉积。

11. 葵花子 进食坚果及豆科植物对人们的心脏功能有好处。葵花子是良好的膳食纤维来源，其中含有钾，有降血压作用；其含有丰富的不饱和脂肪酸、蛋白质、钙、镁、铁和维生素等，可以为人体提供全面的营养。但是，含盐多的葵花子也不能多吃，以防钠摄入过多导致血压升高。

12. 苋菜　苋菜具有清热解毒、收敛止血、抗炎退肿、治疗下痢之功效，对于湿热所致的赤白痢疾及肝火上炎所致的目赤目痛、咽喉红肿不利等，均有一定的辅助治疗作用。常吃低钠高钾的苋菜，能够帮助多余的水分排出体外，维持血压的稳定。

13. 茼蒿　茼蒿可消食开胃、通便利肠、清血养心、润肺化痰、利小便、降血压。茼蒿中的芳香精油遇热易挥发，烹调时应以旺火快炒。汆汤或凉拌适宜于胃肠功能不佳者。与肉、蛋等荤菜共炒可提高其对维生素 A 的利用率。

14. 芹菜叶　在许多营养成分的对比之中，芹菜叶的含量都要高于芹菜茎。芹菜叶中维生素 E，以及镁、锰、铜、磷四种矿物质含量均较高，并含有丰富的钾和叶绿素等，这些成分能够促进身体内部代谢，调节体内电解质平衡，从而起到降低血压的作用。

15. 葛根　葛根是常用的祛风解表药，始载于《神农本草经》，别名"鸡齐根"。葛根可以改善脑循环、降血压，消除高血压症状；能帮助药物透过血脑屏障，提高药物的疗效。葛根能升阳止泻、减慢心率，可增加心脏每分搏出量，降低心肌的耗氧量。临床报道葛根用于治疗高血压伴有颈项强痛者疗效显著。

16. 菊花　菊花含花青素和黄酮类有效成分，具有扩张血管、降低血压的作用，可以作为辅助治疗高血压的天然药物。

17. 桑叶　对桑叶化学成分的研究表明，桑叶中含有黄酮类、生物碱类、苯丙素类、有机酸类、甾体及三萜类等多种活性化合物。现代药理研究表明，桑叶具有辅助降血压、降血糖、降血脂、清除氧自由基、抗感染及抗病毒等作用。桑叶发挥降血压功效的主要活性成分为桑叶黄酮和 γ – 氨基丁酸，桑叶总黄酮含量约占桑叶干重的 $1\% \sim 3\%$，是所有植物茎叶中含量较高的一种化合物。其中的芸香苷、槲皮素、异槲皮苷等黄酮类物质能增加离体及在体蛙心的收缩力与输出量，并降低心率。芸香苷可使蟾蜍下肢及兔耳血管收缩。槲皮素可扩张冠状血管，改善心肌循环。芸香苷、槲皮素有降血压作用。

18. 决明子　决明子不但可以降血压还具有明显降低血清胆固醇的作用，可防止或延缓高血压患者动脉粥样硬化的形成。此外，决明子中还含有大黄素、大黄酚等有机物，有助于排除胃肠积滞，有通便的作用，特别适宜于高血压、高脂血症兼有便秘者服用。

19. 山楂　山楂中含有总黄酮和金丝桃苷等活性成分，其中焦山楂的总黄酮量最高，可作为降压降脂药材的首选。由于山楂炮制过程中高温处理易导致脱水、甜味消失，不建议日常食用。由于干山楂中总黄酮和金丝桃苷含量低，起不到降压降脂作用，建议在中医师的指导下生食山楂。山楂可生吃，也可煮熟了吃，按中药制法又分为生、炒、焦、炭四种，不同制法的山楂功效也不相同。一般生山楂、炒山楂用于减肥，有降脂瘦身、活血化瘀作用；熟山楂和焦山楂能增强消化功能，多用于消肉食积滞；炮制后的山楂炭多用于治疗痢疾和肠炎。

20. 天麻 天麻的主要功能是息风止痉、祛风通络，能够缓解肝风内动、头晕目眩、筋骨疼痛等。现代药理研究显示，天麻能在一定程度上降低血管阻力，促进血液循环，有降血压的作用，适用于肝阳上亢所致的头痛、眩晕等。

21. 槐花 中医学认为槐花具有清热解毒、凉血润肺、降血压、预防中风的功效。槐花作为中药通常是长期大量使用才有效果，而且使用的都是炮制过的干花，其药性更强，所以高血压患者可以适当吃一些槐花调节口味，但绝对不能将日常降压药停用或者减量，否则很容易发生危险。

22. 莱菔子 莱菔子可消食除胀，用于治疗食积气滞；还可祛痰降气，用于治疗痰浊壅盛。莱菔子所含的芥子碱有明显的降血压作用，而且效果稳定，所以莱菔子是一味治疗高血压的常用药。

莱菔子行气而不破气，用参类补气时稍佐莱菔子（10g 以下）补而不滞，能提高疗效。正如《本草新编》所云："人参得萝卜子，其功更神，盖人参补气，骤服气必难受，非止喘胀之症也，然得萝卜子，以行其补中之利气，则气平而易受，是萝卜子平气之有余，非损气之不足，实制人参以平其气，非制人参以伤其气。"因此，莱菔子应发挥其降压之新用，并不破气，与参芪通用无妨矣。

莱菔子消食除胀、祛痰降气，哮喘患者痰多用莱菔子有效，既能平喘降气，又能祛痰还能降血压，高血压的患者无论是哪个类型，都可以用莱菔子来降血压。

（二）推荐食疗方

1. 芹菜粥

【材料】芹菜连根 120g，粳米 250g，盐和味精各适量。

【做法】将芹菜洗净，切成六分长的段，粳米淘净。芹菜、粳米放入锅内，加清水适量，用武火烧沸后，转用文火炖至米烂成粥，再加少许盐和味精，搅匀即成。

【食谱解析】中医学认为芹菜是凉性的蔬菜，有平肝凉血、清热利湿的功效。芹菜具有辅助降压、抗动脉粥样硬化作用，适用于高血压的患者。

2. 芹菜红枣茶

【材料】芹菜 350～700g，红枣 100～200g，绿茶 10g

【做法】将芹菜、红枣、绿茶一起加水适量煮汤。

【食谱解析】芹菜红枣茶能平肝养血，清热利尿，理胃中湿浊，除心下烦热，适用于高血压、急性黄疸型肝炎、膀胱炎等人群。

3. 杜仲茶

【材料】杜仲叶、绿茶各 6g。

【做法】用开水冲泡杜仲叶、绿茶，加盖 5 分钟后饮用。

【食谱解析】杜仲茶能补肝肾、强筋骨、辅助降血压，适宜于高血压合并心脏病患者饮用。

4. 栀子茶

【材料】芽茶、栀子各 30g。

【做法】将芽茶、栀子一起加水适量（或 800 ～ 1000mL），煎浓汁 1 碗（400 ～ 500mL）。

【食谱解析】栀子茶能泻火清肝，凉血降压，适用于高血压头痛、头晕者饮用。

5. 山楂荷叶茶

【材料】山楂、绿茶各 15g，荷叶 12g。

【做法】山楂、绿茶共切细，加水煎或以沸水冲泡，取浓汁即可。

【食谱解析】源自《经验方》。消脂化滞，降压减肥，适用于高血压、高脂血症、肥胖者饮用。

6. 天麻茶

【材料】天麻 6g，绿茶 3g，蜂蜜适量。

【做法】先将天麻煎沸 20 分钟，加入绿茶，稍沸片刻即可。取汁，调入蜂蜜。

【食谱解析】天麻茶能平肝潜阳，疏风止痛，适用于高血压头痛、头晕者饮用。

7. 绿茶芝麻汤

【材料】芝麻适量，绿茶 1g，红糖 25g。

【做法】芝麻炒熟备用，每次取 5g，另加绿茶、红糖一并入杯，加沸水 400mL 即成。

【食谱解析】绿茶芝麻汤能养肝补肾，润五脏，抗衰老，适用于阴虚头晕、高血压者饮用。

8. 三宝茶

【材料】普洱茶、菊花、罗汉果各适量。

【做法】以沸水冲泡普洱茶、菊花、罗汉果 10 分钟，至温频频饮服。

【食谱解析】三宝茶能辅助降压、降脂、减肥，适用于高血压、高脂血症及肝阳上亢之头痛头晕者饮用。

9. 海参粥

【材料】海参 30g，粳米 60g。

【做法】先将海参浸透，剖洗干净，同粳米煮粥，空腹食之。

【食谱解析】海参能补肾益精、养血润燥，属于高蛋白、低脂肪的食用佳品。《本草纲目拾遗》认为它能"生百脉血"，高血压食用海参既可补虚又可软化血管。粳米能健脾和胃、利小便。粳米与海参同用，老年虚性高血压食用甚为适宜。

10. 茄子肉末粥

【材料】紫茄 200g，肉末 50g，粳米 100g，葱花、生姜末、黄酒、精盐、味精各适量。

【做法】将茄子洗净，切成丝，用沸水焯一下，沥去水备用。炒锅置火上。加植物油，烧至七成热时，加葱花、生姜末，煸炒出香，加肉末、黄酒，熘炒至肉将熟时，加入茄丝翻炒片刻，离火待用。将粳米淘净，放入砂锅，加水适量，煨煮成稠粥，粥将成时，拌入茄丝、肉末，加精盐、味精，再煮至沸即成。

【食谱解析】茄子肉末粥具有清热活血、利尿降压的功效，适用于高血压、冠心病、动脉硬化症者食用。

第六节 痛 风

一、概述

（一）痛风的定义和影响

痛风是由于嘌呤代谢紊乱和（或）尿酸排泄减少，导致血尿酸水平升高，尿酸盐结晶沉积在关节及周围软组织，引发的以急性关节炎反复发作、痛风石形成、慢性关节炎和关节畸形为特征的代谢性疾病。高尿酸血症及由此而引起痛风性急性关节炎反复发作、痛风石沉积、痛风石性慢性关节炎和关节畸形，并常累及肾脏引起慢性间质性肾炎和尿酸肾结石形成。根据病因分为原发性和继发性两大类，原发性者病因除少数由于酶缺陷引起外，大多未阐明，常伴高脂血症、肥胖、糖尿病、高血压、动脉硬化和冠心病等，属遗传性疾病。继发性者可由肾脏病、血液病及药物等多种原因引起。本病多见于 40 岁以上男性，绝经期后的妇女也有发生。本病常伴随酒食失节、过劳、受寒或感染等多种因素复发，以春秋季发作较多，且常在午夜突然发病。本病除药物引起者外，大多缺乏针对性有效治疗方法，患者在晚期常伴肾功能障碍，影响健康和生活质量。

（二）中医对痛风的认识

中医学认为痛风属于"痹证"范畴，主要由于正气不足，风、寒、湿、热等外邪侵袭人体，痹阻经络，气血运行不畅所致。根据痛风的病因病机及临床表现，中医将痛风主要分为以下几类。

1. 湿热痹阻型　痛风患者表现为关节红肿热痛，痛处拒按，触之局部灼热，可能伴有发热、口渴、尿黄、便秘等症状。治疗上以清热利湿、通络止痛为主。

2. 风寒湿痹型　痛风患者关节疼痛剧烈，痛处固定，遇寒加重，得热则减，关节屈伸不利，常伴有肢体重着、麻木不仁等症状。治疗上以祛风散寒、除湿通络为主。

3. 痰瘀互结型　痛风患者关节肿大，甚至变形，疼痛剧烈，痛有定处，关节部位可触及硬结，舌质紫暗或有瘀斑，苔白腻。治疗上以化痰祛瘀、活血通络为主。

4. 脾虚湿阻型　痛风患者关节酸痛，肿胀，面色无华，乏力，纳差，舌淡胖，苔白腻。治疗上以健脾益气、除湿通络为主。

5. 肝肾亏虚型　痛风患者病程日久，关节疼痛绵绵，时作时止，腰膝酸软，头晕耳鸣，舌淡红，苔薄白。治疗上以补肝肾、强筋骨、祛风湿为主。

6. 风湿热痹型　痛风患者关节红肿热痛，痛不可近，关节活动受限，伴有发热、口渴、尿赤、便秘等症状。治疗上以清热疏风、祛湿止痛为主。

（三）食疗药膳原则

痛风患者应坚持低嘌呤饮食原则，尽量限制动物性高嘌呤食物的摄入。但牛奶、蛋类等低嘌呤食物，富含人体必需氨基酸的优质蛋白，痛风患者完全可以食用，高胆固醇血症患者需注意吃蛋黄不可过量。此外，病情较轻的痛风患者也不能多饮肉汤。痛风患者急性发作期除限制嘌呤含量高的动物性食物外，也要尽量避免食用豆类、香菇、菠菜等嘌呤含量较高的蔬菜摄入。痛风患者在急性期，宜选用含嘌呤较少的食物，以牛奶及其制品、蛋类、细粮、蔬菜、水果为主；在缓解期，可增加含嘌呤中等量的食物，但应适量，尤其不宜在一餐进食过多。不论急性期或缓解期，均应避免含嘌呤高的食物。

二、食疗建议

（一）适宜于痛风人群的食材

1. 芹菜 芹菜能利尿、促进尿酸排出。芹菜中含有胡萝卜素、维生素 B_1、维生素 B_2、维生素 C、钾、钠、镁、膳食纤维等多种成分，基本不含嘌呤。钾能有效防止尿酸蓄积，有很强的利尿作用，使尿酸随着尿一同排出。因此，芹菜可以视为天然的利尿剂。芹菜中含有的钾和食物纤维有降血压作用，对于痛风并发症之一的高血压也有辅助改善效果。芹菜在经过水洗和加热处理会导致部分钾流失掉。为了有效地摄取芹菜中的钾，水洗时应尽量迅速，洗完后充分除去水分。

2. 西红柿 西红柿是碱性食品，能碱化尿液，溶解更多尿酸，可促进尿酸的排泄。西红柿中含有食物纤维、果胶、柠檬酸、草果酸、维生素、钾、磷、氨基酸、碳水化合物、番茄红素等多种营养和功效的成分。而且它还有洁肠、解热、改善高血压和肝病的作用。

高尿酸血症易导致高血压等并发症。西红柿中所含的钾有助于降低血压；维生素类有强化血管、减少胆固醇的作用；番茄红素有较强的抗氧化作用，能预防动脉硬化。也就是说，西红柿可以从多方面预防高尿酸血症的并发症。需要注意的是，有高血压倾向的人，最好食用未添加食盐的西红柿。

3. 荸荠 荸荠有清热生津的作用。在各种热病过程中，出现津伤发热，均可食用荸荠。热病伤津、风火赤眼、黄疸湿热、咽喉肿痛、饮食积滞、大便下血等均宜食用。痛风多热毒肉盛，荸荠是宜于多吃的食物。

4. 萝卜 萝卜属碱性食品，含有多量的水分和维生素，而含嘌呤成分较少。生食、凉拌、煮食或煨汤均可。

5. 甘蓝 甘蓝俗称包菜、心菜，基本上不含嘌呤，它含有大量的维生素 C，能帮助排泄体内有害物质而不损伤机体。因此，痛风之人宜食甘蓝。

6. 马铃薯 马铃薯是一种碱性食品，基本上不含嘌呤，同时还含有大量的维生素 C 和丰富的钾盐，有利尿作用。

7. 黄瓜 黄瓜属于碱性瓜菜食品，它含有丰富的维生素 C、钾盐和较多的水分。中医学认为黄瓜有除热、利水、解毒、生津止渴等作用，可帮助排泄出多余的尿酸，生吃或做凉拌菜皆可。

8. 青菜　青菜俗称白菜、菘菜，基本上不含嘌呤，它不仅含较多的维生素 C 和钾盐，而且还属于碱性食物，痛风患者一年四季均可常吃。

9. 山慈菇　山慈菇有控制炎症、止痛、清热解毒、消痈散结的作用，适用于湿热型急性痛风发作期人群食用。使用时应注意，大量久服可引起胃肠道反应、多发性神经炎，应注意一次不宜摄入过量。

10. 芦笋　芦笋还有清除异味的作用，可将摄入体内或积存于体内的许多有毒芳香类物质排出体外。芦笋中所含的天门冬酰胺还是一种有效的肾脏排毒清洁剂，具有清除肾脏结石的作用；同时芦笋还能降低肾小管的重吸收，具有利尿排毒作用，这也有助于缓解痛风所导致的关节疼痛。

11. 葛根　葛根含有葛根素，葛根素能促进免疫细胞、炎症细胞，提升黏附因子的表达，可发表解肌，去火清热。另外，葛根提取物能缓解急性痛风性关节炎模型大鼠的关节肿胀，并降低血尿酸水平。

12. 土茯苓　《本草正义》有曰："土茯苓，利湿去热，能入络，搜剔湿热之蕴毒。"现代研究表明，土茯苓可消肿解毒，祛湿通络，对肾功能有保护作用，还能增加尿酸盐排泄，有助于降低血尿酸水平。

13. 薏苡仁　薏苡仁有解热镇痛、健脾渗湿、除痹止泻的作用。薏苡仁渗湿利水，联合活血化瘀止痛、健脾祛湿、强筋骨的药物一起运用，有助于改善痛风症状。现代研究表明，薏苡仁提取物能显著降低高尿酸血症小鼠血清尿酸水平。

14. 百合　百合功能润肺止咳，清心安神，主要用于治疗肺热咳嗽、虚烦惊悸，以及失眠多梦等。现代研究发现，百合含有秋水仙碱，而秋水仙碱制剂是临床治疗痛风的特效药，可改善关节炎症状。百合所含的秋水仙碱对痛风有明显的治疗作用，但其含秋水仙碱量甚微，长期食用才能发挥其治疗功效。

（二）推荐食疗方

1. 薏苡仁茅根苦瓜粥

【材料】鲜苦瓜 150g，赤小豆 90g，粳米 60g，薏苡仁 30g，白茅根 30g。

【做法】将鲜苦瓜切成小块，与薏苡仁、白茅根、赤小豆、粳米同煮粥。

【食谱解析】薏苡仁茅根苦瓜粥适宜于风湿、类风湿、强直性脊柱炎、骨质增生、痛风、颈椎病患者食用。

2. 萝卜蜇丝

【材料】白萝卜 500g，海蜇皮 500g，红辣椒、精盐、味精、米醋、白糖各适量。

【做法】海蜇皮剔去红膜，在流动的清水中泡去腥涩味后，挤干水分，切成细丝；白萝卜洗净，去皮，切丝；红辣椒去蒂、籽，洗净，切细丝；白萝卜丝用精盐腌渍10分钟，挤干盐味和水分；挤干水分与盐的萝卜丝与海蜇皮、辣椒丝（少许）和在一起，加入精盐、味精、米醋、白糖调成甜酸味，拌匀即成。

【食谱解析】萝卜蜇丝有辅助降血糖、降血脂的作用，适宜于高血脂、高血压、痛风、糖尿病患者食用。

3. 葱油炝瓜条

【材料】黄瓜 500g，香油、葱丝、味精、盐各适量。

【做法】黄瓜洗净，切成 6cm 长的段，然后切成瓜条，去掉心。锅置火上，放入水烧沸，下瓜条焯一下马上捞出过凉，放入较大容器中。锅内放入香油烧热，放入葱丝煸炒出葱香味后马上倒入装黄瓜的容器内，凉后把黄瓜沥干水，放入盘中，放入味精、盐和浸泡黄瓜的葱油拌匀即可。

【食谱解析】葱油炝瓜条有延缓肌肤衰老的作用，适宜于糖尿病、痛风、肥胖者食用。

4. 炒丝瓜

【材料】丝瓜 250g，生姜 5g，枸杞 5g。

【做法】丝瓜去皮洗净，切成薄片；油烧至九成热时，加入姜丝、葱爆香后，放入枸杞粒炒匀，放入丝瓜、精盐翻炒；至丝瓜熟时，加入食盐稍炒即成。

【食谱解析】炒丝瓜有解毒止痛、化瘀清热、美容减肥的功效，适宜于咽炎、痛风患者食用。

5. 薏苡仁山药猪肚汤

【材料】猪肚 1 个，薏苡仁 30g，砂仁 5g，山药 100g。

【做法】先将猪肚洗净，再把薏苡仁、砂仁、山药纳入猪肚中，加水 6 杯，用麻绳把猪肚口结扎放入锅内，加适量水煎约两小时，将猪肚取出，去药渣即可。

【食谱解析】薏苡仁山药猪肚汤适宜于风湿性关节炎、类风湿关节炎、强直性脊柱炎、骨质增生、痛风、颈椎病患者食用。

6. 健脾利湿冬瓜汤

【材料】猪骨、陈皮、生姜、冬瓜、赤小豆、扁豆和薏苡仁各适量。

【做法】把上述食材清洗干净后，冬瓜连皮带籽切成小块，猪骨斩断，入锅中，然后加适量的水熬成汤即可作佐餐服用。

【食谱解析】有健脾利湿、缓解痛风的作用。

7. 草本利湿饮

【材料】栀子、佛手、菊苣、沙棘、桑叶、葛根、山药各 5g。

【做法】取上述材料，加水煎煮。

【食谱解析】源于《食疗本草》。以上 7 种药食同源材料相辅相成，能辅助降低尿酸、消肿止痛、防止肾衰竭、控制痛风发作。

8. 百合汤

【材料】百合 20～30g。

【做法】百合洗净，加水浸泡约 1 小时，煎汤或蒸熟食，可长期服用。

【食谱解析】润肺止咳，宁心安神。百合含秋水仙碱等成分，可辅助控制痛风性关节炎。

9. 百前蜜

【材料】百合 20g，车前子 30g，蜂蜜 1 勺。

【做法】取百合、车前子加水约 500mL 煎煮，取煎液加蜂蜜 1 勺，调匀。

【食谱解析】补肺益气，健脾利尿。车前子有利于尿酸排泄，可以避免痛风性关节炎发作。

10. 土茯苓炖甲鱼

【材料】土茯苓 100g，甲鱼 1 只，火腿肉 30g，葱、姜、盐各适量。

【做法】先将甲鱼洗净，去内脏，用热水烫洗净，土茯苓加水浸泡约两小时，煎煮取汁。取火腿肉切成薄片，将甲鱼、葱、姜、火腿片放入锅中，加入煎好的土茯苓药汁，文火炖 3 小时，调味即可。

【食谱解析】清热解毒，健脾通络。土茯苓清利湿热，对痛风湿热下注者有改善效果，可增加尿酸的排泄，配合养阴补虚的甲鱼，适宜于痛风阴虚湿热证者食用。

11. 薯蓣薤白粥

【材料】生怀山药 100g，薤白 10g，粳米 50g，清半夏 30g，黄芪 30g，白糖适量。

【做法】先将粳米洗净，加入切细的怀山药和洗净的半夏、薤白、黄芪，共煮，加入白糖后食用。

【食谱解析】益气通阳，化痰除痹。本膳适用于脾虚不运，痰浊内生而致气虚痰阻之痛风。

12. 桃仁土茯苓粥

【材料】桃仁 15g，土茯苓 30g，陈皮 9g，粳米 50g。

【做法】先将桃仁洗净，用沸水烫，去皮及尖部，土茯苓加水浸泡 1 小时，煎取药汁备用，粳米淘洗干净，将桃仁、粳米、土茯苓药汁放入锅中，加陈皮烹煮。

【食谱解析】清热解毒，活血益肝，通络止痛。本膳适用于瘀血痰浊痹阻型痛风者食用。

第七章　亚健康状态人群的营养支持与中医食疗调理

第一节　概　述

亚健康是指人的身心处于疾病与健康之间的一种状态。处于亚健康状态的人虽无明确的疾病，但在躯体上、心理上及社会交往上出现各种不适应的感觉和症状，表现出活力、反应能力和适应能力下降，如疲劳、睡眠障碍、疼痛、胃肠不适等症状。其中疲劳发生率最高，其次为睡眠障碍，严重影响了人们的生活质量。

依据 2008 年中华中医药学会发布的《亚健康中医临床指南》中的诊断标准：躯体、精神心理的不适或者社会适应能力下降持续 3 个月以上，且排除可能与上述症状相关的疾病，即为亚健康状态。目前一般使用自评表或调查问卷对亚健康进行评分，但这些表格及问卷无统一标准，因此诊断率存在差异。调查结果显示，我国亚健康人群发生率在 20% ～ 80%，发生年龄主要在 35 ～ 60 岁。其中，中年知识分子和从事脑力劳动为主的白领人士是亚健康高发人群，青少年亚健康问题令人担忧，老年人亚健康问题复杂多变，特殊职业人员亚健康问题突出。

一、亚健康类型

如果以世界卫生组织四位一体的健康新概念为依据，亚健康可划分为以下四类。

1. 躯体亚健康　主要表现为面色无光泽或晦暗、皮肤粗糙、疲劳、虚弱、周身不适、活动后心悸气短、四肢酸软或疼痛、毛发易脱落、眼睛干涩、视物模糊、听力下降、食欲不振、便秘、尿频、尿急、头晕、头痛、性功能下降和月经周期紊乱等。

2. 心理亚健康　主要表现为不明原因的脑力疲劳、思维紊乱、恐慌、焦虑、自卑及神经质、精神不振或紧张、睡眠异常、心情抑郁、焦虑不安、急躁易怒、情绪不稳定、脾气暴躁、思维不清晰、记忆力下降、注意力不集中、冷漠、孤独、轻率，甚至产生自杀念头等。

3. 社会适应性亚健康　突出表现为对工作、生活、学习等环境难以适应，不能坦然面对挫折，对人际关系难以协调，家庭不和睦，自我认同感较差，幸福感较差。角色错位和不适应是社会适应性亚健康的集中表现。

4. 道德方面的亚健康 主要表现为世界观、人生观和价值观上存在着明显的损人害己的偏差。

此外，如果按身体的组织结构和系统器官划分，则亚健康可分为神经精神系统、心血管系统、消化系统、骨关节系统、泌尿生殖系统、呼吸系统、特殊感官等的亚健康状态。

二、引起亚健康的主要因素

1. 不良的饮食习惯 如高脂肪、高蛋白、高热量、高盐的饮食结构，过饥过饱的饮食不均衡状态，酗酒及久坐不运动的生活习惯等，易造成消化系统功能的损害，日积月累导致亚健康状态。

2. 工作压力大 现代社会竞争较为激烈，工作节奏快、时间长、强度大，熬夜、睡眠时间短等现象已成为都市生活的主旋律，导致身体长期处于不能正常休息和放松的状态。而睡眠不足会导致人的体力、脑力下降，反应迟钝，注意力不能集中；长期的身体和精神上的疲乏会使工作、学习能力逐渐下降，进而影响机体的正常功能，导致亚健康状态的出现。

3. 心理因素 在现实生活中，许多人面临诸多如学业、择偶、工作、社交、情感等理想与现实的矛盾，会不同程度地存在着抑郁、嫉妒、虚荣、求全、矛盾等心理情况。当不良的因素打乱了心理平衡状态或无法自我调节时，就会造成亚健康或病理状态。

4. 缺乏运动 适当的运动能够促进全身的新陈代谢、去腐生新、增强体质。但如果长时间缺乏运动则易影响气血的正常运行，久而久之就会出现亚健康状态。

三、亚健康人群的食疗

近年来，随着人们生活水平的提高，越来越多的人重视自身的健康问题。中医学认为，人体的阴阳平衡才是健康的标志，而水谷精微是人体健康必不可少的物质基础。

食疗是中医宝库的一个重要组成部分。在中医理论指导下，利用食药两用材料精心制作成食品，可以纠正机体亚健康状态，平衡阴阳气血，保障人们身心健康，远离亚健康状态。食疗通过个性化的调养，使个人身体达到最佳状态。

我国食疗养生的发展源远流长，自古以来就有"医食同源"之说。在《诗经》《黄帝内经》《本草纲目》《备急千金要方》等古代典籍中，都有关于食疗的记载。如出自汉代《金匮要略》中的酸枣仁汤可用于治疗失眠、紧张性头痛、焦虑障碍、心悸、躁狂等病证。《滋补中药保健菜谱》中的夫妻肺片具有温中补阳、益气补肺的功效，适用于腰膝酸软、疲乏无力、畏寒、食欲不振、小便清长、大便溏、语声低微、气短等肺气虚及脾肾阳虚的症状。本章着重讨论几种常见亚健康状态人群的营养支持，并结合中医食疗理论，探讨亚健康状态人群的中医食疗调理。

第二节　疲劳综合征

一、概述

（一）疲劳的定义和影响

现代生活节奏快，工作压力大，导致许多人出现疲劳状态。疲劳综合征即慢性疲劳综合征（chronic fatigue syndrome，CFS），又称肌痛性脑脊髓炎（myalgic encephalomyelitis，ME）或慢性疲劳免疫功能紊乱综合征（chronic fatigue immune dysfunction syndrome，CFIDS），是 1987 年由美国疾病控制中心正式命名。慢性疲劳综合征是以持续并反复发作半年以上，不明原因的极度疲劳为主要表现的全身性综合征，多伴随焦虑、短期内记忆力减退、注意力不易集中、睡眠障碍等精神心理症状和肠易激综合征，发热、头痛、肌肉酸痛、无红肿的关节疼痛等躯体症状。根据其主要临床症状，中医学中多将慢性疲劳综合征归属于"虚劳""郁证"等范畴，认为其病位主要在脾，并涉及肝、心、肾，临床上多见脏腑兼证，是一种亚健康状态。据统计，慢性疲劳综合征全球总患病率约为 0.89%，而我国慢性疲劳综合征患病率达 12.54%，其中 30 ～ 40 岁人群为多发群体，女性整体患病率高于男性，其发病可能与压力过大、情绪多变等因素相关。随着日益激烈的社会竞争，以疲劳为主要症状，伴失眠、头晕、头痛、情绪低落而就诊的疲劳综合征患者人数，将有增无减。

疲劳不仅影响工作效率，还可能对身心健康产生负面影响。因此，消除疲劳、恢复体力显得尤为重要。西医学治疗慢性疲劳综合征主要依靠缓解症状，如使用抗抑郁药、抗病毒药、止痛药、免疫调节药、营养补充剂、心理疗法等。但长期应用抗抑郁药物易产生胃肠道症状、嗜睡、眩晕、性功能障碍等副作用，长期应用非甾体抗炎药易导致消化系统损伤。

（二）中医对疲劳的认识

中医学认为疲劳是由于人体正气不足，脏腑功能失调所致。根据疲劳的不同表现和病因，中医将疲劳主要分为以下几种类型。

1.气虚型 患者表现为乏力、气短、语音低弱、易出汗、动则气喘，舌淡、苔白，脉弱。治疗上以补益气血，健脾胃为主。

2.阴虚型 患者易感疲劳，同时伴有口干舌燥、五心烦热、潮热盗汗、夜睡不佳等症状，舌红、苔少，脉细数。治疗上以滋阴降火，养心安神为主。

3.阳虚型 患者表现为怕冷、四肢不温、精神不振、腰膝酸软、夜尿频繁，舌淡、苔白润，脉沉迟。治疗上以温阳补肾，健脾益气为主。

4.肝郁型 患者长期情绪不畅，表现为胸闷、情绪波动、烦躁易怒、胸胁胀痛、女性可见月经不调，舌淡或暗红、苔白或黄，脉弦。治疗上以疏肝解郁，调和脾胃为主。

5.脾虚型 患者表现为肢体困重、食欲不振、腹胀便溏、面色萎黄，舌淡、苔白，脉缓。治疗上以健脾益气，开胃醒脾为主。

6.心脾两虚型 患者表现为心悸、失眠、多梦、健忘、面色无华、食少纳呆，舌淡、苔薄，脉细弱。治疗上以补益心脾，养血安神为主。

7.湿困型 患者常感头身困重、脘腹痞满、口黏口甜、大便不爽。舌淡、苔白腻，脉濡。治疗上以健脾化湿，和胃醒脾为主。

针对不同类型的疲劳，在中医治疗上会根据患者的具体情况进行辨证施治，采用个性化的治疗方案，如中药、针灸、按摩、食疗等方法综合调理。

（三）食疗药膳原则

中医治疗慢性疲劳综合征注重辨证施治，可以选用补脾疏肝补肾类的食药物质。中医食疗具有安全、依赖性低的优点。例如，大枣具有补中益气、养血安神的功效，可用于脾气虚弱、倦怠乏力等；山药具有益气养阴、补脾肺肾等功效，主治脾虚食少、倦怠乏力等。

补充营养对慢性疲劳综合征恢复也有帮助。如早餐要摄入充足的营养，包括全谷物、蛋白、膳食纤维等；及时补铁，充足的铁会提高血液输送氧气和营养物质的能力，进而让人感觉精神状态佳、注意力集中，可以多吃牛肉、鸡蛋、豆腐、深绿色蔬菜等含铁丰富的食物。

此外，缓解慢性疲劳综合征还需要辅助规律作息、适量运动、适当的心理调理等。

二、食疗建议

（一）适宜于疲劳恢复的食材

1. 大枣　中医学认为，大枣可补中益气，养血安神，用于脾虚食少、乏力便溏、妇人脏燥等。大枣中的主要化学成分有糖类、黄酮、氨基酸、生物碱、矿物质、膳食纤维、环腺苷酸等，并含有芦丁、多糖，以及微量元素等活性分子。研究发现，富含天然大枣多糖的食品能够快速为身体补充各种营养成分，并有效恢复和增强身体，能通过消除氧自由基、保护肝脏、增强细胞活力、抗击组织炎症等功能，能有效缓解篮球运动员的运动性疲劳。用法与用量：6 ～ 15g，直接食用或置于茶、汤、粥等食膳中。注意：置干燥处，防蛀。

2. 人参　中医学认为，人参具有大补元气、复脉固脱、补脾益肺、生津养血、安神益智等功效，常用于治疗体虚欲脱、肢冷脉微、脾虚食少、肺虚喘咳、津伤口渴、内热消渴、气血亏虚、久病虚羸、惊悸失眠、阳痿宫冷等症状。人参的主要活性成分包括人参多糖、寡肽和皂苷，可能通过调节糖类代谢、激活磷脂酰肌醇 -3- 羟激酶（PI3K）/ 蛋白激酶 B（Akt）/ 哺乳动物雷帕霉素靶蛋白（mTOR）等信号通路、提高骨骼肌线粒体供能效力、加快自由基清除，发挥抗疲劳作用。用法与用量：3 ～ 9g，另煎兑服；也可研粉吞服。注意：人参不宜与藜芦、五灵脂同用，作为食材使用时，5 年内人参用量每天不宜超过 3g；宜置阴凉干燥处，密闭保存，防蛀。

3. 枸杞子　中医学认为，枸杞子具有滋补肝肾、益精明目之功效，用于虚劳精亏、腰膝酸痛、眩晕耳鸣、阳痿遗精、内热消渴、血虚萎黄、目昏不明。枸杞子中的多种活性物质均具有调节机体免疫能力、增强机体耐力、抗氧化等多种功能。枸杞多糖可改善运动引起的氧化应激，调节能量代谢发挥抗疲劳作用。用法与用量：6 ～ 12g，直接食用或置于茶、汤、粥等食膳中。注意：枸杞子置阴凉干燥处，防闷热，防潮，防蛀。

4. 桑椹　中医学认为，桑椹具有补肝益肾、养血生津、滋阴补血、润肠通便、生津止渴等功效。桑椹中含有钙、铁等矿物质，以及维生素、微量元素等人体必需物质，其中生物碱、多酚、黄酮类等为主要有效成分。黄酮类、多酚类及色素类物质均可通过抑制或清除自由基来防止机体的氧化损伤。研究发现，桑椹水提物表现出较好的抗氧化和抗疲劳作用。用法与用量：适量，直接食用，或泡酒，或熬膏等。注意：儿童及过敏者不宜多食。

5. 甘草　中医学认为，甘草具有补脾益气、清热解毒、祛痰止咳、缓急止痛、调和诸药等功效，常用于脾胃虚弱、倦怠乏力、心悸气短、咳嗽痰多、脘腹及四肢挛急疼痛、痈肿疮毒，还可缓解药物毒性、烈性等。甘草中的抗疲劳活性成分主要包括甘草黄酮、甘草酸、甘草多糖、甘草次酸等。在 15 天的甘草水煎剂灌胃的情况下，小鼠的体能恢复比未接受治疗的小鼠更强，而且血乳酸水平也比未接受治疗的小鼠更低，提示甘草具有良好的抗疲劳作用。用法与用量：2～3g，煎汤、泡茶等。补益宜炙用，清泻宜生用。注意：甘草不宜与海藻、京大戟、红大戟、甘遂、芫花同用，甘草连续食用不宜超过 4 周；置通风干燥处，防蛀。

6. 黄精　中医学认为，黄精具有补气养阴、健脾、润肺、益肾之功效，可用于脾胃气虚、体倦乏力、胃阴不足、口干食少、肺虚燥咳、劳嗽咳血、精血不足、腰膝酸软、须发早白、内热消渴等。黄精是传统的食药两用物质，其根茎富含非淀粉多糖、三萜皂苷、黄酮等有效成分。研究发现，黄精多糖能增强骨钙素介导的骨与肌肉间的联系，以有利于肌肉能量代谢和 ATP 的生成，从而缓解疲劳。用法与用量：9～15g，煎汤，或煲汤，或入丸、散，熬膏。注意：置通风干燥处，防霉，防蛀。

7. 当归　中医学认为，当归具有补血活血、调经止痛、润肠通便之功效，用于血虚萎黄、眩晕心悸、月经不调、经闭痛经、虚寒腹痛、风湿痹痛、跌仆损伤、痈疽疮疡、肠燥便秘等。当归中的多糖能够提高力竭运动大鼠骨骼肌中抗氧化酶的活性，降低丙二醛水平，对运动性氧化应激具有保护作用。当归多肽可显著延长小鼠负重力竭游泳时间，改善慢性疲劳综合征小鼠疲劳症状。用法与用量：6～12g，煎汤，或煲汤，或入丸、散，或浸酒，或敷膏。注意：置阴凉干燥处，防潮，防蛀。

8. 黄芪　中医学认为，黄芪具有补气升阳、固表止汗、利水消肿、生津养血、行滞通痹、托毒排脓、敛疮生肌等多种功效，可用于气虚乏力、食少便溏、中气下陷、久泻脱肛、便血崩漏、表虚自汗、气虚水肿、内热消渴、血虚萎黄、半身不遂、痹痛麻木、痈疽难溃、久溃不敛等。黄芪中的有效成分包括多糖、黄酮、皂苷、氨基酸、生物碱、酚酸、脂肪烃及微量元素等，其中多糖类、黄酮类、皂苷类化合物所占比例较大。研究发现，黄芪中氨基酸类、总黄酮及皂苷类水平与机体疲劳的生化指标（血清尿素氮水平）、生理指标（疲劳反应时间）均呈正相关。临床研究显示，黄芪能治疗气虚质慢性疲劳综合征，可有效地改善患者症状。用法与用量：9～30g，煎服、煮粥或煲汤等。注意：置通风干燥处，防潮，防蛀。

9. 阿胶　中医学认为，阿胶可补血滋阴、润燥、止血，常用于血虚萎黄、眩晕心悸、肌痿无力、心烦不眠、虚风内动、肺燥咳嗽、劳嗽咯血、吐血尿血、便血崩漏、妊娠胎漏等。阿胶最主要的成分为氨基酸、多肽和蛋白质。研究发现，小分子阿胶肽能够显著提高复杂的血虚模型大鼠的游泳能力，显著减少血清中丙二醛和脂质过氧化物含量，具有抗疲劳、抗氧化物和提高耐久性的功效。用法与用量：3～9g，冲服，或研磨成粉服用，或制作成阿胶糕等。注意：密闭保存。

10. 龙眼肉　中医学认为，龙眼肉具有补益心脾、养血安神之功效，可用于气血不足、心悸怔忡、健忘失眠、血虚萎黄等。研究发现，龙眼肉干制前后均具有缓解疲劳的效果，且龙眼干效果更佳。龙眼肉富含多种营养物质，如龙眼多糖、维生素A、维生素B族、葡萄糖、蔗糖及酒石酸等。龙眼肉水提物可明显降低小鼠体重增长率，延长常压缺氧条件下小鼠存活时间和负重游泳时间，提高肝糖原储备量，降低小鼠游泳后血尿素氮和血乳酸水平，增强小鼠血清SOD活性，降低MDA含量，具有明显的抗疲劳和耐缺氧作用。龙眼多糖能明显延长小鼠负重游泳时间，减少小鼠尿素氮及乳酸的产生，进而产生补血的作用。用法与用量：9～15g，直接食用，或煎服，或熬汤，或煮粥等。注意：置通风干燥处，防潮，防蛀。

（二）推荐食疗方

1. 芪蒸鹌鹑

【材料】鹌鹑2只，黄芪、生姜片、葱各10g，清汤100mL，胡椒粉、食盐各适量。

【做法】将鹌鹑宰杀，去毛、内脏和爪，洗净，入沸水中汆1分钟捞出待用。将黄芪切薄片，和生姜片、葱一起装入鹌鹑腹内，放入蒸碗，注入清汤，用湿棉纸封口，上笼蒸约30分钟。出笼揭去棉纸，出原汁。加食盐、胡椒粉等调好味，再将鹌鹑扣入碗内，灌入原汁即成。

【食谱解析】本膳以鹌鹑为主料，有补中益气、清利湿热的作用。《本草纲目》中说："肉能补五脏，益中续气，实筋骨，耐寒暑，消结热。""肉和小豆、生姜煮食，止泻痢、酥煮食，令人下焦肥。"临床可用于治疗身体虚弱、神经衰弱、消化不良、咳嗽哮喘等病证，其食用价值被视为"动物人参"。黄芪健脾益气，利水消肿，敛汗固脱。两者并用，加强健脾益气、增力耐劳的作用。本食疗方具有益气健脾之功效，适用于脾虚气弱所致的消瘦无力、泄泻、营养不良等，也适用于老年人、产妇及体弱者食用。

【健康小贴士】《嘉祐本草》载其"不可和菌子食之，令人发痔"，因此，本膳慎与蘑菇同食。

2. 猪肚方

【材料】猪肚 1 具，人参 3g，干姜 3g，花椒 3g，葱白 7 茎，糯米 250g。

【做法】将糯米淘洗净，猪肚洗净。将人参、干姜、花椒制成粗粉，葱白和糯米捣烂，混匀。将上述材料放入已清洗好的猪肚内，封口。加水 5000 mL，微火炖至烂熟。从汤中取出猪肚切片，喝汤吃猪肚。

【食谱解析】本膳以猪肚为主料，具有治虚劳羸弱、泄泻、下痢、消渴、小便频数、小儿疳积的功效。《日华子本草》中提到，猪肚"补虚损，杀劳虫，止痢，酿黄糯米蒸捣为丸，甚治劳气，并小儿疳蛔黄瘦病"。其中配合干姜、花椒、葱白，辛温开胃，且除猪肚本身之膻腥味。人参大补元气且健脾益肺，安神益智，一方面补虚助力，另一方面合猪肚大补脾气，对脾胃虚弱有力挽狂澜之效。本药膳具有补气助力、健脾和胃之功效，适用于脾胃虚弱证，如老年脾胃虚弱所致的虚羸乏力、精神委顿、头晕昏沉、行动迟缓等。

【健康小贴士】实证、热证而正气不虚者忌服；不可与萝卜同食。

3. 夫妻肺片

【材料】牛肉、牛杂（心、舌、千层肚、头皮）、卤水各 500g，花椒面 5g，辣椒油、油酥花生米末、酱油各 30g，香油 20g，味精、花椒、桂皮各 1g，八角茴香 8g，盐、料酒各 10g。

【做法】将鲜牛肉、牛杂洗净，将牛肉切成 6cm 宽的条，入清水锅内，用旺火烧，去掉浮沫捞出。炒锅置中火上，加入卤水 500g，放入香料包（内装花椒、桂皮、八角茴香），再加适量清水、料酒，将牛肉、牛杂放入，用旺火烧沸，去浮沫，改用小火烧 18 ～ 20 分钟，煮至牛肉、牛杂熟而不烂，捞出晾凉。取碗一个，舀入卤水，加味精、辣椒油、花椒面、酱油，调成味汁。将晾凉的牛肉、牛杂切成 4cm 长、2.5cm 宽、0.2cm 厚的片，混合在一起，淋上味汁调匀，盛入盘内，撒上油酥花生米末和香油即成。

【食谱解析】本食疗方中牛肉含有丰富的蛋白质，氨基酸组成比猪肉更接近人体需要。中医学认为，牛肉有补中益气、滋养脾胃、强健筋骨、化痰息风、止渴止涎之功效，可提高免疫力、预防贫血、加速新陈代谢，适宜于中气下陷、气短体虚、筋骨酸软、贫血久病及面黄目眩者食用。此外，牛杂含有蛋白质、脂肪、钙、磷、铁、维生素、烟酸等多种营养成分，具有补益脾胃、补气养血、补虚益精的功效。因而夫妻肺片具有温中补阳、益气补肺的功效，特别适用于腰膝酸软、疲乏无力、畏寒、食欲不振、小便清长、大便溏薄、语声低微、气短等肺气虚及脾肾阳虚者。

【健康小贴士】动物内脏中含的胆固醇较高，因此高胆固醇、高脂肪者，以及老年人、儿童消化功能弱者不宜多吃。

4. 丁香火锅

【材料】丁香6g，蛤蜊肉200g，鱼丸100g，墨鱼2条，鱼圆（鱼丸）、虾仁各100g，粉丝、芹菜、冻豆腐、葱、味精、食盐、葡萄酒各适量，鸡汤4碗。

【做法】将蛤蜊肉、虾仁洗净备用，鱼丸切片。将墨鱼除去腹内杂物，洗净后，放入开水锅内速烫一遍，然后切成2片。将粉丝用热水泡软，切成几段。将芹菜切成寸段，冻豆腐切成小块，葱切小段。将以上各料先各放一半入锅，汤加入2碗，并可加入适量葡萄酒，食盐少量，武火烧5～6分钟。趁热食用，剩余材料可边吃边加。

【食谱解析】蛤蜊具有高蛋白、高微量元素、高铁、高钙、少脂肪的营养特点。中医学认为，蛤蜊肉有滋阴明目、软坚、化痰、利水之功效。鱼肉营养丰富，具有滋补健胃、利水消肿、通乳、清热解毒、止嗽下气的功效。墨鱼富含蛋白质、维生素A、钙、镁、硒等营养元素，具有滋养肝肾、补阴血、调经、止带之功效。虾仁营养丰富，肉质松软，易消化，有助于身体虚弱及病后需要调养者恢复，具有补肾壮阳、通乳抗毒、养血固精、化瘀解毒、益气滋阴、通络止痛、开胃化痰等功效。丁香具有兴奋强身作用。芹菜是常用蔬菜之一，具有很好的药用价值，含有丰富的铁、锌等微量元素，有平肝降压、安神镇静、抗癌防癌、利尿消肿、增进食欲的作用。本食疗方具有提升身体兴奋度、消除疲劳之功效。身体疲劳时，食用丁香火锅能使人精神振奋，增强全身活力，消除疲劳。

【健康小贴士】蛤蜊忌与田螺、橙子、芹菜同食。墨鱼与茄子相克，同食容易引起霍乱。

5. 白术鲫鱼汤

【材料】鲫鱼1条（约150g），白术15g，姜片、精盐、葱花、味精、香油各适量。

【做法】将鲫鱼去鳞及内脏，洗净；白术洗净。将鲫鱼、白术、姜片同入瓦煲中，加适量清水，用大火煮沸，转小火慢炖40分钟。炖至汤汁泛白时，加精盐、味精调味，撒上葱花，淋上香油即成。喝汤食肉。

【食谱解析】本食疗方是两广地区夏季餐桌上常见的汤品。鲫鱼能温补脾胃，利水消肿。《新修本草》记载："鲫鱼合莼作羹，主胃弱不下食。"此外，鲫鱼还含有较多的蛋白质，其维生素 A 的含量在淡水鱼中名列榜首，且鲫鱼好消化吸收，尤其适宜于在食欲减退的夏季食用。《神农本草经疏》对鲫鱼有极高评价："诸鱼中惟此可常食。"汤品中的白术甘温补中，补脾燥湿，益气生血，和中消滞，固表止汗。诸食合用，共奏健脾祛湿、温中下气、养心安神之功效。本食疗方具有补气血、益脾肾之功效，适用于气血双亏、体虚羸瘦、脾虚纳差等人群，是儿童、中老年人体虚者的滋补佳品。

【健康小贴士】痛风及高尿酸血症患者不可多食。鲫鱼多刺，食用时须注意。

6. 参芪薏苡仁茶

【材料】党参 6g，黄芪 5g，薏苡仁 7g，姜片 3g，红枣 4 ～ 5 颗。

【做法】将党参、黄芪、薏苡仁洗净后放入锅中，用小火炒至微黄，将其研磨成粗末。将上述粗末与姜片、红枣一同放入茶杯中，冲入适量沸水。加盖闷约 10 分钟，去渣即可饮用。

【食谱解析】中老年体弱与病后气血虚弱有共同特点，调理时宜补中益气、养血，健脾除湿。方中党参性味甘平，是补中益气、健脾养血药，适用于慢性贫血、白血病等。现代研究表明，党参含有皂苷、菊糖、微量生物碱等，具有强壮抗疲劳作用，可提升红细胞、白细胞水平及功能。黄芪性味甘温，是补气强身、固表利水药。《本草正义》说："黄芪补益中土，温养脾胃，凡中气不振，脾土虚弱，清气下陷者最宜。"薏苡仁可利水渗湿、健脾止泻、除痹、排脓、解毒散结，用于水肿、脚气、小便不利、脾虚泄泻等。本膳具有健脾除湿、补中益气之功效，适用于缓解老年人气虚、精神疲乏、纳谷不佳等症。

【健康小贴士】不宜与藜芦同用。食后胃脘饱胀，饮食呆滞者，不宜饮用。

第三节　失　眠

一、概述

（一）失眠的定义和影响

睡眠是身体的基本需求，占据人生的三分之一时间，其质量的好坏直接影响健康。国际精神卫生组织将每年的 3 月 21 日定为"世界睡眠日"，以提高全民对睡眠重要性的认识。然而，睡眠问题依然普遍存在。失眠，又称为睡眠障碍，表现为入睡困难、容易惊醒、多梦易醒和醒后疲劳等睡眠不足症状。失眠不仅影响生活质量，还与高血压、脑卒中、2型糖尿病、甲状腺功能减退、阿尔茨海默病等的风险增加有关。

（二）中医对失眠的认识

中医学认为失眠（不寐）是由于情志、饮食、劳倦、体虚等因素导致心神不安，神不守舍所致。根据失眠的不同病因和临床表现，中医将失眠主要分为以下几种类型。

1.肝郁化火型　患者表现为入睡困难，情绪急躁易怒，胸闷胁痛，头痛眩晕，面红目赤，口苦口干，小便黄，大便秘结，舌红、苔黄，脉弦数。治疗上以疏肝解郁，清热安神为主。

2.心脾两虚型　患者表现为睡眠浅，多梦易醒，神疲乏力，心悸健忘，食少便溏，舌淡、苔薄，脉细弱。治疗上以健脾养心，安神为主。

3.心肾不交型　患者表现为入睡困难，心悸多梦，头晕耳鸣，腰膝酸软，五心烦热，潮热盗汗，舌红、苔少，脉细数。治疗上以交通心肾，安神为主。

4.心胆气虚型　患者表现为睡眠不安，多梦易醒，胆怯心悸，遇事易惊，气短乏力，舌淡、苔薄，脉弦细。治疗上以益气镇惊，安神为主。

5.痰热内扰型　患者表现为睡眠不安，心烦胸闷，痰多口苦，头重目眩，恶心纳差，舌红、苔黄腻，脉滑数。治疗上以清热化痰，安神为主。

6.胃气不和型　患者表现为失眠多梦，脘腹胀满，胸闷嗳气，大便不畅。舌淡、苔白腻，脉弦，治疗上以和胃降逆，安神为主。

7.瘀血内阻型　患者表现为失眠日久，头痛如刺，面色晦暗，唇暗有瘀斑，胸痛或肢体麻木，舌暗或有瘀点，脉涩。治疗上以活血化瘀，安神为主。

（三）食疗药膳的应用

改善睡眠食疗药膳在古代典籍及现代临床应用中均具有较好的疗效，能够有效缓解失眠及失眠伴随症状。如《神农本草经》中记载黄芝可安神，《本草纲目》中记载人参酒（人参、酒）可生津安神。个性化食疗食养调理可以改善体质偏颇，达到降低失眠发生的效果。如失眠易发的气郁质个体，可以多食具有疏肝解郁、宽胸理气、行气降逆、温中止呕、化痰、除烦等功效的药膳食材。

二、食疗建议

（一）适宜于失眠的食材

1.猪心 猪心具有补血养心、安神镇静之功效，用于失眠多梦、精神恍惚、心血不足、心虚多汗、自汗、惊悸怔忡、精神分裂、癫痫、癔症等。猪心富含蛋白质、钾、硒、维生素 B_1、维生素 B_2、辅酶 Q_{10}、细胞色素 C、心钠素等营养及活性物质，其氨基酸组成与人体接近，较易被吸收利用。猪心对心神不宁引起的失眠疗效显著。用法与用量：煮食，适量；或入丸剂。注意：忌吴茱萸。高胆固醇血症者忌食。

2.灵芝 灵芝具有补气安神、止咳平喘之功效，用于心神不宁、失眠心悸、肺虚咳喘、虚劳短气、不思饮食等症。灵芝富含灵芝多糖、氨基酸、核苷酸等有效成分，其水提物、醇提物和灵芝多糖对小鼠均具有改善睡眠作用，其改善睡眠作用可能与上调小鼠脑内 γ-氨基丁酸、5-羟色胺含量有关。用法与用量：6～12g，煎服，或研末吞服，或煮粥，或炖菜，或泡酒等。注意：需置干燥处，防霉，防蛀。

3.酸枣仁 酸枣仁可养心补肝、宁心安神、敛汗、生津，用于虚烦不眠、惊悸多梦、体虚多汗、津伤口渴等症。《本草纲目》载酸枣仁"主治虚寒烦渴，烦心不得眠，久服，可安五脏"。酸枣仁是临床治疗失眠的常用中药，具有镇静安神、改善睡眠障碍的作用，其潜在有效成分主要是皂苷、黄酮、生物碱等。酸枣仁皂苷 A 和 B 能够影响血清中关键神经递质水平及下丘脑蛋白表达，改善血脑屏障及其通透性，从而产生助眠作用。用法与用量：10～15g，煎服，或研末吞服，或入丸、散，或煮粥，或泡酒等。注意：置阴凉干燥处，防蛀。

4.百合 百合具有养阴润肺、清心安神之功效，可用于阴虚燥咳、劳嗽咳血、虚烦惊悸、失眠多梦、精神恍惚。百合的化学成分复杂，主要含多糖、甾体皂苷、黄酮、氨基酸等活性成分。百合皂苷改善睡眠的作用机制可能与影响 5-羟色胺（5-HT）的表达有关。用法与用量：6～12g，煎汤，或入丸、散，亦可蒸食、煮粥、煲汤、炒菜等。注意：置通风干燥处。

5.莲子 莲子可补脾止泻、止带、益肾涩精、养心安神，用于脾虚泄泻、带下、遗精、心悸失眠。现代研究发现，莲子中钙、磷、钾含量丰富，并含有多种维生素及荷叶碱、金丝草苷等物质，有促进凝血、某些酶活化，维持神经传导，镇静神经，维持肌肉伸缩性和心律等作用，对神经衰弱、慢性胃炎、消化不良、高血压等也有一定作用。研究表明，莲子的有效成分甲基莲心碱具有中枢抑制作用，能够抗焦虑、镇静，主要作用机制可能与 5-HT 神经传递有关。莲子治心肾不交之虚烦、心悸、失眠者，日常食用形式常有百合莲子粥、银耳莲子粥、莲子心茶等。用法与用量：6～15g，鲜莲子生食，干莲子可煮粥、煲汤、炒菜等。注意：置干燥处，防蛀。

6. 茯苓　茯苓具有利水渗湿、健脾、宁心的作用，可用于水肿尿少、痰饮眩悸、脾虚食少、便溏泄泻、心神不安、惊悸失眠等症。茯苓始载于汉代的《神农本草经》，列为上品。《景岳全书》记载茯苓"能利窍去湿，利窍则开心益智，导浊生津；去湿则逐水燥脾，补中健胃"。现代研究表明，茯苓中含有三萜类、多糖类、甾醇类、二萜类、蛋白质、氨基酸、有机酸及其酯类、黄酮类及微量元素等多种活性成分，其中多糖类和三萜类成分是主要活性成分。研究发现，茯苓水煎液、茯苓粗多糖与精制多糖对小鼠的失眠症状有显著改善作用，其助眠作用可能与调节肠道紊乱、代谢紊乱等有关。用法与用量：10～15g，煎汤，或入丸散，亦可煮粥、煮汤、制成糕点等。注意：置干燥处，防潮。

7. 五味子　五味子具有收敛固涩、益气生津、补肾宁心之功效。五味子始载于《神农本草经》，用于久嗽虚喘、梦遗滑精、遗尿尿频、久泻不止、自汗盗汗、津伤口渴、内热消渴、心悸失眠等症。五味子含有丰富的木脂素，如五味子甲素、五味子乙素、五味子丙素、五味子醇甲和五味子醇乙等标志性成分。此外，五味子还含有多糖、挥发油、黄酮和氨基酸等有效成分。五味子可调节脑内神经递质、提高免疫功能，起到镇静、催眠、抗焦虑的作用，进而改善睡眠。研究表明，五味子甲素能够减少小鼠的睡眠潜伏期，增加睡眠持续时间。用法与用量：2～6g，煎服，或研末冲服，抑或煮汤、煮粥、泡茶等。注意：置通风干燥处，防霉。

8. 刺五加　刺五加具有益气健脾、补肾安神之功效，用于脾肺气虚、体虚乏力、食欲不振、肺肾两虚、久咳虚喘、肾虚腰膝酸痛、心脾不足、失眠多梦等。《本草纲目》中称其久服具有补中益气、补肾安神、轻身耐老的功效，可用于治疗失眠多梦等症。国内外学者已从刺五加叶中鉴定出200多种化学成分，主要包括黄酮、三萜、苯丙素、有机酸，以及微量元素等。刺五加根水提液能够显著延长慢波睡眠2期（SWS2）和快动眼睡眠期（REMS），而SWS2和REMS可有效改善睡眠，促进机体精力恢复。研究表明，刺五加水煎液能够显著延长戊巴比妥钠诱导小鼠的睡眠时间，并且短期服用不会产生依赖性，安全可靠。用法与用量：9～27g，煎汤，或入丸、散，亦可泡酒、炒菜、煮汤等。注意：置通风干燥处，防潮。

9. 猴头菌　猴头菌具有健脾养胃、安神之功效，用于体虚乏力、消化不良、失眠、胃与十二指肠溃疡、慢性胃炎、消化道肿瘤的膳食调理、辅助治疗。《全国中草药汇编》载其"利五脏，助消化，治消化不良，神经衰弱，身体虚弱"。猴头菌子实体中含猴头菌酮、猴头菌碱、多糖、多肽、脂肪酸、甾醇、吡喃酮类等多种活性成分。研究发现猴头菌菌丝体可改善持续睡眠障碍。用法与用量：煎汤，10～30g，鲜品30～100g；或与鸡共煮食；或炒菜等。

10. 牡蛎　牡蛎可重镇安神、潜阳补阴、软坚散结，用于惊悸失眠、眩晕耳鸣、瘰疬痰核、癥瘕痞块。煅牡蛎收敛固涩，制酸止痛，用于自汗盗汗、遗精滑精、崩漏带下、胃痛吞酸等症。《神农本草经》载："牡蛎味咸平。主伤寒寒热，温疟洒洒，惊恚怒气，除拘缓鼠瘘，女子带下赤白。久服，强骨节，杀邪气，延年。一名蛎蛤，生池泽。"牡蛎适用于心胆气虚型失眠，主要以心悸甚、惊惕不安为特点。牡蛎常与龙骨相须为用治疗因脏腑气血阴阳失调之心神不安，失眠多梦，心悸怔忡或不寐心烦诸证，如桂枝甘草龙骨牡蛎汤（《伤寒论》）。研究发现，桂枝加龙骨牡蛎汤能够通过改善肺不藏魄型不寐大鼠脑、肺组织 IL-10 及 TNF-α 的表达，延长睡眠时间，进而达到改善失眠的作用，其机制可能与改善炎症因子表达水平有关。用法与用量：9～30g，炭烤、蒸煮、煎炸、炒菜、炖汤等。注意：置干燥处。

（二）推荐食疗方

1. 枸杞子龙眼茶

【材料】枸杞子5g，龙眼肉3g，绿茶3g，冰糖适量。

【做法】将材料放入养生壶中。用养生壶将枸杞子、龙眼肉两味煎煮1小时左右，直至药液浓缩至300mL。取药液泡绿茶，可加适量冰糖调味，按需饮用。

【食谱解析】本食疗方是一款操作简单，可滋肾补心、安神的茶饮。方中枸杞子可滋补肝肾、益精明目，用于虚劳精亏、腰膝酸痛、眩晕耳鸣、阳痿遗精、内热消渴、血虚萎黄、目昏不明。龙眼肉具有补益心脾、养血安神之功效，用于气血不足、心悸怔忡、健忘失眠、血虚萎黄。两者合用可用于精血不足导致心悸、失眠、多梦的人群。本食疗方具有滋肾补心、安神之功效，适用于因精血不足导致的心悸、失眠、多梦。

【健康小贴士】脾虚、湿盛、易上火者慎用，糖尿病患者不可加冰糖。

2. 酸枣仁汤

【材料】酸枣仁12g，甘草3g，知母6g，茯苓6g，川芎6g。

【做法】将酸枣仁、甘草、知母、茯苓、川芎洗净，加清水浸泡大约1小时。将浸泡后的五种原料放入锅中，加入清水1L，开始加热。加热至沸腾后，改用文火煎半小时左右即可。

【食谱解析】酸枣仁汤重用酸枣仁养血补肝，宁心安神；茯苓、知母宁心安神，滋阴清热；川芎调畅气机，助酸枣仁养血调肝；甘草调和诸药。诸药合用，共奏养血安神、清热除烦之功，临床常用于肝血不足，虚热扰神诸证，症多见心悸失眠、虚烦不安、头目眩晕、咽干口燥、舌红、脉弦细者。膳中酸枣仁捣碎先煎，其安神效果更佳。

【健康小贴士】过敏、实邪郁火、滑泻者及孕妇不宜食用。

3.党参茯苓粥

【材料】党参15g，茯苓10g，粳米100g，姜3g。

【做法】将大米淘洗干净；党参、姜洗净，切片；茯苓洗净，捣碎。砂锅置火上，加入清水适量，放入党参、姜、茯苓煎煮40分钟，滤渣取汁，药汁备用。另外锅中注入适量清水，下入粳米，大火煮沸后，倒入药汁，转小火熬煮至粥黏稠，即可食用。

【食谱解析】本膳原名"参苓粥"由党参、茯苓合生姜、粳米组成。膳中党参、茯苓皆属味甘性平之品，均主入脾经，党参具健脾益气、养血生津之功，茯苓有渗湿利水、健脾宁心之效；生姜温中散寒、开胃醒脾；粳米补中益气、健脾和胃。诸药合用，具益气温中、健脾宁心之功，适用于中焦脾胃虚寒诸证的调理。本食疗方具有补气养胃之功效，适用于慢性肝炎、脾胃虚弱、腹泻、烦躁失眠等。

4.玫瑰花烤羊心

【材料】羊心1个，鲜玫瑰花60g（干品15g），食盐30g。

【做法】将玫瑰花洗净，放入小锅中，加清水少许，放入食盐煮10分钟，待冷备用。将羊心洗净，切小块，用竹签串好。羊心蘸玫瑰盐水反复在火上烤炙至熟（稍嫩，勿烤焦）。随量热食或佐餐。

【食谱解析】本膳原名"炙羊心"，出自《饮膳正要》，可补心、疏肝、醒神。膳中羊心味甘而温，能补心气、滋心阴、安神志，以脏补脏而入心；玫瑰花能理气解郁、和血散瘀、芳香醒神，可使精气升运于诸神窍；食盐则咸寒调味，三味合用，既味美可口，又能散郁调气，合为养心安神之膳。本食疗方具有养心安神，行气开郁之功效，主治心血虚证，适用于心血亏虚所致的惊悸失眠、郁闷不乐、记忆力减退、两胁时痛、头痛目暗、神疲或胃脘不适，或妇女月经不调。

【健康小贴士】心火盛或肝郁化火者不宜食用。高血压患者食用时可去食盐，或减至小量。

5.银耳莲子百合蛋羹

【材料】鹌鹑蛋3个，银耳3g，莲子、百合各10g，冰糖或蜂蜜适量。

【做法】将银耳、百合水发洗净，银耳用手撕成小块。莲子去皮及心。鹌鹑蛋蒸熟后去壳备用。在锅内加入适量清水煮开，待水沸后加银耳、百合、莲子、鹌鹑蛋，煮至熟烂。加冰糖或蜂蜜调味食用。

【食谱解析】本食疗方是一款老少皆宜、营养丰富、口感清甜的甜品。其中银耳有滋阴、润肺、养胃、生津、益气、补脑、强心之功效。莲子有益心、补肾、止泻、固精、安神之效。此外，莲子的营养价值较高，李时珍在《本草纲目》中写道："莲之味甘，气温而性涩，清芳之气，得稼穑之味。"百合可养阴润肺、清心安神。鹌鹑蛋富含蛋白质、脑磷脂、卵磷脂、赖氨酸、胱氨酸、维生素、矿物质等营养物质，可补气益血、强筋壮骨，有"卵中佳品""动物中的人参"之称。四者合用可安神益智、健脾开胃、延年益寿，有较强的滋补健身安神的功能，适用于阴虚火旺伴有失眠、免疫力低下、体质虚弱、心烦不寐、心神不宁、失眠多梦等的人群食用。

【健康小贴士】糖尿病等人群食用糖容易引发血糖波动，可换木糖醇调味。

6. 松子核桃膏

【材料】松子仁、核桃仁各 30g，蜂蜜 250g。

【做法】松子仁、核桃仁用水泡过，去皮，研成末。上述材料中加入蜂蜜和匀成膏即成。开水冲服。

【食谱解析】本食疗方中松子仁是补五脏、补虚损、益智力佳品。蜂蜜也是润养补益之品，有明显的抗衰老和益智作用。核桃仁可补肾、温肺、润肠，用于肾阳不足、腰膝酸软、阳痿遗精、虚寒喘嗽、肠燥便秘。此外，核桃含有丰富的蛋白质、脂肪、维生素 A、维生素 E、维生素 B 族、烟酸，以及钙、磷、铁、锌、锰、铬等人体所需的营养物质，有健脑、强心等作用。本方适宜于腰膝酸软、健忘失眠、心神不宁、大便干燥者服食。本食疗方具有益精润燥，补脑安神之功效，适宜于腰膝酸软、健忘失眠、心神不宁、大便干燥者服食。健康人常服可益智延年。

【健康小贴士】糖尿病人群、大便溏泻者慎食。

第四节　焦虑与抑郁

一、概述

（一）焦虑与抑郁的定义和影响

随着生活节奏加快和社会竞争加剧，国民心理压力大大增加，心理健康问题凸显。据世界卫生组织（WHO）统计，全球约有 10 亿人遭受精神障碍困扰，焦虑与抑郁已成为当今人们健康生活的一大问题。

焦虑是一种复杂的情绪状态，涉及紧张、不安、担忧和恐惧等多种感受。它通常与对未来的不确定性和潜在威胁的预期有关。焦虑可以是一种正常的情绪反应，也可以是一种病理状态，即焦虑障碍。抑郁是一种复杂的情绪状态，主要表现为情绪低落、兴趣丧失、精力减退等。它既可以是一种正常的情绪反应，也可以是一种病理状态，即抑郁症。焦虑会影响睡眠，引起失眠、多梦或噩梦频繁、难以集中注意力、白天头昏脑胀、感觉过敏等，还会出现唇焦舌燥、口渴、多汗、心悸、血压升高及发热感、大小便次数增多等生理反常现象。抑郁被称为"心灵感冒"，主要表现为心境低落、思维迟缓、意志减退等。

《中国国民心理健康发展报告（2021~2022）》显示，我国抑郁风险检出率为10.6%，焦虑风险检出率为15.8%，党的二十大报告中强调要"重视心理健康和精神卫生"。《"十四五"国民健康规划》将心理健康内容明确纳入发展目标。因此，缓解焦虑与抑郁，成为健康生活的重要任务。

（二）中医对焦虑及抑郁的认识

中医学认为焦虑与抑郁症多与肝、心、脾的功能失调有关，主要涉及气、血、痰、湿等病邪，并根据患者的具体症状和体质，将焦虑与抑郁主要分为以下几种类型。

1. 肝气郁结型　患者表现为情绪低落，胸闷胁痛，烦躁易怒，食欲不振，女性可见乳房胀痛，月经不调，舌淡红、苔薄白，脉弦。治疗上以疏肝解郁，行气为主。

2. 心脾两虚型　患者表现为心悸，失眠多梦，健忘，食欲不振，腹胀便溏，倦怠乏力，舌淡、苔薄，脉细弱。治疗上以健脾养心，益气补血为主。

3. 肝郁化火型　患者表现为情绪急躁，胸闷，口苦咽干，面红目赤，头痛眩晕，便秘尿黄，舌红、苔黄，脉弦数。治疗上以清肝泻火，疏肝解郁为主。

4. 心肾不交型　患者表现为心烦失眠，多梦易醒，心悸，头晕耳鸣，腰膝酸软，手足心热，舌红、苔少，脉细数。治疗上以交通心肾，安神为主。

5. 脾虚湿困型　患者表现为情绪低落，头晕头重，胸闷口淡，食欲不振，腹胀便溏，肢体困重，舌淡、苔白腻，脉濡。治疗上以健脾化湿，疏肝理气为主。

6. 肾虚型　患者表现为情绪低落，记忆力减退，头晕耳鸣，腰膝酸软，性欲减退，夜尿频多，舌淡、苔白，脉沉细。治疗上以补肾填精，温阳为主。

7. 痰热内扰型　患者表现为心烦失眠，胸闷痰多，口苦口干，便秘尿黄，舌红、苔黄腻，脉滑数。治疗上以清热化痰，安神为主。

8. 瘀血内阻型　患者表现为情绪抑郁，头痛如刺，胸痛或肢体麻木，面色晦暗，唇暗有瘀斑，女性可见经闭或经痛，舌暗或有瘀点，脉涩。治疗上以活血化瘀，疏肝解郁为主。

中医治疗焦虑与抑郁时，会根据患者的具体症状和体质，进行辨证施治，采用个性化的治疗方案，如草药、针灸、按摩、食疗等方法综合调理。

（三）食疗药膳的应用

情绪、心理与饮食习惯、营养摄入有着密切关系。合理膳食，养成良好的饮食习惯，可以帮助远离焦虑与抑郁情绪。如莲藕有助于通气、健脾胃、养心安神。蔬菜中的钾有助于镇静神经、安定情绪。少油少盐、清淡而规律的饮食能使人保持振奋的状态。多补充富含色氨酸的食物，如花豆、黑大豆、南瓜子仁、鱼片等，有助于远离抑郁情绪。香蕉、苹果、葡萄、橙子等水果能给人带来轻松愉悦的感觉。此外，在紧张工作的间隙，补充零食，可以转移注意力，也能够缓解焦虑情绪。

二、食疗建议

（一）适宜于焦虑和抑郁的食材

1. 牛奶　牛奶营养丰富、容易消化吸收、食用方便，被誉为"完美的食物"，是理想的天然食品。中医学认为，牛奶具有生津止渴、滋润肠道、清热通便、补虚等功效。牛奶中含有丰富的蛋白质、氨基酸、脂肪、维生素、钙等营养成分。牛奶中的色氨酸能增强大脑的血清素含量，有效改善负面情绪，使心情更加稳定；钙能调节心律，维持正常神经功能。一般人均可食用。老年人、血压偏高者适宜饮用低脂奶；缺钙者、少儿、老年人、易怒、失眠者适合饮用高钙奶。

2. 黑大豆　黑大豆具有活血、利水、祛风、解毒的功效，主治水肿胀满、风毒脚气、黄疸浮肿、风痹筋挛、产后风痉、口噤、痈肿疮毒、药物中毒。《食物本草》记载："陶华以黑豆入盐煮，常时食之，云能补肾。"黑大豆中含较丰富的蛋白质、脂肪、碳水化合物、胡萝卜素、维生素 B_1、维生素 B_2、烟酸等；并含有异黄酮类、皂苷、胆碱、叶酸、泛酸、生物素、维生素 B_{12} 等。研究发现，大豆异黄酮代谢产物 S-雌马酚有抗抑郁活性，其机制可能与缓解神经炎症、对抗氧化应激、抑制下丘脑－垂体－肾上腺轴功能亢进、平衡色氨酸代谢稳态及调节单胺类递质水平有关。用法用量：$15 \sim 50g$，煎汤，或入丸、散，或煮粥等。注意：脾虚腹胀、肠滑泄泻者慎服。小儿不宜多食。

3. 莲藕　莲藕具有清热生津、凉血、散瘀、止血之功效，常用于热病烦渴、吐血、衄血、下血等症。《神农本草经疏》记载："藕，生者甘寒，能凉血止血、除热清胃，故主消散瘀血、吐血、口鼻出血、产后血闷……熟者甘温，能健脾开胃，益血补心，故主补五脏，实下焦，消食，止泄，生肌，及久服令人心欢止怒也。"莲藕是我国重要的水生蔬菜，口味独特，富含蛋白质、碳水化合物、纤维素、维生素、矿物质等营养成分，《神农本草经》将其列为上品。莲藕中含有的维生素B族能够帮助缓解压力、改善情绪、促进心理健康。用法用量：适量，生食、捣汁、煮食、炒菜、煲汤等。注意：生藕性质偏凉，平素脾胃虚寒之人忌食生藕。烹饪时忌铁器。

4. 香蕉　香蕉具有清热、润肺、滑肠、解毒的功效，主治热病烦渴、肺燥咳嗽、便秘、痔疮。香蕉中含有维生素C、维生素B_6、镁、铁等多种营养成分，可以为人体补充维生素和矿物质，增强人体免疫力。香蕉中含有色氨酸，能帮助大脑产生大量5-HT，达到调节神经系统的作用，可改善睡眠、让人镇静、减少急躁情绪，甚至可以缓解疼痛，抑制引起情绪不佳激素的分泌，给人带来愉悦感和幸福感。用法用量：生食或炖熟食，1～4枚。注意：香蕉性寒，脾虚便溏者不宜多吃。同时，香蕉含糖量和钾量较高，糖尿病患者和急慢性肾炎、肾功能不全者也应少吃或不吃。

5. 芦笋　芦笋具有清热生津、利水通淋的功效，主治热病口渴心烦、肺痈、肺痿、淋病、小便不利，并解鱼、肉中毒。芦笋中含有蛋白质、维生素、微量元素等营养成分，被誉为"蔬菜之王"。研究发现，速溶芦笋粉可显著提高焦虑小鼠血清中5-HT和多巴胺的浓度，降低小鼠血清中皮质醇、肾上腺素和去甲肾上腺素的浓度，显著降低小鼠的自主活动次数，表现出抗焦虑作用。芦笋中含有的类固醇、叶酸及维生素E也可以调节情绪。用法用量：适量，煎汤、凉拌、清炒等。注意：脾胃虚寒者慎服。

6. 南瓜　南瓜具有解毒消肿的功效，主治肺痈、哮证、痈肿、烫伤、毒蜂蜇伤。《滇南本草图说》记载南瓜"补中气而宽利"。南瓜含有氨基酸、类胡萝卜素、果胶和矿物质、维生素、膳食纤维等多种营养成分，被誉为"瓜中之宝"，既可当蔬菜，又可做粮食。研究显示，南瓜及其活性成分β-胡萝卜素可显著减少负重游泳期间的静止时间，增加大脑中血清素和去甲肾上腺素、脑源性神经营养因子（BDNF）、磷酸化细胞外信号调节激酶（pERK）和雌激素受体-β（ER-β）水平，有较好的改善抑郁样行为的作用。用法用量：适量蒸煮或生捣汁。注意：气滞湿阻者禁服。

7. 橙子　橙子具有降逆和胃、理气宽胸、消瘿、醒酒、解鱼蟹毒的功效，主治恶心呕吐、胸闷腹胀、瘿瘤、醉酒。《玉楸药解》曰橙子可"宽胸利气，解酒消瘿""善降逆气，止恶心，消瘰疬瘿瘤"。橙子富含维生素C，能促进有益元素的合成，有助于缓解抑郁症状。橙子含有的挥发性油与人体鼻腔内的嗅觉细胞接触后，可产生一种特殊的反应，能使人精神放松、心情愉悦。此外，橙子还富含黄酮类化合物、香豆素类、有机酸类、糖类、果胶和维生素等，营养价值高。用法用量：适量，生食；或煎汤；或盐腌、蜜制；或制饼。注意：不可多食，伤肝气。

8. 深海鱼 深海鱼，属脊索动物门鱼纲，是生活在海水深 500～2000m，甚至于 3000m 以上海域的鱼类。深海鱼是一种低脂肪高蛋白的食品，其蛋白质的必需氨基酸组成比例合适，属于优质蛋白质。深海鱼中除维生素 A、维生素 D、碘、硒、锰等维生素和矿物质含量比淡水鱼更高外，多不饱和脂肪酸 DHA 和 EPA 的含量也非常丰富。深海鱼油中 $\omega-3$ 脂肪酸与常用的抗忧郁药如碳酸锂有类似作用，可使机体分泌出更多能够带来快乐情绪的血清素。深海鱼可生食或烹饪后食用。注意：孕妇、哺乳期妇女及有特殊健康状况的人群应咨询医师后食用。

9. 西红花 《本草纲目》记载其"心忧郁积，气闷不散，活血，久服令人心喜，又治惊悸"。西红花产品及提取物被中外医学界广泛应用，有活血化瘀、凉血解毒、解郁安神等功效，常用于经闭癥瘕、产后瘀阻、温毒发斑、忧郁痞闷、惊悸发狂等症。西红花中有萜类化合物、黄酮类化合物，其中萜类化合物中的西红花苷、西红花酸、苦番红花素及藏红花醛是西红花的主要有效成分。研究发现，西红花中的萜类化合物可产生快速抗抑郁疗效。用法与用量：1～3g，煎服或沸水泡服。注意：孕妇慎用，置通风阴凉干燥处，避光，密闭。

10. 佛手 佛手具有疏肝理气、和胃止痛、燥湿化痰之功效，可用于肝胃气滞、胸胁胀痛、胃脘痞满、食少呕吐、咳嗽痰多。《本经逢原》记载，佛手"专破滞气，治痢下后重，取陈年者用之"。佛手中含多种化学成分，包括黄酮类物质、香豆素、氨基酸等。其主要成分为黄酮、挥发油两大类。研究发现，佛手挥发油具有抗抑郁活性，其抗抑郁机制可能与海马区外的 $\gamma-$ 氨基丁酸水平增加使肾上腺酮水平降低和肾上腺皮质轴活动减少有关。用法与用量：3～10g，煎汤，或泡茶饮。注意：置阴凉干燥处，防霉，防蛀。

（二）推荐食疗方

1. 当归炖猪心

【材料】猪心 1 个，当归 10g，黑豆 200g，香菇 30g，大蒜 3 瓣，姜 2 片，葱段 2 节，料酒、食盐适量。

【做法】黑豆洗净，冷水提前浸泡 4～6 小时；猪心洗净切块，在沸水中焯一下备用。将黑豆带浸泡的水一起放入锅中煮 40 分钟。放入当归、猪心块，开锅后滤去浮沫，加入香菇及各种材料，文火煮 30～40 分钟，关火再焖 15 分钟即成。去当归，加盐调味后食用。

【食谱解析】这款汤对情绪焦虑具有较好的缓解作用，尤其适合女性食用。猪心具有安神定惊、养心补血的功效，适宜心虚多汗、自汗、惊悸恍惚、怔忡、失眠多梦之人，以及患有精神分裂症、癫痫、癔症者食用；当归则能补血活血、调经止痛、润燥滑肠；黑豆和香菇都具有补肝肾、健脾胃、调养气血和益智安神的功效，适宜于血少体弱、焦虑紧张、精神抑郁的女性。此方所用之物皆为食材，无不良反应。本食疗方具有安神定惊、调养气血之功效，适用于心虚多汗、自汗、惊悸恍惚、怔忡、失眠多梦、血少体弱、焦虑紧张、精神抑郁等的人群。

【健康小贴士】猪心的胆固醇含量偏高，高胆固醇血症者应忌食。

2. 佛手南瓜鸡

【材料】鲜佛手花 10g，老南瓜 1 个，仔鸡肉 750g，毛豆 250g，葱花、生姜末、精盐、黄酒、糯米酒、味精、酱油、红糖、秫米、花椒、豆腐乳汁、精制植物油、米粉各适量。

【做法】佛手花瓣洗净，秫米和花椒炒熟，共研成粗粉。鸡肉洗净、剁成块，用葱花、生姜末、精盐、酱油、红糖、豆腐乳汁、黄酒、糯米酒、味精拌匀腌一会儿，再下米粉和植物油。毛豆去膜、洗净，拌上与鸡肉相同的调料。南瓜刷洗干净，在蒂把周围开一个 7cm 见方的口，取下蒂把做盖，用长勺将瓜瓤和籽挖出，装入一半的毛豆粒，一半的佛手花，再装入鸡肉块，然后放入余下的佛手花、毛豆粒，加盖、装盘，上笼蒸熟烂即成。

【食谱解析】佛手瓜蛋白质和钙的含量是黄瓜的 2～3 倍，维生素和矿物质含量也显著高于其他瓜类，并且热量很低，又是低钠食品，是心脏病、高血压患者的保健蔬菜。经常吃佛手瓜可利尿排钠，有扩张血管、降压之功能。佛手瓜和鸡肉一起吃，可以补充丰富的蛋白质，促进消化和吸收，提高免疫力和体质，扩张血管，提高心脑血管功能，是一种很不错的保健食谱。本食疗方具有补中益气、疏肝解郁、健脾养胃之功效，适用于肝郁气滞、肝胃不和、食欲不振者及中老年体弱者食用。

【健康小贴士】气虚阴虚的人不宜多食。

3. 腐皮百合羹

【材料】腐皮 50g，百合 100g，鸡蛋 1 个，白果仁 20g，姜 10g，盐 3g，味精 2g，油适量。

【做法】白果仁和百合切碎，姜切末，腐皮泡发，鸡蛋取蛋清。锅中注入适量清水，待水烧开后，放入白果仁、百合、腐皮稍烫。将油另放锅中烧热，爆香姜末，加入清水，锅开后放入烫过的材料，调味，淋入蛋清即可。

【食谱解析】本食疗方口感细腻、软糯、香甜、滑润。方中腐皮和鸡蛋含有丰富的蛋白质、钙、卵磷脂等营养成分，可补充身体所需营养；白果可敛肺定喘、收涩止带，可用于痰多喘咳、尿频遗尿等；百合可养阴润肺、清心安神、美容养颜。本食疗方具有滋阴润肺、清心安神之功效，适用于肺痨久咳、咳唾痰血、心悸怔忡、失眠多梦等人群。

【健康小贴士】白果有毒，不可多食。

4. 黄芪红枣枸杞茶

【材料】黄芪20g，红枣、枸杞子各15g，西洋参2片。

【做法】所有食材洗净，红枣切开去核，备用。将上述食材加入锅中，加水1000mL，加热烧滚后转小火再煮20分钟。滤渣后即可饮用。

【食谱解析】本食疗方是一款补气安神的茶饮。方中黄芪味道甘醇，可补气升阳、固表止汗、利水消肿、生津养血、行滞通痹、强壮体能，加速糖的代谢与脂肪分解。红枣可补中益气，养血安神。《神农本草经》中记载，红枣有补中益气、养血安神、缓和药性的功能；此外红枣可为机体提供蛋白质、脂肪、糖类、有机酸、维生素A、维生素C、微量钙、多种氨基酸等营养物质。枸杞可滋补肝肾、益精明目，能够保养肝脏、促进血液循环、明目、利尿、助消化、滋阴润肺。本食疗方具有补气升阳、固表止汗、定惊安神、补肾益精、养肝明目之功效，适用于气虚体弱、倦怠乏力、食少便溏、短气自汗、心悸、失眠、心烦易怒等的人群。

【健康小贴士】黄芪不宜大量服用，否则会导致腹胀和食欲减退。

5. 木瓜雪蛤羹

【材料】枸杞子15g，白芍8g，木瓜150g，雪蛤50g，冰糖适量。

【做法】木瓜洗净、去皮，切小块待用。雪蛤泡发，枸杞子、白芍洗净待用。锅中倒入清水，放雪蛤、白芍，大火烧开，转小火将雪蛤炖烂。放入木瓜、冰糖、枸杞子，炖至木瓜熟即可。

【食谱解析】本食疗方是一道美味可口的传统名点，属于粤菜系。本甜品以木瓜和雪蛤为主要食材，具有滋阴养心、解郁除烦、营养价值丰富的特点。木瓜蛋白质能分解为氨基酸，脂肪可分解脂肪酸，木瓜具有抗胆碱作用。木瓜本身的乳汁具有消化及强心的作用，中医常用作舒筋活络、化湿和胃剂，有通利的作用，故能疏散体内"六郁"。雪蛤中优质蛋白质及脂肪酸含量高，且不含胆固醇，肉嫩味美，营养丰富，能够提高人体免疫力，促进新陈代谢。本食疗方具有滋阴养心、解郁除烦之功效，适用于心神不宁、心悸虚烦、失眠多梦、郁郁寡欢等的人群。

【健康小贴士】严重糖尿病、肺胃虚寒、腹泻者不宜作为日常滋补品。

6. 龙眼百合蜜汤

【材料】干龙眼250g，蜂蜜250g，百合40g，鲜姜汁2汤匙。

【做法】干龙眼去壳，再将龙眼肉、百合洗净。龙眼、百合放入锅内，加水适量，煮至熟烂。加入姜汁，文火煮沸后熄火。待冷至65℃以下时，放入蜂蜜调匀即可。

【食谱解析】本食疗方是一道健康汤品，具有补血补气，美容养颜的功效。方中百合有宁神镇静的作用，是非常好的补养食物。中医学认为百合具有润肺止咳、清心安神的作用，尤其是鲜百合更甘甜味美。龙眼肉具有益心脾、补气血、安神的功效。此外，龙眼肉还含有丰富的维生素A、维生素B族、葡萄糖、蔗糖等，对于健忘、心悸、神经衰弱之失眠等都有很好的缓解作用。本食疗方具有补血补气、美容养颜之功效，适用于思虑过度、心神失养、健忘失眠、神经衰弱等人群。

【健康小贴士】胃寒的人群少用。

第五节　免疫力低下

一、概述

（一）免疫的定义和影响

免疫力是指机体抵抗外部侵袭，防止感染和疾病发生，维护体内环境稳定性的能力。《素问·刺法论》提出"正气存内，邪不可干"，意思是只要体内正气充沛，外界致病的邪气就不能侵袭机体。这里的"正气"可以理解为免疫力。机体中的免疫细胞、免疫器官和免疫活性物质这些"武器"构成了人体免疫系统的三道防线。第一道防线是皮肤和黏膜，能够抵御细菌、病毒侵袭。第二道防线是人体体液中的吞噬细胞和杀菌物质，进一步抵抗突破了第一道防线进入到人体的细菌、病毒。第三道防线是人体最高级的免疫防线，由免疫器官和免疫细胞组成，在预防肿瘤方面起着重要的作用。这三道防线就是人体健康的"守卫军"，帮助人体抵抗外界病毒、细菌的侵害，同时监控和清理体内衰老、损伤、死亡和变性的细胞，时刻守护机体健康。

正常情况下，机体的免疫力处于平衡状态。当人体免疫力不足时，空气中的各种微生物，如细菌、病毒、支原体、衣原体、真菌等，都可能引发疾病。机体免疫功能紊乱，可导致体内发生异常免疫反应，从而发生自身免疫性疾病，如类风湿关节炎、系统性红斑狼疮、干燥综合征等。免疫力低下的主要表现为体质虚弱、营养不良、精神萎靡、疲乏无力、食欲降低、睡眠障碍等，长此以往容易诱发重大疾病。据某健康平台统计，免疫力相关疾病的问诊量占总问诊量的25%，进一步分析发现，25～55岁的上班族是免疫力低下的主要人群，占比高达52.6%。长期处于免疫力低下的状态，身体易发展成"癌症体质"。

（二）中医对免疫力低下的认识

中医学认为免疫力低下与正气不足有关，涉及肺、脾、肾等脏腑功能失调。根据免疫力低下的不同表现和病因，中医将其主要分为以下几种类型。

1.气虚型 患者表现为易感冒、疲乏无力、气短懒言、自汗、易感风寒，舌淡、苔薄白，脉弱。治疗上以补益肺气，健脾益气为主。

2.脾虚型 患者表现为食欲不振、腹胀便溏、面色萎黄、四肢无力、浮肿，舌淡、苔白腻，脉缓。治疗上以健脾益气，和胃化湿为主。

3.脾肾阳虚型 患者表现为畏寒肢冷、腰膝酸软、五更泻、精神萎靡、面色苍白，舌淡、苔白，脉沉迟。治疗上以温补脾肾，助阳固本为主。

4.肺肾阴虚型 患者表现为干咳少痰、潮热盗汗、五心烦热、口干咽燥、腰膝酸软，舌红、苔少，脉细数。治疗上以滋养肺肾，滋阴降火为主。

5.心脾两虚型 患者表现为心悸失眠、多梦易醒、健忘、面色无华、食少便溏，舌淡、苔薄，脉细弱。治疗上以补益心脾，养血安神为主。

6.肝郁脾虚型 患者表现为情绪抑郁、胸闷胁痛、食欲不振、腹胀便溏，女性可见乳房胀痛、月经不调，舌淡红、苔薄白，脉弦。治疗上以疏肝解郁，健脾养血为主。

7.痰湿内阻型 患者表现为咳嗽痰多、胸闷、食欲不振、腹胀便溏、肢体困重，舌淡、苔白腻，脉滑。治疗上以健脾化痰，利湿为主。

8.瘀血内阻型 患者表现为面色晦暗、肌肤甲错、口唇色暗、肢体疼痛，女性可见经闭或痛经，舌暗或有瘀点，脉涩。治疗上以活血化瘀，通络为主。

中医治疗免疫力低下时，会根据患者的具体症状和体质，进行辨证施治，采用个性化的治疗方案，如中药、针灸、按摩、食疗等方法综合调理。

（三）食疗药膳的应用

作为人体免疫系统的重要组成部分，巨噬细胞、淋巴细胞和免疫球蛋白等就像忠诚的"卫士"，识别并清除"异己分子"，以保持机体健康。如果这些"卫士"营养不良，其监视、防御和攻击病毒的能力就会紊乱和下降。因此，科学合理的饮食有助于增强免疫力。

食疗历史悠久，食医在《周礼·天官》中已有记载。中医食疗在提高机体免疫力方面主要是以"辨证施膳"为指导原则实施的，根据不同的体质采用相应的食疗方法。如对于气虚体质的人群应多吃具有益气健脾作用的食物，如粳米、小米、黄米、大麦、黄豆、香菇、鲫鱼、鹌鹑、人参等，少吃具有耗气作用的食物，如空心菜等。而对于痰湿体质的人群饮食应以清淡为原则，多吃具有健脾、化痰、祛湿功用的食物，如薏苡仁、菌类、紫菜、竹笋、冬瓜、萝卜、金橘、芥末等食物，少吃肥肉、味甜及油腻的食物。

二、食疗建议

（一）适宜于免疫力低下的食材

1.黄鳝 黄鳝具有益气血、补肝肾、强筋骨、祛风湿的功效，主治虚劳、疳积、阳痿、腰痛、腰膝酸软、风寒湿痹、产后淋沥、久痢脓血、痔瘘、臁疮等。《备急千金要方》载其"主少气吸吸，足不能立地"。黄鳝肉厚刺少、肉质鲜美，含有优质蛋白质、脂肪、硫胺素、核黄素、烟酸、钙、铁、磷、氨基酸及不饱和脂肪酸等多种营养成分。黄鳝中的胆固醇可维持细胞的稳定性，增加血管壁柔韧性，增强免疫力。用法与用量：煮食，100～250g；或捣肉为丸；或研末。注意：虚热及外感病患者慎服。

2.沙棘 沙棘具有健脾消食、止咳祛痰、活血散瘀之功效，可用于脾虚食少、食积腹痛、咳嗽痰多、胸痹心痛、瘀血经闭、跌仆瘀肿的食疗养生。沙棘含有丰富的活性成分，主要包括维生素、黄酮、酚酸、多糖、脂肪酸、矿物质、蛋白质等。沙棘黄酮可以发挥抗炎和修复皮肤屏障的作用。沙棘中的高甲氧基半乳糖醛酸可显著提高免疫低下小鼠的胸腺和脾脏指数，减轻胸腺和脾脏病理损伤，激活和增强腹膜巨噬细胞活力，提高NO、IL-1β和IL-6水平，促进TLR4、MyD88表达和IκB磷酸化，进而增强免疫力。用法与用量：3～10g，可直接食用、榨汁、泡酒、煮粥，或炒菜当佐料用。注意：置通风干燥处，防霉，防蛀。

3.香菇 香菇具有扶正补虚、健脾开胃、祛风透疹、化痰理气、解毒、抗癌之功效，用于正气衰弱、神倦乏力、纳呆、消化不良、贫血、佝偻病、高血压、高脂血症、慢性肝炎、盗汗、小便不禁、水肿、麻疹透发不畅、荨麻疹、毒菇中毒等。《本经逢原》记载香菇"大益胃气"。《本草求真》中记载香菇"味甘性平，能益胃、助食用，下理小便失禁"。香菇营养丰富，香气沁脾，味道鲜美，素有"菇中之王""蘑菇皇后""蔬菜之冠"的美称。香菇富含脂肪、蛋白质、粗纤维碳水化合物、维生素及微量元素等。其中，香菇多糖可促进巨噬细胞分泌炎性介质和细胞因子，增加巨噬细胞的吞噬功能。用法与用量：煎汤，6～9g，鲜品15～30g，炒菜、煮粥等。注意：贮于干燥容器内，密闭，置阴凉干燥处；防霉，防蛀。

4. 山药　山药具有补脾养胃、生津益肺、补肾涩精之功效，用于脾虚食少、久泻不止、肺虚喘咳、肾虚遗精、带下、尿频、虚热消渴。麸炒山药补脾健胃，用于脾虚食少、泄泻便溏、白带过多等症。《日华子本草》称山药"助五脏，强筋骨，长志安神，主泄精健忘"。山药中主要的活性成分包括多糖、脂肪酸、山药素类化合物、微量元素、蛋白质等。山药黏多糖可提高腹腔巨噬细胞的摄取能力和溶酶体磷酸酶活性，显著提高腹腔巨噬细胞的活力。用法与用量：内服，煎汤，15～30g，大剂量60～250g；或入丸、散，抑或烹饪后食用。注意：置通风干燥处，防蛀。

5. 肉苁蓉　肉苁蓉可补肾阳、益精血、润肠通便，用于肾阳不足、精血亏虚、阳痿不育、腰膝酸软、筋骨无力、肠燥便秘。《神农本草经》曰"肉苁蓉，味甘，微温，主五劳七伤，补（茎）中，除茎中寒热痛，养五脏，强阴，益精气"，乃药中上品。《药性论》言其"益髓，悦颜色，延年，治女人血崩，壮阳……大补益，主赤白下"。现代研究表明，肉苁蓉主要含有苯乙醇苷、环烯醚萜、木脂素、单萜苷、酚类苷、甾醇、类黄酮、生物碱、氨基酸、多糖、矿物质和人体健康必需的微量元素，是一种良好的滋补强壮药。如苯乙醇苷可增强吞噬细胞的活性，提高免疫力，还可改善受辐射小鼠的免疫反应。肉苁蓉多糖能够明显促进小鼠脾淋巴细胞增殖，提高正常及免疫抑制小鼠的脾脏指数，提高巨噬细胞吞噬及分泌功能。用法与用量：6～10g，煎汤，或入丸、散；或浸酒。注意：置通风干燥处，防蛀。

6. 党参　党参具有健脾益肺、养血生津之功效，用于脾肺气虚、食少倦怠、咳嗽虚喘、气血不足、面色萎黄、心悸气短、津伤口渴、内热消渴等。党参首载于《本草从新》，其中提到党参"补中益气，和脾胃，除烦渴，中气微虚，用以调补，甚为平安"。现代研究表明，党参含甾醇、党参苷、党参多糖、党参内酯、生物碱等。党参多糖可以缓解氢化可的松所致的免疫系统紊乱。木犀草素不仅可以抑制小鼠T淋巴细胞的增殖和活化，且能够下调IFN-γ、TNF-α、IL-6和IL-17免疫促进细胞因子的表达，从而发挥免疫抑制作用。用法与用量：9～30g，煎汤，或熬膏，入丸、散，或炒菜当佐料用。生津养血宜生用；补脾益肺宜炙用。注意：不宜与藜芦同用。需置于通风干燥处，防蛀。

7. 玉竹　玉竹具有养阴润燥、生津止渴之功效，可用于改善肺胃阴伤、燥热咳嗽、咽干口渴、内热消渴等。玉竹最早见于《神农本草经》，被称为"女姜"和"葳蕤"，列为上品。至汉代《名医别录》始被称作玉竹。玉竹属淀粉含量低、可溶性膳食纤维含量高食材，蛋白质含量较高、氨基酸种类齐全、矿物质含量丰富。玉竹中的玉竹多糖及皂苷类成分是增强免疫的主要活性物质，能够提高小鼠胸腺和脾脏质量、吞噬百分率、吞噬指数和淋巴细胞转化率，促进溶血素和溶血斑形成，增强模型动物的细胞及体液免疫功能。用法与用量：6～12g，煎汤，熬膏、浸酒，或入丸、散，或炒菜当佐料用。注意：通风干燥处，防霉，防蛀。

8. 西洋参　西洋参具有补气养阴、清热生津之功，可用于气虚阴亏，虚热烦倦，咳喘痰血，内热消渴，口燥咽干等症状。《医学衷中参西录》中记载："西洋参味甘微苦，性凉，能补助气分，兼能补益血分，为其性凉而补，凡欲用人参而不受人参之温补者，皆可以此代之。"《图谱中药学》载其"主归肺、心、肾、脾经，西洋参气阴双补之品，补益脾肺之阴气，生津止渴，西洋参性偏苦寒，气阴两伤而火热较盛者多用；又可补心气、养肾阴"。西洋参主要含有皂苷类、多糖类、有机酸类、甾醇类、黄酮类、聚乙炔、挥发油等有效成分，以及维生素、氨基酸、碳水化合物、微量元素等营养成分。西洋参中的皂苷和多糖具有免疫调节功能，主要通过促进细胞增殖、调节促炎介质、增强巨噬细胞吞噬能力产生生物活性物质，从而发挥增强机体的免疫功能作用。用法与用量：3～6g，另煎兑服。注意：不宜与藜芦同用，置阴凉干燥处，密闭，防蛀。

9. 铁皮石斛　铁皮石斛具有益胃生津、滋阴清热之功效，可用于热病津伤、口干烦渴、胃阴不足、食少干呕、病后虚热不退、阴虚火旺、骨蒸劳热、目暗不明、筋骨痿软等。铁皮石斛主要活性成分包括多糖、生物碱、黄酮类化合物、酚类和氨基酸类等，还有谷氨酸、天冬氨酸、甘氨酸、亮氨酸等多种氨基酸，铁、锌、锰、铜等微量元素。铁皮石斛多糖能够提高 RAW264.7 细胞的 NO 释放量和 TNF$-\alpha$ 分泌量，具有良好的免疫调节活性作用。用法与用量：6～12g，煎汤、泡水饮用、炖煮、蒸食、煮粥等。注意：阴虚阳亢者慎食，置通风干燥处，防潮。

10. 薏苡仁　薏苡仁可利水渗湿、健脾止泻、除痹、排脓、解毒散结，用于水肿、脚气、小便不利、脾虚泄泻、湿痹拘挛、肺痈、肠痈、赘疣、癌肿等。《本草纲目》："薏苡仁阳明药也，能健脾，益胃。虚则补其母，故肺痿肺痈用之。筋骨之病，以治阳明为本，故拘挛筋急，风痹者用之。土能胜水除湿，故泻痢水肿用之。"薏苡仁的上述功效与其含有多种活性成分密切相关，如酯类及脂肪酸类、多糖类、蛋白质类，以及酚酸、甾醇、黄酮、内酰胺、三萜、生物碱、腺苷等。薏苡仁多糖可有效提高腹腔巨噬细胞的吞噬指数和吞噬百分率，并进一步促进相关淋巴细胞的转化，具有显著的提高免疫活性作用。用法与用量：9～30g，煎服。清利湿热宜生用，健脾止泻宜炒用。或入散剂，抑或蒸食、煮粥等。注意：孕妇慎用，置通风干燥处，防蛀。

（二）推荐食疗方

1. 鲜贝杞芪

【材料】枸杞子 10g，黄芪 15g，鲜贝 250g，植物油、香油、鸡蛋清、食盐、味精、湿淀粉、料酒、香醋、葱末、姜末各少许。

【做法】将黄芪洗净，用纱布包好，与枸杞子一起煎煮两遍，药汁过滤 2～3 次，去黄芪、枸杞子（枸杞子放碗中备用），药汁用文火浓缩至 1 小碗。将鲜贝、鸡蛋清、食盐、味精、淀粉和匀，下温油锅，划散，用漏勺捞出，沥去油。锅内放入食用油烧热，用葱末、姜末炝锅，加鲜贝、药汁、料酒，煮沸。加入味精、香醋调味，淋香油出锅装盘，将煎过的枸杞子均匀地撒在盘中即可。

【食谱解析】本食疗方中枸杞子具有滋补肝肾、益精明目之功效；黄芪是重要的补气药物，可补气升阳，固表止汗，利水消肿，生津养血，行滞通痹，托毒排脓，敛疮生肌，能够提高人体的免疫功能。鲜贝具有补肾壮阳、健胃的功效，熟食能温补肾阳。鲜贝中含有丰富的蛋白质、氨基酸、维生素、矿物质等营养成分，适量食用可以为人体补充所需要的营养物质，促进骨骼的生长和发育，有利于提高人体的免疫力。本食疗方具有益肝明目、延年抗衰、补气养血之功效，适用于高血压、贫血、免疫力低下等人群食用。

【健康小贴士】对海鲜过敏者慎食。

2. 当归烧鳝鱼

【材料】鳝鱼 500g，当归 30g，植物油、葱段、姜片、蒜蓉、黄酒、酱油、香油、精盐、味精、高汤各适量。

【做法】当归洗净备用，宰杀好的鳝鱼洗净切成段。炒锅中加入适量油，烧至六成熟时，放入鳝鱼炸透捞出。另起锅，锅内加入高汤，放入炸好的鳝鱼段、当归、蒜蓉，改用小火炖半小时。加入葱、姜、黄酒、酱油、精盐搅拌均匀，再炖至汁稠时加入味精调味即可食用。

【食谱解析】本食疗方为补虚活血佳品。方中当归富含当归多糖，能够促进免疫细胞活化、调节细胞因子分泌、影响免疫器官功能、促进抗体生成、干预免疫细胞信号通路等，用于血虚萎黄、眩晕心悸、月经不调、经闭痛经、虚寒腹痛等。鳝鱼肉厚刺少、肉质鲜美，且含有优质蛋白质、脂肪、硫胺素、核黄素、烟酸、钙、铁、磷等多种营养成分。本食疗方具有祛风化湿，补血活血之功效。本食疗方可补虚损、通血脉，适用于病后血亏、肢体乏力、筋骨痿软等人群食用。

【健康小贴士】虚热者不宜食用。

3. 紫苏生姜红枣汤

【材料】鲜紫苏叶 10g，生姜 3 块，红枣 15g。

【做法】鲜紫苏叶及红枣洗净，生姜洗净、切片。鲜紫苏叶切成丝，放入盛有温水的砂锅里。姜片和红枣置于锅中，大火煮开，改用文火炖 30 分钟。捞出紫苏叶和姜片，继续用文火煮 15 分钟。

【食谱解析】本食疗方中鲜紫苏叶具有散寒解表、行气化痰、安胎、解鱼蟹毒的作用；生姜具有解表散寒、温中止呕、化痰止咳、解鱼蟹毒的作用；红枣具有补中益气、养血安神的作用。诸料配伍，本食疗方主要功效为暖胃散寒、消化行气，适用于脾胃虚弱、胀气、胃寒及不易消化的人群食用。

【健康小贴士】胃热者不宜饮用此食疗方。

4. 四君蒸鸭

【材料】嫩鸭 1 只，党参 30g，白术 15g，茯苓 20g，山药 20g，姜、葱、绍酒、鲜汤、精盐、味精各适量。

【做法】活鸭宰杀，洗净，去除嘴、足，放入沸水中烫一遍捞起，把鸭翅盘向腿部。党参、白术、茯苓、山药洗净切片，装入双层纱布袋内，放入鸭腹。将鸭子置于蒸碗内，加入姜、葱、绍酒、鲜汤各适量，用湿棉纸封住碗口，上屉武火蒸约 3 小时。去纸并取出鸭腹内药包、葱、姜，加精盐、味精调味即成。

【食谱解析】本食疗方中党参能够补中益气、生津养血，为常用的益气健脾药；白术既能够补脾益气，又能够燥湿健脾；茯苓既能利水渗湿，又能健脾止泻；山药能补脾养胃；鸭子具有健脾补虚、滋阴养胃、利水消肿的作用。全方合用，具有益气健脾的功效，适用于脾胃气虚导致的食少便溏、面色萎黄、语声低微、四肢无力、舌质淡、脉细弱等症；还可用于肺炎伴脾胃虚弱和再生障碍性贫血的辅助食疗。

【健康小贴士】脾胃虚寒导致的食少便溏、脘腹疼痛者不宜食用。

5. 洋参鲫鱼汤

【材料】鲫鱼 1 条，西洋参 10g，葱、姜、料酒适量。

【做法】将鲫鱼宰杀洗净，西洋参洗净后用纱布包好，两者一起放入水中。加入配料葱、姜、料酒，文火煮 30 分钟，放入适量盐即可。

【食谱解析】本食疗方中鲫鱼具有健脾利水、消肿的功效；西洋参具有补气养阴、清热生津的功效；姜具有解表散寒、温中止呕、化痰止咳、解鱼蟹毒的功效。全方合用，健脾养阴，适用于气虚引起的气短、乏力、口干、出汗的人群食用。

【健康小贴士】对鲫鱼过敏的人群慎食。

6. 黄精乌鸡煲

【材料】黄精 20g，乌鸡（750g）1 只，绍酒、葱、姜、食盐各适量。

【做法】黄精洗净、切片；乌鸡宰杀，去毛及内脏；葱切段，姜拍松。将鸡放入炖锅内，黄精、葱、姜放入鸡腹内，食盐和绍酒抹在鸡身上，加水 2000mL。炖锅置大火上烧沸，再用小火炖 40 分钟即成。当菜佐餐，适量食用。

【食谱解析】本食疗方主要是由黄精、乌鸡等原料烹饪而成的养生药膳。方中黄精能够补气养阴，健脾，润肺，益肾；乌鸡则含丰富的黑色素、蛋白质、维生素 B 族、氨基酸和微量元素，营养丰富，是补虚劳、养身体的上好佳品，具有滋阴补血、补充营养的功效。本食疗方具有滋补肝血、乌须黑发、明目养颜之功效，适用于体虚血亏、肝肾不足、脾胃不健等人群食用，女性养血补血尤佳。

【健康小贴士】乌鸡虽是补益佳品，但多食能生痰助火，生热动风，故体肥及邪气亢盛，邪毒未清和患严重皮肤疾病者宜少食或忌食。